Craniale Osteopathie
und Applied Kinesiology

Dank gilt den Autoren folgender Bücher, aus denen wir mit freundlicher Genehmigung Bild- und Textmaterial entnehmen durften:

– AK-Meridiantherapie (AKMT)

– AK-Muskeltests auf einen Blick

– Lehrbuch der Applied Kinesiology (AK) in der naturheilkundlichen Praxis, 2. Auflage

Achtung: Dieses Buch ersetzt nicht die Untersuchung und Behandlung durch einen fachkundigen Therapeuten. Alle Angaben über Indikationen und Anwendungsgebiete, Kontraindikationen und Nebenwirkungen entsprechen dem besten Wissensstand der Autoren zum Zeitpunkt der Fertigstellung des Buches. Trotzdem ist jeder Leser und Anwender aufgefordert, die Indikationen wie Kontraindikationen im Einzelfall selbst zu beurteilen. Die jeweils geltenden gesetzlichen Bestimmungen sind zu beachten!

Uschi Baier-Wolf • Karl Kienle

Craniale Osteopathie und Applied Kinesiology

Lehrbuch für Osteopathen und AK-Therapeuten

AKSE Verlag

Bibliografische Information Der Deutschen Bibliothek

Die Deutsche Bibliothek verzeichnet diese Publikation in der Deutschen Nationalbibliografie; detaillierte bibliografische Daten sind im Internet über http://dnb.ddb.de abrufbar.

Bestelladresse:
AKSE
Lanzenhaarer Str. 2
82041 Oberhaching

Fax 089–6 25 22 91
email: akse@akse.de

Fotos: Inge Ofenstein, München
Grafiken: Claus von Wirth, Duisburg
Bild Rückseite: Barbara von Wirth, München
Gestaltung: Text & Bild, München
Druck: Pinsker Druck und Medien GmbH, Mainburg

ISBN 3-9805706-7-3
Printed in Germany
Gedruckt auf umweltfreundlichem, chlorfrei gebleichtem Papier

Geleitwort Prof. Dr. Breul / Vorwort Tracy S. Gates / Wolfgang Gerz

I	**Einleitung**	**1**
A.	AK und Osteopathie	1
	1. Physiotherapeutische Sichtweise	1
	2. Ärztliche Sichtweise	2
B.	Vorbemerkung zum Gebrauch und Abkürzungen	3

II.	**Grundlagen der AK**	**6**
A.	Geschichte der AK	6
B.	AK-Definitionen	9
C.	AK-Muskeltest	9
D.	Wichtige Testmuskeln für das craniosacrale System	11
E.	Therapielokalisation und Challenge	20
F.	Klassische AK-Schädelfehler	21

III.	**Grundlagen der Osteopathie**	**39**
A.	Geschichte der Osteopathie	39
B.	Geschichte der craniosacralen Osteopathie	41
C.	Prinzipien der Osteopathie	42
D.	Fasziensystem, Grundsystem	43
E.	Primärer respiratorischer Mechanismus (PRM)	44
F.	Läsionsmechanismen des PRM	47
G.	Definitionen	48
H.	Schulung der Palpation	50
I.	Grundlegende Griffanlagen am Schädel und Sacrum	54
J.	Techniken	55
K.	Indikationen der craniosacralen Osteopathie	60
L.	Kontraindikationen	61

IV.	**Strategie der Untersuchung und Behandlung mit Osteopathie und AK**	**62**
A.	Historische Entwicklung und Diskussion	62
B.	Anamnese	66
C.	Observation	67
D.	Unspezifische Palpation von Schädel und Sacrum	68
E.	Weiterführende osteopathische Untersuchungen	69
F.	AK-Testung	70
G.	Allgemeines zur Behandlung	72

V. Anatomie des Schädels — 75
A. Topographie — 75
B. Hirnhäute und craniale Sinus — 78
C. Hirnnerven — 82

VI. Schädelbasis und Schädeldach — 92
A. Sphenoid — 92
B. Occiput — 94
C. Sphenobasiläre Synchondrose — 102
D. Temporale — 126
E. Parietale — 137
F. Frontale — 146

VII. Stomatognathes System — 155
A. Kiefergelenk — 155
B. Hyoid — 171
C. Myofasziale Strukturen — 173

VIII. Gesichtsschädel (Viscerocranium) — 185
A. Vorbemerkungen — 185
B. Maxilla — 185
C. Palatinum — 191
D. Ethmoid — 194
E. Vomer — 197
F. Zygomaticum — 199
G. Lacrimale — 202
H. Nasale — 203

IX. Suturen — 205
A. Vorbemerkungen — 205
B. Morphologie — 205
C. Bedeutung der Morphologie einzelner Suturen — 206
D. Untersuchung — 206
E. Behandlung — 207
F. AK und Suturen — 207

X.	**Diaphragmen**	**209**
A.	Vorbemerkungen	209
B.	C0/C1-Komplex	209
C.	Cervicothoracales Diaphragma	215
D.	Zwerchfell	219
E.	Diaphragma pelvis/Perineum	223
XI.	**Becken**	**227**
A.	Sacrum	227
B.	Coccygeum	232
Anhang		**234**
A.	Literaturverzeichnis	234
B.	Adressenverzeichnis	236
C.	Register	237

Geleitwort von Prof. Dr. Breul

Die Idee zu diesem Buch wird geprägt von zwei Blickwinkeln, der Applied Kinesiology (AK) und der Osteopathie. Besonders angesprochen werden soll der interessierte AK-Therapeut, der Zugang zur Osteopathie, speziell zur craniosacralen Behandlungstechnik finden möchte. Hierzu verknüpfen die beiden Autoren ihr umfangreiches praktisches und theoretisches Wissen sowie langjährige berufliche Kompetenz auf ihren jeweiligen primären Arbeitsgebieten. Frau Baier-Wolf bringt als Physiotherapeutin ein breites Spektrum von Techniken ein, welches von der Manualtherapie über die Applied Kinesiology bis zur Anwendung osteopathischer Techniken reicht. Herr Kienle ergänzt dieses Spektrum als ganzheitlich orientierter Arzt mit seinem speziellen Interesse an den Implikationen zwischen dem stomatognathen und craniosacralen, sowie der CSO innerhalb einer ganzheitlichen Behandlungsweise des Menschen.

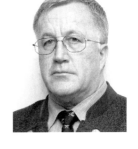

Auf diesen Grundlagen wird der Versuch unternommen, nach kurzer Darstellung beider Techniken eine Synthese zwischen der Applied Kinesiology und der craniosacralen Therapie zu schaffen, um synergistische Effekte aus beiden Methoden bei der Behandlung von Erkrankungen bzw. funktionellen Störungen im Bereich des Schädels und der damit zusammenhängenden craniosacralen Strukturen zu nutzen.

Dem Leser wünsche ich, dass er die Grundidee zu diesem Buch aufnimmt und als Aufforderung ansieht, sich zum Nutzen des Patienten vertiefend mit ihr auseinander zu setzen.

Prof. Dr. rer. nat. med. habil. D.O. h.c. Rainer Breul, München

Vorwort

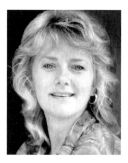

Vorwort Tracy Gates, D.O.

Nachdem mir in den letzten 15 Jahren meiner Tätigkeit immer mehr bewusst wurde, dass die Individualität jedes Patienten auch eine jeweils individuelle Behandlungsstrategie erfordert, ist es mir eine besondere Freude, bei diesem Buch als Supervisorin mitgewirkt zu haben.

Dieses Buch beleuchtet die verschiedensten Aspekte der Verbindung von craniosacraler Osteopathie und Applied Kinesiology, diskutiert Unstimmigkeiten und stellt Synthesen vor. Eine besondere Freude ist es für mich als Doctor of Osteopathy, dass nach Darstellung der anatomischen Grundlagen und wichtigsten osteopathischen Techniken hier ein mutiger Weg beschritten wird, wieder eine Verbindung aus der klassischen Osteopathie heraus zu anderen Disziplinen zu schaffen, die bereits die alten Meister, Sutherland und Magoun, beschrieben und gefordert hatten.

Es sei hier betont, dass jede weiterführende Diskussion und konstruktive Kritik erwünscht und willkommen ist.

Ich wünsche dem Buch, dass es dem osteopathisch ausgebildeten Therapeuten mit der AK ein zusätzliches diagnostisches Hilfsinstrument und dem in der AK Erfahrenen vertiefendes Grundlagenwissen in der craniosacralen Osteopathie bietet.

Tracy Gates, D.O., Diplomate ICAK

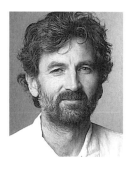

Vorwort Wolfgang Gerz

Als Uschi Baier-Wolf und Karl Kienle vor zwei Jahren mit der Idee für dieses Buch an mich als Verleger herangetreten sind, habe ich natürlich sofort zugesagt – inklusive jeder erdenklichen Unterstützung bei der inhaltlichen Gestaltung.

Nachdem nämlich das „Lehrbuch der AK" so gut angenommen wurde, dass schon 2001 die 2. Auflage nötig war, und das „Lehrbuch der AKMT" den Bereich „Meridiansystem und AK" hervorragend beschreibt, war es überfällig, sowohl für die AKlerInnen die Craniale Osteopathie wirklich fundiert zu integrieren als auch umgekehrt den immer mehr werdenden Osteopathieschülern im deutschen Sprachraum die AK als ideale Kombination zur Osteopathie näher zu bringen.

Auf internationaler Ebene wird es wohl noch Jahre dauern, bis die Craniale Osteopathie - im Gegensatz zur Sacro-Occipitalen Technik (SOT) – offiziell in die AK integriert wird. Im deutschen Sprachraum aber sollte das vorliegende Buch als Grundlage für diese Integration dienen.

Ich danke Uschi und Karl für ihre grossartige Arbeit und wünsche dem Buch die Anerkennung und den Erfolg, den es verdient!

Wolfgang Gerz, Arzt, Diplomate ICAK

I. Einleitung

Dieses Buch wendet sich sowohl an AK-Therapeuten mit weiterführendem Interesse an craniosacraler Osteopathie als auch an Osteopathen, die ihre diagnostischen Möglichkeiten mit der AK erweitern wollen. Es soll und kann aber weder ein Lehrbuch der CSO noch der AK ersetzen.

In kurzer und prägnanter Form werden die anatomischen Grundlagen, die Prinzipien, die Terminologie, sowie eine Auswahl grundlegender Techniken der craniosacralen Therapie dargestellt. Hierbei wird nur auf die anatomisch und funktionell wichtigsten Details eingegangen. Ergänzend werden Querverbindungen zur AK hergestellt.

Anatomische Grundlagen, osteopathische Behandlungstechniken und die Querverweise zur AK wurden von Uschi Baier-Wolf, Physiotherapeutin und Osteopathin, zusammengestellt. Die übergeordneten ganzheitlichen Betrachtungsweisen stammen von Karl Kienle, prakt. Arzt, Chirotherapie, Diplomate ICAK.

Tracy Gates, D.O, Diplomate ICAK, fungierte zusätzlich als Supervisorin des Projektes. Aufgrund der gemeinsamen Seminare der Autoren und basierend auf den Kursunterlagen von Tracy Gates wurde die Idee zu diesem Buch geboren.

A. AK und Osteopathie

1. Physiotherapeutische Sichtweise

Als Physiotherapeutin arbeite ich nun seit zwei Jahrzehnten mit manuellen Techniken: zuerst mit den klassischen Techniken aus der Manuellen Therapie, später – durch die Osteopathieausbildung beim C.O.E. mit einem wesentlich erweitertem Behandlungsspektrum. Zusammen mit meiner neurologischen Ausbildung nach Dr. Vojta glaube ich, die wichtigsten Elemente aus Neurologie und Orthopädie verbinden zu können. Da ich in meiner Osteopathieausbildung auch den Bereich der visceralen Untersuchung und Behandlung vermittelt bekam, dachte ich, eine relativ „ganzheitliche" physiotherapeutische Behandlung durchführen zu können. Doch trotz der hervorragenden Untersuchungs- und Behandlungstechniken stieß ich immer wieder auf Grenzen. Es war frustrierend, nach einer gut gelungenen cranialen, visceralen oder parietalen Arbeit beim nächsten Behandlungstermin wieder die gleiche Dysfunktion zu finden.

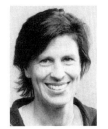

Uschi Baier-Wolf,
Physiotherapeutin,
Osteopathie,
Manuelle Therapie,
Vojta-Therapie

Die AK mit der Triad of Health ist ein Geschenk, das ich in meiner Arbeit nicht mehr missen möchte. Bei meinem ersten AK-Kurs 1997 war für mich als Physiotherapeutin die chemische Seite des Dreiecks von größter Bedeutung. Die Tatsache, dass die Chemie die Struktur beeinflusst, öffnete mir damals die Augen und ich begann zu verstehen, warum die perfekteste osteopathische Technik keinen dauerhaften Erfolg bringen kann, wenn Störungen auf der chemischen Seite die Ursache für die cranialen, visceralen oder parietalen Dysfunktionen sind.

Seit diesem Zeitpunkt verbinde ich das Wissen und die Techniken aus der AK mit meinem zuvor erlernten Basiswissen in der Osteopathie, Neurologie und Manuellen Therapie. Dies hat dazu geführt, dass sich der Kreis immer mehr geschlossen hat und mit der AK auch bei Patienten mit teilweise schwersten Symptomen die wirklichen Ursachen im Sinne der „Triad of Health" gefunden und auch behandelt werden können.

I. Einleitung

Oftmals, besonders bei Säuglingen und Kindern, liegen die Störungen primär im craniosacralen Bereich. Hier werden auch mittels der klassischen Osteopathie hervorragende Behandlungsergebnisse erzielt. Beim Erwachsenen sind die Störungen meist wesentlich komplexer (außer bei primär traumatisch bedingten Beschwerden) und die Dysfunktion des Körpers nur eine Anpassung an Ursachen (Intoxikationen, Fehlernährung, Herdsymptomatik, Okklusionsstörungen, usw.), die selbst mit einer perfekten osteopathischen Untersuchung nicht gefunden und damit auch nicht zufriedenstellend behandelt werden können. An dieser Schnittstelle ist es für Osteopathen und Physiotherapeuten dringend nötig, sich anderen Untersuchungsmöglichkeiten wie der AK zu öffnen und dann entsprechend dem Untersuchungsergebnis interdisziplinär mit den verschiedensten medizinischen Fachrichtungen zusammen zu arbeiten. Leider geschieht dies viel zu wenig; einige Osteopathieschulen lehnen dies sogar kategorisch ab. Diejenigen, die es zulassen, verfügen jedoch meist über keine Untersuchungsmöglichkeiten, um die wirkliche Ursache einer Erkrankung finden zu können. Dies führt dazu, dass der Patient oft sinnlose und zudem teure Untersuchungen und Behandlungen über sich ergehen lassen muss, ohne ein befriedigendes Ergebnis zu erzielen.

Es ist mir in diesem Buch ein Anliegen, meine Erfahrungen über die Verbindung von Osteopathie und AK zu übermitteln. Außerdem möchte ich allen Interessierten die Möglichkeit geben, einen Einblick in die osteopathische Philosophie, Anatomie und Physiologie des craniosacralen Systems zu bekommen.

Ich hoffe, dass wir mit diesem Buch allen Berufsgruppen in kurzer und prägnanter Form die Erkenntnis vermitteln können, dass eine sinnvolle, effektive Diagnostik und Therapie nur in einem „Miteinander" zustande kommen kann.

Ein ganz besonderer Dank gilt meinem AK-Lehrer, persönlichem Freund und Herausgeber Wolfgang Gerz, ohne dessen konstruktive Kritik, unermüdliche Motivation und Korrekturhilfe dieses Buch nie zustande gekommen wäre.

> *„Ursachen erkennen, das eben ist Denken, und dadurch allein werden Empfindungen zu Erkenntnissen und gehen nicht verloren, sondern werden wesenhaft und beginnen auszustrahlen."* H. Hesse

2. Ärztliche Sichtweise

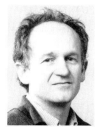

Karl Kienle,
prakt. Arzt,
Chirotherapie,
Homöopathie,
Naturheilverfahren,
Diplomate ICAK

Als Arzt mit Schwerpunkt Naturheilverfahren und Manuelle Medizin verwende ich die AK als zusätzlich diagnostischen Zugang und verknüpfendes Element von klassisch-schulmedizinischen mit ganzheitlich-naturheilkundlichen Fragestellungen und Therapiestrategien.

Nach einer langjährigen Ausbildung in klassischer Homöopathie, die ich mit voller Begeisterung und Konsequenz über mehrere Jahre betrieb, ermöglichte mir die AK erstmalig eine wirklich ganzheitliche Vorgehensweise, wodurch ich mein bisheriges schulmedizinisches und naturheilkundliches Wissen in eine einheitliche diagnostische und therapeutische Strategie integrieren konnte. War dies bereits Faszination genug, so eröffnete mir das Verständnis der Zusammenhänge des stomatognathen Systems mit dem craniosacralen System einen neuen Horizont.

Diese Grundlagen sind für mich gleichermaßen in der Zusammenarbeit mit Zahnärzten und Kieferorthopäden, wie auch mit manuell arbeitenden Kollegen und Physiotherapeuten, bei der Beurteilung peripherer Störungen und ihrer eventuellen Verbindungen zum craniosacralen System von Bedeutung.

Ergänzend zur AK ist mir das erneute Studium der Anatomie und das Entwickeln grundlegender palpatorischer Fähigkeiten der Osteopathie eine neue Aufgabe geworden. Mein Behandlungsspektrum wurde dadurch um eine sehr angenehme und direkte therapeutische Disziplin erweitert.

Vor allem bei der Behandlung komplex zusammenhängender Störungen mit Beteiligung des craniosacralen Systems ist es für mich, als nicht primär osteopathisch arbeitendem Therapeuten, von großem Vorteil, mit Hilfe der AK und eigener Palpation eine Vorstellung über die vorliegenden strukturellen Verhältnisse zu erhalten.

Die Bedeutung der craniosacralen Osteopathie reicht bis in die verschiedensten fachärztlichen Disziplinen hinein. Bei zunehmender Kenntnis der Zusammenhänge und Einflüsse aus diesem System ist es nicht verwunderlich, dass eine Vielzahl medizinischer Fachrichtungen von diesem Wissen profitieren könn(t)en.

Mit diesem erweiterten Wissen eröffnen sich dann selbstverständlich neue Behandlungsmöglichkeiten – für eine Vielzahl bis dahin unerklärbarer Schmerzsyndrome im Cranium selbst, aber auch in der Peripherie, bei hormonellen Störungen und sogar bei psychischen Auffälligkeiten, um hier nur einige Beispiele zu nennen.

Je länger ich mich mit der craniosacralen Osteopathie befasse, desto mehr fallen mir Parallelen zur Homöopathie auf. Beide Wissenschaften haben ein fundamentales Grundlagenwissen: In der Osteopathie Anatomie und Physiologie, in der Homöopathie die Arzneimittelprüfung am Gesunden. Ebenso haben beide den Anspruch, den Patienten maximal in seiner Ganzheitlichkeit zu erfassen, zu erspüren und zu verstehen, und dies mit allen auch noch so feinen Sinnen.

Ich hoffe, dass durch dieses Buch ein Funke zum Leser überspringt und es seine Begeisterung weckt, weiter zu lernen und dadurch seine therapeutischen Fähigkeiten zu verfeinern.

„Osteopathie ist Wissen oder es ist Nichts." A. T. Still

B. Vorbemerkungen zum Gebrauch und Abkürzungen

Dem primär osteopathisch ausgebildeten Leser raten wir dringend zum Studium des Kap. II. Dort werden die für das spätere Verständnis wichtigen Grundlagen der AK und die in der AK bekannten Schädelfehler beschrieben. Auch wenn sich dort an der einen oder anderen Stelle Kritik regt, so empfehlen wir eine abschließende Beurteilung erst nach Studium der anderen Kapitel vorzunehmen.

Der in AK ausgebildete Leser kann das Kap. II überspringen, sollte sich aber dann um so mehr dem Kap. III (Grundlagen der Osteopathie) widmen, um für das Verständnis der folgenden Kapitel die entsprechenden Grundlagen parat zu haben.

Durch das Zusammentreffen verschiedenster Fachdisziplinen in diesem Buch sind gängige Abkürzungen des Öfteren doppelt belegt. Um dadurch keine Verwirrung zu schaffen, wurde im Zweifelsfalle die in der AK gebräuchliche Version übernommen, die damit konkurrierende Bezeichnung wurde durch eine möglichst sinnvolle, ähnliche Abkürzung ersetzt.

Die Terminologie wurde soweit als möglich einfach gehalten. Es wurde im Text auf sich oft wiederholende Bezeichnungen wie „Musculus" oder „Os" verzichtet um ein flüssiges Lesen zu erleichtern. Bei der Beschreibung anatomischer Details ist die lateinische Schreibweise beibehalten worden.

Alle korrekturbedürftigen Befunde werden in der Osteopathie als „Lesion" = „Läsion" bezeichnet. In der AK gibt es stattdessen – v.a. im craniosacralen Bereich – den Ausdruck „Fault"

I. Einleitung

= „Fehler". Aus sprachlichen Gründen haben wir uns entschlossen, die definierten Lesions/Faults = Läsion/Fehler jeweils abgekürzt als Eigennamen zu bringen, dann aber im Text frei zwischen „Läsion", „Fehler" und den Eigennamen zu wechseln. Beispiel: Inspiration Assist Cranial Fault wird als Inspiration Assist bezeichnet.

Bei der Beschreibung von Techniken in Rückenlage wurde zugunsten des Leseflusses auf die Nennung der Ausgangsstellung des Patienten verzichtet.

Wenn wir bei der Beschreibung von AK-Testungen von einem „Indikatormuskel" sprechen, so ist damit ein im AK-Test starker, optimalerweise normotoner Muskel gemeint, der nicht mit dem Problem assoziiert und möglichst entfernt vom Ort des Problems ist (bei cranialen Läsionen z.B. Piriformis). Ist kein Normotonus vorhanden, kann – mit den bekannten Fehlerquellen – auch aus dem Hypertonus getestet werden. Ein schwacher Muskel sollte eigentlich nicht als Indikatormuskel bezeichnet werden.

Die Fallbeispiele aus der Praxis werden ab „Fall 270" durchnummeriert, weil seit 2001 alle neu in Büchern von AKSE publizierten Fallbeispiele laufend weitergezählt werden. Damit sollen Verwechslungen von Fällen ausgeschlossen werden und eine spätere Auswertung und Publikation dieser Fallbeispiele erleichtert werden.

∅	=	keine Reaktion	ENV	=	Emotionale Neurovaskuläre Punkte
A.	=	Arteria			
A:	=	Anamnese	For.	=	Foramen
AGST	=	Ausgangsstellung	GHT	=	Generalisierter Hypertonus
AK	=	Applied Kinesiology	Gl.	=	Glandula
AR	=	Außenrotation	h	=	hypertone(r) Muskel(n)
Art.	=	Articulatio	HC	=	Hypertoner Challenge
bds	=	beidseits	HWK	=	Halswirbelkörper
BWK	=	Brustwirbelkörper	HWS	=	Halswirbelsäule
BWS	=	Brustwirbelsäule	I	=	Insertion (Ansatz)
C	=	cervical	ICAK	=	International College of Applied Kinesiology
CH	=	Challenge			
chron.	=	chronisch	ICR	=	Intercostalraum
CMD	=	Craniomandibuläre Dysfunktion	ICV	=	Iliozökalklappe; engl. Iliocecal Valve
COPA	=	Craniomandibulär-orthopädische Positionierungsapparatur	IKP	=	Interkuspidation
CSO	=	Craniosacrale Osteopathie	IMAK	=	International Medical Association for Applied Kinesiology
CSR	=	Craniosacraler Rhythmus			
CSS	=	Craniosacrales System			
CTÜ	=	Cervicothoracaler Übergang	inf.	=	inferior
D.C.	=	Doctor of Chiropractic	IR	=	Innenrotation
D.O.	=	Doctor of Osteopathy	KFO	=	Kieferorthopädie
DD	=	Differentialdiagnose	KS	=	Kreislauf/Sex
Di	=	Dickdarm	L	=	lumbal
DS	=	Druckschmerz(hafter) Punkt	LCS	=	Liquor cerebrospinalis
DTL	=	Doppel TL	li	=	links
dyn.	=	dynamisch	Lig.	=	Ligament
en bloc	=	Testung nach erreichtem Normotonus nur auf zusätzliche Verträglichkeit	Lu	=	Lungenmeridian
			LWK	=	Lendenwirbelkörper
			LWS	=	Lendenwirbelsäule

M.	=	Musculus
Ma	=	Magenmeridian
MCD	=	Minimale cerebrale Dysfunktion
MRI	=	Kernspinuntersuchung
n	=	normotone(r) Muskel(n)
N.	=	Nervus
NC	=	Normotoner Challenge
Ni	=	Nierenmeridian
NL	=	Neurolymphatischer Reflexpunkt
NMT	=	Nahrungsmitteltest
NMU	=	Nahrungsmittelunverträglichkeit(en)
NNH	=	Nasennebenhöhlen
NT	=	Neuraltherapie
NV	=	Neurovaskulärer Reflexpunkt
O + I	=	Origin (Ursprung) + Insertion (Ansatz)
o.B.	=	ohne Befund
OK	=	Oberkiefer
OM	=	Orthomolekulare Medizin
Pl.	=	Plexus
PMC	=	Pectoralis major, claviculärer Anteil
PMS	=	Pectoralis major, sternaler Anteil
PRM	=	Primärer Respiratorischer Mechanismus
Proc.	=	Processus
Prot.	=	Protuberantia
QF	=	Querfinger
R.	=	Ramus
re	=	rechts
rez.	=	rezidivierend
RL	=	Rückenlage
S	=	sacral
S.	=	Sutura
s.a.	=	siehe auch
SBR	=	Sidebending Rotation
SBS	=	Sphenobasiläre Synchondrosis
SC	=	Superchallenge
SCG	=	Sternoclaviculargelenk
SCM	=	M. sternocleidomastoideus
SCS	=	Strain-Counterstrain
SIAS	=	Spina iliaca anterior superior
SIG	=	Sacroiliacalgelenk
SL	=	Seitlage
SOM	=	Sutura occipitomastoidea
Sp	=	Sedationspunkt
SS	=	Stomatognathes System
STP	=	Switching-Test-Punkte
sup.	=	superior
TCS	=	Total Compression Syndrome
Th	=	thoracal
TL	=	Therapielokalisation
TLÜ	=	Thorakolumbaler Übergang
TMJ	=	Temporomandibular Joint
TP	=	Triggerpunkt
U	=	Untersuchung
UK	=	Unterkiefer
V.	=	Vena
VL	=	Vorlauf
w	=	schwach (weak)
W	=	Schwächung aus dem Normotonus (Weak Challenge)
WS	=	Wirbelsäule
Z.n.	=	Zustand nach
ZNS	=	Zentralnervensystem

II. Grundlagen der AK

Dieses Kapitel steht am Anfang des Buches, um dem Leser einen kurzen Überblick über die AK und die in der AK bekannten Schädelfehler zu geben. Um Wiederholungen zu anderen Büchern zu vermeiden, geschieht dies hier in absoluter Kürze. Für weiteres Studium möchten wir insbesondere die Bücher von Walther („Synopsis") und Gerz („Lehrbuch der Applied Kinesiology") empfehlen.

A. Geschichte der AK

Als George Goodheart D.C. zu Beginn der sechziger Jahre viele seiner Patienten mit einer Muskeltestmethode untersuchte, die an die von „Kendall und Kendall" in den 40er Jahren beschriebene Methode angelehnt war, machte er regelmäßig Beobachtungen, die er sich nicht erklären konnte.
Manchmal testeten Muskeln stark und manchmal testeten Muskeln schwach ohne Zeichen der Atrophie oder anderer erklärbarer Ursachen.
Bei einem Patienten mit einem Schulterproblem stand das Schulterblatt weit vom Körper ab (Scapula alata) und das Heben und Stabilisieren des Armes war nicht möglich. Im Muskeltest war der Serratus anterior schwach. Bei der palpatorischen Untersuchung der Schulter fanden sich am Ursprungsbereich des Muskels kleine schmerzhafte Knötchen. Die einzig ihm damals bekannte muskuläre Behandlungsmöglichkeit war die Massage dieser Knötchen, worauf sich diese auflösten. Anschließend konnte der Patient den Arm problemlos und stabil heben. Der Serratus anterior testete jetzt stark und das Schulterblatt stand nicht mehr vom Körper ab.
Damit hatte Goodheart eine Behandlungsmöglichkeit (in der AK als „Ursprung und Ansatz-Technik" beschrieben) gefunden, mit der ein schwach testender Muskel gestärkt werden konnte bzw. eine Muskelfehlfunktion normalisiert werden konnte.

1. Erste Zusammenhänge

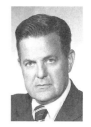
George Goodheart

Schon früh beobachtete er, dass bei spezifischen Muskeldysfunktionen häufig spezifische Organstörungen vorlagen. Bei Schwäche des Pectoralis major clavicularis (PMC) beobachtete er häufig Magenstörungen und bei Schwäche des Tensor fasciae latae (TFL) häufig Dickdarmprobleme. Im Laufe der Jahre fand er heraus, dass die meisten Muskeln einen spezifischen Organ – Meridianbezug haben (s. Abb. nächste Seite).
Auch beobachtete er bei einer beidseitigen Schwäche einzelner Muskeln signifikante strukturelle oder biochemische Zusammenhänge. Dieses zunehmend komplexe System der diagnostischen Muskeluntersuchung nannte Goodheart „Applied Kinesiology".

2. AK und Reflexzonen

In den darauffolgenden Jahren wurden weitere wichtige Beziehungen und Zuordnungen erarbeitet:
Die Reflexe nach Chapman, D.O. – in der AK als neurolymphatische Reflexe (NL) beschrieben, und Benett, D.C. – in der AK als neurovaskuläre Reflexzonen (NV) beschrieben, mit ihrer therapeutischen Beeinflussung innerer Organe und Drüsen konnten in die AK integriert und therapeutisch gezielt eingesetzt werden. Auch weitere Reflexzonen (z.B. Stressrezeptoren an Kopf, Hand und Fuß) konnten mit AK überprüft und zur Korrektur von Muskeldysfunktionen eingesetzt werden.
Die wichtigsten Reflexzonen (NL und NV) sind im Lehrbuch AK ausführlich beschrieben.

II. Grundlagen der AK

Meridian-Organ-Muskel-Wirbel-Beziehungen

Meridian	Organ	Muskel	bilateral schwach oder hyperton weist hin auf	motorisch/ nerval	Wirbelebene vegetativ	Zustimmungs- punkt
Lunge	Lunge	Deltoideus	Fixation cervikothorakal	C 5/6	Th 3	Th 3
Dickdarm	Dickdarm	Tensor fasciae latae	Anämie	L 4/5	L 4	L 4
Niere	Niere	Iliopsoas	Fixation Occiput	L 2/3/4	Th 11/12	L 2
Blase	Blase	Tibialis anterior		L 4/5		S 2
Leber	Leber	Pec. maj. stern. (PMS)		C 6/7/8	Th 8	Th 9
Gallenblase	Gallenblase	Popliteus	Fixation untere HWS	L 4/5, S1	Th 4	Th 10
Herz	Herz	Subscapularis	Fixation Sternum	C 5/6	Th 2	Th 5
Dünndarm	Dünndarm	Rectus femoris	Darmassoziiertes Immunsystem	L 2/3/4	Th 10	S 1
Kreislauf/Sex	Nebenniere	Sartorius		L 2/3	Th 9	Th 4
Kreislauf/Sex	Gonaden	Piriformis	Unterleibsorgane; Sacrum, Becken	S 1/2	Th 5	Th 4
3E	Schilddrüse	Teres minor		C 4/5/6		L 1
Magen	Magen	Pec. maj. clav. (PMC)	HCl-Mangel, Zink, Temporal Bulge	C 5/6/7	Th 5	Th 12
Milz-Pankreas	Pankreas	Latissimus dorsi	Fixation BWS/LWS	C 6/7/8	Th 6	Th 11
Lenkergefäß	Wirbelsäule	Teres major	Fixation BWS	C 5/6/7		Th 6
Konzeptionsgefäß	Gehirn	Supraspinatus		C 4/5		Th 7
Kreislauf/Sex	Reproduktionsorgane	Glutaeus maximus	Fixation obere HWS	L 4/5, S1/2		
Dickdarm	Rectum	Hamstrings	Sacrum inspiration/expiration	L 4-S3		
Magen	Kopflymphaticum Nasennebenhöhlen	Nackenext. als Gruppe	Fixation LWS	C 1/8		
		Nackenext. Rot. unilat.	Fixation des SIG dieser Seite			
		Nackenext. Rot. bds.	Fixation Sacrum			
Magen	Kopflymphaticum Nasennebenhöhlen	Nackenflexoren + SCM	HWS, Cranial Faults, Vit. B6, B3	C 1/8, XI		
Dünndarm	Dünndarm	Rectus abdominis	Sutura sagittalis	Th 7-12		
Niere	Auge, Ohr	Trapezius, oberer Teil	Generell HWS, aber v.a. Vit. F	XI, C2-C4		
3E	Thymus	Infraspinatus		C 5/6		

Grundsätzlich sollte man bei jeder muskulären Dysfunktion (Schwäche oder Hypertonus) an eine Störung des assoziierten Meridians bzw. Organs denken, insbesondere bei bilateral positivem Befund. Die Zuordnung ist allerdings nur in den o.g. Fällen hochsignifikant!

3. Craniosacrales System und Wirbelsäule

Manchmal veränderte alleine die Atemphase des Patienten Muskelbefunde. Aus der Osteopathie (Sutherland) war bekannt, dass sich Schädelknochen während der Atemphasen leicht mitbewegen. Mit Hilfe der AK und verschiedener Challenges (s. unten) an Schädel und Wirbelsäule/Becken entwickelte Goodheart in den 70er Jahren ein diagnostisches und therapeutisches Konzept zur Korrektur von Störungen im Craniosacralen System sowie an der Wirbelsäule.

4. AK und Meridiansystem

Die Integration des Meridiansystems war ein wichtiger Meilenstein für die AK. Sie brachte weitere diagnostische und therapeutische Möglichkeiten und erklärte einen Teil von Muskelschwächen im AK-Test, die auf die bisherigen Therapieansätze nicht reagiert hatten. Gleichzeitig förderte die AK auch das Verständnis für die Akupunkturlehre durch die Untersuchungsmöglichkeit des Fülle- und Lehrezustandes des Meridiansystems.

5. Entwicklung und Organisation

In wenigen Jahren war eine Untersuchungsmethode entstanden, die einen großen Schatz an diagnostischen und therapeutischen Möglichkeiten bietet. Goodhearts Empfehlung war und ist eine ganzheitliche Betrachtung der gesundheitlichen Probleme, da jede Erkrankung eine mehr oder weniger große chemische, strukturelle und psychische Komponente hat und dementsprechend von drei Seiten her („Triad of Health") therapeutische Ansätze sinnvoll sind.
1974 gründete Goodheart ICAK (International College of Applied Kinesiology), innerhalb dessen weitere gute Therapeuten wie Leaf, Schmitt, Walther usw. die AK ergänzten und verfeinerten.
Im deutschsprachigen Raum haben primär Gerz und Garten – später auch Stossier und Schmidhofer – die AK speziell auf medizinischer Ebene weiterentwickelt.
Zunehmend wurden Ende der 80er Jahre bei Patienten ein oder mehrere hypertone Muskeln im AK-Test beobachtet, die ein besonderes Vorgehen in der AK-Strategie erforderten. Die systematische Aufarbeitung des hypertonen Muskels war vor allem bei der Testung chronischer Patienten mit Immunsystem-assoziierten Störungen notwendig geworden (s. Lehrbuch AK), bei denen sicher immer die chemisch-toxische und die mentalgeistige Seite des Dreiecks sowie die Auseinandersetzung mit dem Stress-Problem besonders wichtig sind .
Bei strukturellen Problemstellungen hingegen hatte der hypertone Muskel weniger Bedeutung – mit Ausnahme von Kiefergelenksdysfunktionen (CMD).
Seit den frühen 90er Jahren wurde von der IMAK (International Medical Society for Applied Kinesiology) in Zusammenarbeit mit ICAK (International College of Applied Kinesiology) ein Ausbildungscurriculum für Ärzte und Zahnärzte erstellt.
Den Abschluß der Ausbildung bildet das A-Diplom der IMAK, welches die Grundlage zur Erlangung des Diploms der Ärztekammer in Österreich darstellt.
ICAK-D bietet definierte Ausbildungsgänge für Physiotherapeuten und Heilpraktiker an, sodass in den deutschsprachigen Ländern ein kompaktes und gut erlernbares Diagnose- und Therapiesystem – berufsgruppenspezifisch aufgearbeitet – zur Verfügung steht.
Das „Lehrbuch der Applied Kinesiology (AK) für die naturheilkundliche Praxis" (1. Auflage 1996; 2. Überarbeitete Auflage 2001) von Gerz – abgekürzt als „Lehrbuch AK" bezeichnet – sowie das Buch von Ramšak/Gerz „Muskeltests auf einen Blick" (Sommer 2001) sollen zusammen mit diesem Buch den optimalen Einsatz der AK als ganzheitliche Untersuchungsmethode in den verschiedenen Fachrichtungen ermöglichen.

II. Grundlagen der AK

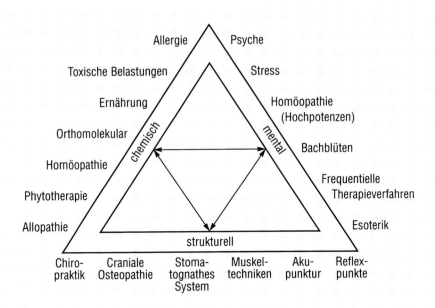

Triad of Health – Das Dreieck der Gesundheit
und die Zuordnung einzelner Fachgebiete und Therapierichtungen.

B. AK-Definitionen

ICAK International: *„Applied Kinesiology is a system which evaluates our structural, mental/emotional and chemical functions. It employs muscle testing in combination with other standard methods of diagnosis. Diet, manipulation, orthomolecular supplementation, chinese meridian system, exercise and education are used therapeutically to help restore balance and maintain well being."*

IMAK: *„AK ist eine hauptsächlich diagnostische Methode, mit der durch Testung einzelner Muskeln und ihrer Stärkeänderung durch Reize und therapeutische Maßnahmen verschiedenster Art Aussagen über funktionelle Zusammenhänge bzw. Störungen möglich sind."*
Dies ist die Definition der AK gemäß den Ausbildungsunterlagen der Internationalen Ärztegesellschaft für Applied Kinesiology.

C. AK-Muskeltest

Der in der AK verwendete Muskeltest ist vom Prinzip her eine Untersuchung der Stress-Adaptationsfähigkeit des neuromuskulären Funktionskreises und der übrigen Adaptationssysteme des Körpers auf verschiedene Reize. Der Test erfolgt in einer definierten Ausgangsstellung, die eine möglichst isolierte Muskelkontraktion gegenüber seinen Synergisten ermöglicht.
Der Patient wird aufgefordert, den Muskel maximal zu kontrahieren. Gleichzeitig bietet der Untersucher mit seiner Testhand gerade soviel Widerstand, dass der Muskel isometrisch kontrahiert bleibt. Nach Erreichen der Maximalkraft beginnt die eigentliche Adaptations-Untersuchung:
Jetzt erhöht der Untersucher seinen Druck um wenige Prozent und überprüft, ob der Patient diesem Zusatzdruck Stand halten kann (s. Abbildung rechts, Genaueres s. Lehrbuch AK).

II. Grundlagen der AK

Auf diesen Zusatzstress kann der Muskel mit drei verschiedenen Möglichkeiten reagieren:

- **Normotonus**
  Der Muskel kann adaptieren und gibt dem Zusatzdruck nicht nach. Auf einen zusätzlichen sedierenden Reiz (Stimulation des Sedierungspunktes des zugeordneten Meridians) reagiert dieser Muskel mit einer Schwäche.
- **Schwäche**
  Der Muskel gibt dem Zusatzdruck (Δp) nach; er kann sich an die Zusatzanforderung nicht adaptieren.
- **Hypertonus**
  Der Muskel testet stark. Die Stimulation des Sedierungspunktes oder andere typischerweise sedierende Maßnahmen (s. Lehrbuch AK) führen zu keiner Schwächung des Muskels.

Seit den frühen 70er Jahren bestehen für die zwölf Hauptmeridiane ein oder mehrere Muskelzuordnungen. Dass diese Beziehungen zutreffen, kann leicht bewiesen werden durch die Verwendung des jeweiligen Sedierungspunktes. So wird z.B. ein normotoner Rectus femoris, der dem Dünndarm zugeordnet ist, durch die Verwendung des Sedierungspunktes Dü 8 auf derselben Körperseite geschwächt.

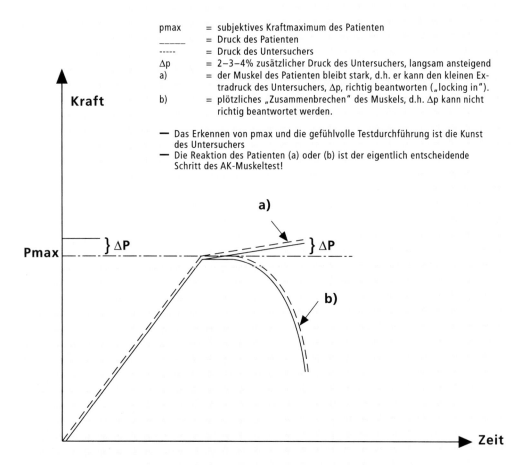

Grafische Darstellung des Muskeltests

D. Wichtige Testmuskeln für das craniosacrale System

Nachfolgend sind acht häufig verwendete Testmuskeln in alphabetischer Reihenfolge beschrieben. Weitere Muskeln sind natürlich wichtig für eine wirklich ganzheitlich ausgerichtete Untersuchung und Behandlung. Diese würden aber den Rahmen dieses Buches sprengen; es sei verwiesen auf „Muskeltests auf einen Blick" und das Lehrbuch AK.

Coracobrachialis

Ursprung: Proc. coracoideus der Scapula.

Ansatz: Mediale Fläche des Humerus in der Verlängerung der Crista tuberculi minoris.

Funktion: Flexion, Adduktion und Außenrotation des Oberarmes.

Test: Oberarm adduziert, 90° Flexion, vollständige Außenrotation. Maximale Flexion des Ellbogens (Kammgriff, Pro- und Supination im Ellbogen spielen keine Rolle). Der Untersucher steht vor dem Patienten und nimmt flächig Kontakt durch Umgreifen des Ellbogens; Testvektor bogenförmig nach caudal und lateral. Der Patient drückt weiter in Richtung Flexion/Adduktion zur Nase.

Nerval: N. musculocutaneus C 5, 6, 7

Meridian: Lunge   Sp: Lu 5

Organ: Lunge

Nährstoffe/Heilmittel: Vitamin C, Wasser und Beta-Carotin

Schwächezeichen: Innenrotation des Oberarmes und Extension des Ellbogens, um den Biceps zu rekrutieren.

Beachte: Ist der Muskel verkürzt, behindert er den Schürzengriff. Bei schmerzhafter Abschwächung kann der Patient nicht zum gegenüberliegenden Ohr fassen. Wenn der Patient angibt, Schwierigkeiten beim Kämmen zu haben, soll zuerst an den Coracobrachialis gedacht werden.

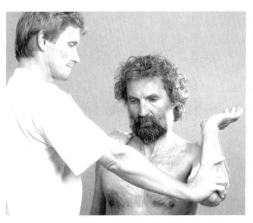

Coracobrachialis-Test

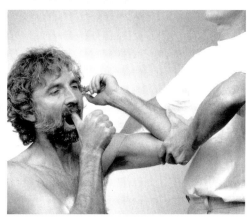

Coracobrachialis-Test mit gleichzeitiger TL zur Sutura cruciata. Bei fixierter Sutur wird mindestens einer der beiden ursprünglich schwachen Muskeln sofort stark testen.

Hamstrings

Unter diesem Namen versteht man die Muskeln Semitendinosus, Semimembranosus und Biceps femoris.

Ursprung: Tuberositas des Os ischium, beim langen Bicepskopf zusätzlich Lig. sacrotuberale. Der kurze Bicepskopf entspringt vom mittleren Teil der Linea aspera.

Ansatz: Semitendinosus und Semimembranosus zusammen mit dem Sartorius als Pes anserinus am medialen Tibiaplateau und Condylus medialis tibiae. Biceps femoris lateral am Fibulaköpfchen und am lateralen Condylus der Tibia.

Funktion: Beugen im Kniegelenk, Strecken im Hüftgelenk, beteiligt an der Adduktion des Oberschenkels. Knieinnenrotation – Semitendinosus, Semimembranosus; Knieaußenrotation – Biceps femoris.

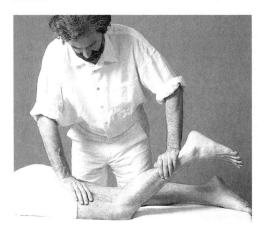

Test: Idealer Testmuskel in Bauchlage! Das Knie wird etwa 60° gebeugt, der Testdruck des Untersuchers am distalen Unterschenkel geht in Richtung Extension. Je stärker der Patient ist, umso mehr kann der Test in größerer Extension begonnen werden. Kontakt am Calcaneus ist auf jeden Fall zu vermeiden.

Meridian: Dickdarm   Sp: Di 2

Organ: Rectum

Nährstoffe/Heilmittel: Vitamin E. Bei Krampfneigung (s. unten) an Calcium, Magnesium, Vitamin F und HCl-Regulation des Magens denken!

Beachte:

- Die Hamstrings neigen am meisten von allen Muskeln zu Krämpfen während der AK-Testung; deshalb ist dies ein Muskeltest, bei dem die stabilisierende Hand idealerweise im Muskelbauch des getesteten Muskels selbst liegt (s. Foto!).
  Beim akuten Muskelkrampf wirkt der feste Griff in den Muskel hilfreich. Ist die Krampfneigung nicht zu unangenehm für den Patienten, so kann die optimale orthomolekulare Medikation direkt ausgetestet werden: sie reduziert nämlich bei oraler Gabe die Verkrampfungstendenz sofort!!

- Bei bilateraler Schwäche der Hamstrings ist in mehr als 90% der Fälle ein atemabhängiger Sacrumfehler vorhanden.

Gruppentest der Hamstringmuskulatur in Bauchlage

Iliopsoas

Tatsächlich handelt es sich hierbei um zwei Muskeln mit unterschiedlichem Ursprung, aber gleichem Ansatzpunkt und ähnlicher Funktion.

Ursprung M. psoas: Anterior und lateral an den Querfortsätzen, Wirbelkörpern und Bandscheiben Th 12–L 5.

Ursprung des M. iliacus: Obere zwei Drittel der Fossa iliaca, Innenseite des oberen Beckenrandes, Ala des Sacrums, sowie die Ligg. sacroiliacale, lumbosacrale und iliolumbale.

Ansatz: Beide Muskeln gemeinsam am Trochanter minor.

Funktion: Anteflexion in der Hüfte, Außenrotation und Adduktion.

Test: Beste Testposition für den Muskel ist die Rückenlage. Das gestreckte und maximal außenrotierte Bein wird in etwa 45° Beugung und Abduktion gebracht. Die stabilisierende Hand liegt weich, aber fest auf dem kontralateralen Darmbein; ein Herüberrollen des Patienten zur Seite des getesteten Muskels ist unbedingt zu vermeiden!
Der Kontakt wird im Regelfall breit über dem distalen Unterschenkel genommen. Um einen Challenge des Kniegelenks zu vermeiden (oder bei Gonalgien), erfolgt die Kontaktnahme knapp oberhalb des Kniegelenks in der Region des Vastus medialis. Bei sehr starken Patienten kann der Hebel größer werden durch Kontakt am distalen Unterschenkel. Der Test erfolgt in Richtung Extension und leichter Abduktion. Der Patient drückt in Richtung Flexion und Adduktion. Testposition und -vektor für den Iliacus sind gleich mit Ausnahme der geänderten Startposition: deutlich mehr Beugung und Abduktion im Hüftgelenk! Falls notwendig, kann der Muskel bei entsprechender Stabilisierung auch im Stehen oder mit sinngemäßer Beinposition, aber im Regelfall abgewinkelt im Kniegelenk, im Sitzen untersucht werden.

Nerval: Psoas: Plexus lumbale, L 1–L 4
Iliacus: N. femoralis, L 1–L 3

Meridian: Niere Sp: Ni 1

Organ: Niere

Nährstoffe/Heilmittel: Wasser (häufig bei bilateraler Schwäche!), Vitamin A und E, Nieren- und Blasenmittel, Nosoden!

Beachte:

▶ Bei allen akuten Kreuzschmerzsyndromen ist der Muskel mit äußerster Vorsicht zu testen; vom Anfänger bei solchen Patienten grundsätzlich nicht!

▶ Neben Piriformis und Glutaeus maximus zieht er über das Iliosacralgelenk und ist für die Stabilität desselben von großer Bedeutung.

▶ Relativ häufig ist eine beidseitige Schwäche des Iliopsoas, die zu über 80% pathognomonisch ist für eine Occiputfixation. In diesem Fall wird durch TL zum Übergang Occiput – HWS zumindest einer der beiden Muskeln stark! Auch dies ist eine der faszinierenden Möglichkeiten, mit Hilfe der AK Zusammenhänge zwischen den verschiedenen Wirbelsäulenabschnitten zu erkennen. Die Korrektur der Occiputfixation ist in der Regel durch eine weiche osteopathische Muskeltechnik („Occiput Release") ohne Problem möglich.

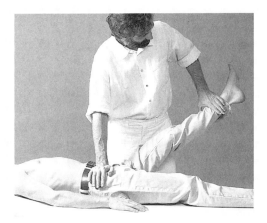

Klassische Testposition bei starkem Patienten; langer Hebel, aber Kontakt oberhalb des Malleolus!

Nackenextensoren

Ursprung: Unter diesem Begriff fassen wir eine Gruppe von Muskeln zusammen, die im Prinzip von der Linea nuchae am Hinterkopf und den oberen drei bis vier Halswirbeln nach unten ziehen zu den Wirbeln der unteren HWS und oberen BWS bis etwa dem 6. Brustwirbel.

Funktion: Extension des Kopfes und der HWS mit und ohne Rotation.

Test: Gut durchführbar im Sitzen, Stehen und vor allem in Bauchlage. Beim optimalen Test ist darauf zu achten, dass der Patient sich nicht mit den Händen auf der Liege abstützt. Der Testdruck des Untersuchers geht prinzipiell in Richtung Flexion. Dabei ist neben einem weichen, keinesfalls Schmerz verursachenden Kontakt am Hinterkopf bzw. am seitlichen Schädel vor allem wichtig, dass der Untersucher den Vektor des Testdrucks nicht geradeaus nach anterior ausübt, sondern wie eine gedachte Tangente an den Radius, den der Kopf bei der Anteflexion beschreibt.

Nerval: C 1–8

Meridian: Magen   Sp: Ma 45

Organ: Nasennebenhöhlen, Kopflymphaticum

Nährstoffe/Heilmittel: B6, B3, organisches Jod, pflanzliche und homöopathische Nasennebenhöhlentherapeutika, insb. Nosoden, und Drainagemittel.

Beachte: Die Nackenextensoren sind als Gruppe normalerweise extrem stark, bei Schwäche aber geradezu pathognomonisch für Fixationen im Becken- und Lumbalbereich:

▶ Nackenextensoren schwach als Gruppe in Neutralstellung ohne Rotation getestet: Fixation LWS

▶ Unilaterale Schwäche bei Testung in Rotation: Sacroiliacale Fixation auf dieser Seite

▶ Schwäche beidseits bei Testung in Rotation: Sacrumfixation (d.h. beidseitige sacroiliacale Fixation)

Therapie: Es ist immer wieder faszinierend zu sehen, wie die teilweise dramatische Schwäche der Nackenextensoren nach erfolgreicher Korrektur der Fixation am unteren Ende der Wirbelsäule sofort aufgehoben ist!

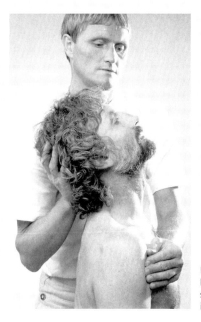

Nackenextensoren als Gruppe in Neutralstellung im Sitzen (Stehen): Dorsalflexion der HWS. Weicher Kontakt über dem Hinterhaupt. Stabilisationshand ventral am Brustkorb. Testvektor bogenförmig nach anterior in Richtung Flexion. Patient drückt nach dorsal in Richtung Extension.

Nackenflexoren

Ursprung: Dies ist eine Gruppe verschiedener Muskeln, die im Prinzip von der oberen HWS, dem Mastoid und der Linea nuchae (SCM!) zur unteren HWS, oberen BWS, zur 1. Rippe und zur medialen Hälfte der Clavicula reichen.

Funktion: Gemeinsam Anteflexion des Kopfes und der oberen HWS ohne und mit verschiedenen Graden an Rotation.

Meridian: Magen, diesen Muskel nicht sedieren!

Organ: Nasennebenhöhlen, Kopflymphaticum

Nerval: C 1–C 8

Nährstoffe/Heilmittel: B6, B3, organisches Jod, pflanzliche und homöopathische Nasennebenhöhlentherapeutika, insbesondere Drainagemittel und Nosoden.

Beachte für alle Nackenflexoren:
Gegenüber den Nackenextensoren sind die Flexoren grundsätzlich deutlich schwächer. Bei vielen Patienten sind die Nackenflexoren durch chronische Probleme im Nasennebenhöhlenbereich und/oder der oberen HWS so schwach, dass der Kopf kaum in der Testposition gehalten werden kann. Der Test ist dann mit zartester Hand durchzuführen und es ist dringend zu empfehlen, dass von Beginn an die zweite Hand des Untersuchers zur Sicherheit am Hinterkopf des Patienten plaziert ist, um diesen gegebenenfalls aufzufangen!

Nackenflexoren als Gruppe (ohne Rotation):
Dies ist in der Regel die erste Testposition für die Gruppe der Nackenflexoren. Gut ausführbar in Rückenlage sowie im Sitzen und Stehen.
Der Kopf des Patienten wird in maximale Anteflexion gebracht; der Kontakt des Untersuchers ist weich über der Stirn des Patienten. Der Vektor des Testdrucks ist nicht gerade in Richtung dorsal, sondern entspricht der Tangente der Kreisbahn, die der Kopf bei Extension aus dieser Position beschreiben würde.

Test im Sitzen/Stehen: der Patient beugt den Kopf maximal nach vorne und fixiert diese Position (Kinn zur Brust). Die Stabilisationshand fixiert dorsal mit dem Unterarm die BWS und mit der Handfläche den Kopf. Weicher Kontakt über der Stirnregion. Testvektor bogenförmig nach dorsal in Richtung Extension. Patient drückt nach anterior in Richtung Flexion.
Der Test im Sitzen oder Stehen ist bei schwachen Nackenflexoren der Liegendtestung vorzuziehen, weil er für den Patienten weniger schwierig ist. Im Liegen muss der Patient gegen die Schwerkraft und meist mit Schmerzen den Kopf von der Unterlage abheben.

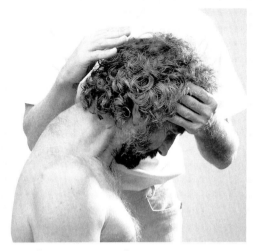

Nackenflexoren im Sitzen/Stehen

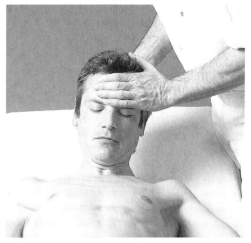

Nackenflexoren als Gruppe getestet; man beachte die schützende Hand des Untersuchers hinter dem Kopf des Patienten!

Sternocleidomastoideus (SCM)

Dies ist aus verschiedenen Gründen einer der interessantesten Muskeln. Bei einseitiger Kontraktion beugt er den Kopf zur ipsilateralen Schulter und dreht ihn zur entgegengesetzten Seite; in dieser Testposition ist der Muskel auch ideal zu sehen und zu palpieren. Bei beidseitiger Kontraktion beugt er den Kopf nach vorne, zusammen mit den übrigen Nackenflexoren. Interessanterweise wird der SCM sowohl von den Rami anteriores von C 2 und C 3 als auch durch den N. accessorius (Hirnnerv XI) versorgt. Der einzige andere Muskel mit ähnlicher „zweigleisiger" Versorgung ist der obere Trapezius!

Goodheart weist darauf hin, dass ohne diese zweifache Innervation von oberem Trapezius und SCM die fein abgestimmte Interaktion zwischen diesen Muskeln beim Gehen nicht möglich wäre.

Ursprung: Proc. mastoideus, Occiput, laterale Hälfte der Linea nuchae.

Ansatz: Vorderfläche des Manubrium sterni – sternaler Anteil; Claviculaoberrand mediales Drittel – claviculärer Anteil.

Funktion: Bei einseitiger Kontraktion Kopfrotation zur Gegenseite, Ante- und Lateralflexion zur gleichen Seite. Beidseitige Kontraktion führt zur Anteflexion.

Test in Rückenlage: Passive vollständige Rotation der HWS (soweit schmerzfrei möglich), durch das Anheben des Kopfes bis zum weich elastischen Stop ist die maximale Ante- und Lateralflexion der HWS gegeben. Die Stabilisationshand bleibt zum Schutz nur minimal entfernt vom Schädel an der Unterseite des Kopfes liegen, um bei einer Schwäche des SCM den Kopf sofort auffangen zu können. Die Testhand wird weich über dem seitlichen Schädel angelegt, so dass das Kiefergelenk nicht berührt wird. Testvektor bogenförmig tischwärts in Richtung Extension. Patient drückt weiter in Richtung Flexion. Es darf keine Rotationskomponente in Richtung Neutralstellung zugelassen werden.

Test im Sitzen: Der Patient läßt den Kopf nach vorne fallen und rotiert vollständig aus. Die Stabilisationshand stützt mit dem Unterarm dorsal die BWS und schützt mit der Handfläche den Kopf. Die Testhand liegt unter Aussparung des Kiefergelenkes am seitlichen Schädel. Testvektor bogenförmig nach dorsal in Richtung Extension. Patient drückt nach anterior in Richtung Flexion.

Der Test im Sitzen – oder Stehen – ist für Patienten mit schmerzhaft schwachen SCM vorzuziehen, weil der Kopf durch die Schwerkraft allein nach vorne

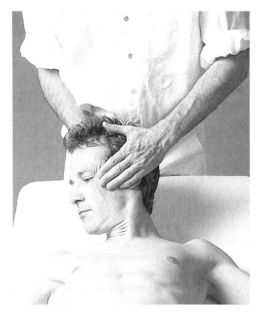

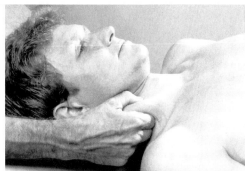

Zangengriffpalpation des SCM in Rückenlage: Man läßt den Kopf des Patienten aktiv von der Unterlage abheben. Dabei wölbt sich das Relief des SCM deutlich vor und kann zwischen Zeigefinger und Daumen hervorragend palpiert werden.

SCM links, d.h. mit Kopfrotation nach rechts; das Muskelrelief ist in dieser Position deutlich sichtbar!

sinkt und nicht jedesmal aktiv unter Schmerzen von der Unterlage angehoben werden muss. Mit TL kann elegant bis zur idealen Kraftzunahme nach der Ursache gesucht werden.

Nerval: Rami anteriores C 2 und C 3, N. accessorius (XI).

Schwächezeichen: Kopfneigung zur Gegenseite und Rotation zur abgeschwächten Seite.

Meridian: Magen

Organ: Nasennebenhöhlen, Kopflymphaticum

Nährstoffe/Heilmittel: B3, B6, organisches Jod, pflanzliche und homöopathische Nasennebenhöhlentherapeutika, insb. Nosoden und Drainagemittel.

Beachte:

- ▶ Von den lokalen Ursachen für schwache SCM findet man am häufigsten TP, SCS, Ursprung/Ansatzläsionen. Diese entstehen durch Peitschenschlagtraumen, Lesen in halbseitlicher Position, Tragen einer Gipsmanschette an der oberen Extremität etc. Die eingehende Palpation mit Zangengrifftechnik ist ein Muss bei der Evaluation des SCM.

- ▶ Häufig sieht man als Schwächezeichen den Versuch des Patienten, den Kopf aus der maximalen Rotation zurück zur Nullstellung zu rotieren, um die anderen Nackenflexoren mit einsetzen zu können. In diesem Fall ist damit zu rechnen, dass der SCM extrem schwach ist. Auf die Testung, die in solchen Fällen oft sehr unangenehm für den Patienten ist, kann dann verzichtet werden.

- ▶ Bei der Testung des Muskels ist neben einem weichen, niemals Schmerz verursachenden Kontakt oberhalb des Ohres darauf zu achten, dass der Vektor des Testdrucks nicht gerade nach posterior ist, sondern einer Tangente der Kreisbewegung entspricht, die der Kopf bei maximaler Seitneigung gegenüber der HWS beschreibt.

Aufgrund seines Ursprunges am Mastoid sowie seines engen Zusammenhanges mit dem Kopflymphatikum und dem stomatognathen System ist er bei einer gründlichen AK-Untersuchung nahezu ein Muss. Bei schwachem SCM sind langwierige Testungen mit diesem Muskel zu vermeiden, auf jeden Fall sollte der SCM nach einer erfolgreichen Behandlung im AK-Test stark sein. Lokale Muskeltechniken, wie z.B. Ursprung-Ansatz-Technik, Faszien-Technik oder auch Triggerpunkt-Injektionen sind hier sehr hilfreich.

Scaleni

Ursprung:
Scalenus anterior: Tuberculum anterior der Proc. transversi C 3–6
Scalenus medius: Tuberculum posterius der Proc. transversi C 2–7
Scalenus posterior: Tuberculum posterior der Proc. transversi C 5–7
Scalenus minimus: Proc. transversus C 7 (C 6)

Ansatz:
Scalenus anterior: Innenrand der 1. Rippe
Scalenus medius: Oberrand der 1. Rippe
Scalenus posterior: Seitenfläche der 2. und manchmal der 3. Rippe
Scalenus minimus: Pleurakuppe und 1. Rippe

Funktion: Stabilisierung des Halses. Einseitige Kontraktion führt zur Seitneigung ipsilateral, beidseitige Kontraktion flektiert die HWS. Hebt die erste, zweite (und dritte) Rippe (Inspirationshilfsmuskel).

Test: Diese Muskelgruppe testet man in Rückenlage, im Sitzen oder im Stehen in Anteflexion und etwa 10° Rotation weg von der Testseite. Idealerweise übt der Untersucher den Testdruck mit der Ulnarkante der Hand auf die Mitte der Stirn des Patienten aus mit einem Vektor gerade in Richtung Extension. Jeder Versuch des Patienten, den Kopf aus der vorgegebenen Testposition wegzurotieren, gilt als Schwächezeichen! Die Isolierung von den anderen Nackenflexoren ist durch den beschriebenen Test alleine nicht möglich.

Nerval: vordere Spinalnervenäste C 2–7

Meridian: Magen

Organ: Nasennebenhöhlen, Kopflymphaticum

Nährstoffe/Heilmittel: B3, B6, organisches Jod, pflanzliche und homöopathische Nasennebenhöhlentherapeutika, insb. Nosoden und Drainagemittel.

Beachte: Die Scaleni sind häufig betroffen beim Thoracic-Outlet-Syndrom und damit bei allen Lymphabfluss-Störungen aus dem Schädelbereich von Bedeutung.

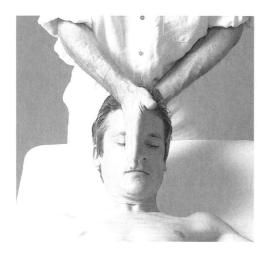

Testung der Scalenus-Gruppe rechts mit leichter Kopfrotation nach links! Man beachte die schützende Hand hinter dem Kopf des Patienten!

Piriformis

Ursprung: Vorderseite des Sacrums zwischen und lateral der Foramina II–IV, Kapsel des SIG, Rand des Foramen ischiadicum, Lig. sacrotuberale.

Ansatz: Oberer Rand des Trochanter major.

Funktion: Bis 90° Flexion Außenrotation, Abduktion. Über 90° Flexion Innenrotation.

Achtung: Bei Flexion von mehr als 90° im Hüftgelenk wirkt der Piriformis als Innenrotator!

Test in Rückenlage: Flexion im Hüftgelenk bis 80°, im Kniegelenk 90° mit maximaler Außenrotation des Oberschenkels. Kontakt am medialen distalen Unterschenkel bei gleichzeitiger Stabilisierung des Knies mit der anderen Hand. Der Patient drückt weiter in Richtung Außenrotation, der Untersucher zieht über den Unterschenkel in Richtung Innenrotation.

Nerval: Plexus sacralis, L 5, S 1, S 2

Meridian: Kreislauf/Sex   Sp: KS 7

Organ: Reproduktionsorgane

Nährstoffe/Heilmittel: Vitamin E, Vitamin A, Niacin, Zink und andere Co-Faktoren der aus Cholesterin hergestellten Sexualhormone. Organextrakte von Reproduktionsorganen, entsprechende Homöopathika inkl. Nosoden und Phytotherapeutika!

Beachte:

▶ Der Piriformis ist einer der wichtigsten Muskeln bei allen Becken- und Lumbalproblemen. Er zieht direkt über das SIG und ist deshalb für die Stabilität desselben von extremer Bedeutung.

▶ Eine beidseitige Schwäche des Piriformis kann auf schwerwiegende strukturelle Probleme hinweisen, findet sich aber klinisch häufiger bei chronischen Unterleibsprozessen. Gelingt es, den Piriformis beidseits zu stärken, so lassen sich oft auch schwierigste Beschwerden erfolgreich behandeln.

▶ Durch seinen Ursprung am Sacrum ist der Piriformis generell ein wichtiger Testmuskel für eine Beurteilung des CSS, insbesondere des caudalen Endes. Darüber hinaus ist er ein guter Testmuskel bei diffizil zu diagnostizierenden Schädelfehlern, da seine Testung keine mechanischen Zugkräfte auf das Occiput am liegenden Patienten überträgt (im Gegensatz zum Rectus, bei dem der Patient bei starker Muskelkontraktion und Testung immer etwas auf der Liege verschoben wird).

Lokalen Druckschmerz und Klammern am Unterschenkel vermeiden, weil hier eine Reunionszone von Akupunkturmeridianen liegt. Bei Verdacht auf unabsichtliche TL bzw. Challenge empfiehlt sich die Testung mit Polsterung, z.B. durch ein flaches Kissen oder gefaltetes Handtuch!

E. Therapielokalisation und Challenge

1. Therapielokalisation (TL)

Ändert sich die Stärke bzw. der Tonus eines Testmuskels, wenn der Patient eine spezifische Stelle am Körper berührt, so nennen wir dies eine positive TL.

Eine positive TL sagt uns nicht, was falsch oder therapiebedürftig ist, sondern wo etwas weiter untersucht und ggf. therapiert werden soll. Je nach Situation erfordert eine positive TL ein weiteres differenziertes Vorgehen (genauere Beschreibung s. Lehrbuch AK).

Häufig verwendete Punkte am Körper, die mit TL untersucht werden sind: Akupunkturpunkte, Zähne, Gelenke, Wirbel, Herde, Narben, Organe, gestörte Reflexe in Haut, Muskeln, Sehnen, Kapseln, Suturen.

2. Challenge (CH)

In der AK bedeutet Challenge die Testung eines oder mehrerer Muskeln während oder unmittelbar nach einer gezielten Provokation oder Testexposition. Der Challenge kann strukturell, chemisch, physikalisch oder mental sein.

Zur Durchführung der verschiedenen Challengeformen und den sich daraus ergebenden Konsequenzen sei auf das Lehrbuch AK verwiesen.

Hinsichtlich der Bedeutung von TL und CH im Bereich der CSO (s. Kap. IV.A.4 u. 5)

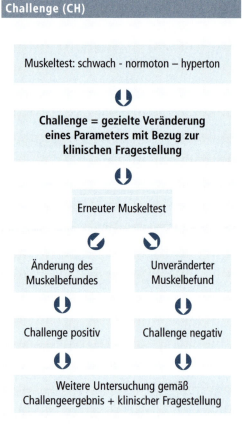

Flowcharts Therapielokalisation und Challenge

F. Klassische AK-Schädelfehler

Während der Osteopath Sutherland vom Schädel ausging, begründete kurz nach ihm der amerikanische Chiropraktiker DeJarnette die **S**acro-**O**ccipitale **T**echnik, die, wie der Name sagt, diagnostisch vom anderen Ende des Achsorgans ausgeht.

DeJarnette war selbst Patient von Sutherland und wurde von ihm in seiner Arbeit sicher ganz erheblich beeinflußt. George Goodheart, der Begründer der AK, war ein Schüler von DeJarnette. Seine geniale Beobachtungsgabe zusammen mit seiner Offenheit für alles Neue führten dazu, dass wir heute in der AK die Craniosacrale Therapie Sutherlands mit der Sacro-Occipitalen Technik DeJarnettes verbinden können. Mit den einfachen Diagnosemethoden Challenge und TL gelingt es in den allermeisten Fällen, schnell und effektiv die Störung zu identifizieren, um dann mit einfachsten Mitteln therapieren zu können.

Wir stellen dieses Kapitel an den Anfang des Buches, um dem in der AK unerfahrenen Leser einen Überblick über die Systematik, Diagnostik und Behandlungsmöglichkeiten der AK mit Bezug zum craniosacralen System zu vermitteln.

Das AK-Konzept zur Behandlung von craniosacralen Störungen hat im Kontakt mit Osteopathen zu vielfältigen Diskussionen geführt. Wir greifen die allgemeinen Diskussions- und Kritikpunkte im Kap. IV. A auf, weitere Details werden dann an geeigneter Stelle unter V besprochen.

Dem osteopathisch Kundigen empfehlen wir – auch wenn sich sicherlich an der einen oder anderen Stelle Vorbehalte regen – möglichst unvoreingenommen zu lesen und erst nach Studium des ganzen Buches und hoffentlich auch eigener Erprobung abschließend zu urteilen. Es ist bisher immer wieder unsere Erfahrung gewesen, dass in Kursen trotz anfänglicher massiver Skepsis auch ausgebildete Osteopathen mannigfaltige wertvolle Anregungen für ihre praktische Arbeit gewinnen konnten.

Der folgende Text wurde dem „Lehrbuch der Applied Kinesiology in der naturheilkundlichen Praxis" entnommen und an einzelnen Stellen mit Ergänzungen versehen. Weiter an Details interessierten Lesern empfehlen wir das Studium der Bücher von Walther (Synopsis bzw. Applied Kinesiology Vol II).

Aus Gründen der Systematik unterscheiden wir nachfolgend zwischen Cranial Faults – wörtlich „Schädelfehler" = craniale Läsion – und Becken-Sacrum-Fehlern; durch den ständigen Verweis auf Querverbindungen soll aber von Anfang an die Ganzheitlichkeit im Blickfeld bleiben.

Es werden nur die wichtigsten Techniken beschrieben, mit denen in der naturheilkundlichen AK-Praxis mehr als 90% aller Patienten behandelt werden können.

Goodheart beobachtete, dass bestimmte Atemmodalitäten wie Ein- oder Ausatmung, Atmung nur durch Nase oder Mund usw. – für jeweils gewisse Cranial Faults pathognomonisch sind.

Respiratorischer Challenge:
Verändert sich die Muskelstärke durch eine bestimmte Atemmodalität, so erhalten wir einen direkten Hinweis auf potenziell zu korrigierende Fehler im Schädel- und Beckenbereich.

1. Challenge von Cranial Faults

Die ideale Untersuchungsmethode für die Schädelfehler der AK ist der Challenge. Die Untersuchung erfolgt vom Prinzip her in zwei Schritten:

▶ Wir lassen den Patienten verschiedene Arten willkürlicher Atemmodalitäten durchführen und überprüfen jeweils, ob sich dadurch der oder die Testmuskel(n) ändern.

▶ Die gefundene Atemphase liefert uns den direkten Hinweis auf die Art des wahrscheinlich vorliegenden Schädelfehlers. Nun überprüfen wir durch mechanischen Challenge, ob dieser Fehler tatsächlich vorliegt (nur dann ist der mechanische Challenge positiv!) und den optimalen Korrekturvektor ist.

Falls nicht ausdrücklich anders erwähnt, verwenden wir für Challenge und Korrektur dynamische Techniken.

Betrachten wir die physiologischen Bewegungsrichtungen am Mastoid bei Inspiration/Flexion und Expiration/Extension (s. S. 26), so arbeiten wir offensichtlich genau umgekehrt wie an der Wirbelsäule: wir challengen dynamisch direkt in die Läsion und arbeiten dann **therapeutisch mit indirekten Korrekturen – mit Ausnahme der Suturenfehler und einiger weniger Schädelfehler. Beachte die jeweiligen Angaben bei den einzelnen Cranial Faults!**

Mit anderen Worten: sowohl beim dynamischen Challenge wie auch bei der indirekten Korrektur verstärken wir durch die Mobilisierung den bestehenden Schädelfehler, es kommt zu einer Spannungszunahme im intracranialen Membransystem.

Nun scheiden sich die Wege: während wir beim CH mit AK nur kurzzeitig und leicht (ca. 0,5–1 kg Druck) bewegen, führt man die indirekte Korrektur sowohl in der klassischen Osteopathie wie in der AK langsam, gefühlvoll in Richtung der Läsion aus. Der entscheidende Unterschied besteht darin, dass in der AK die Mobilisierung im Rhythmus der Atmung durchgeführt wird, in der klassischen Osteopathie aber unter Beachtung des CSR.

Die Druckstärke sollte je nach Schädelfehler allenfalls 100–200g und maximal bis 1kg betragen; im Zweifelsfall immer eher zu leicht als zu stark drücken!

Anmerkung: Diese Druckstärke liegt deutlich über den von Upledger empfohlenen 5–10 Gramm! Sutherland macht in seinem Buch „The Cranial Bowl" keine Angaben über die zu verwendende Druckstärke, doch scheint sie anhand der beschriebenen Techniken eher ähnlich der AK gewesen zu sein.

Am besten arbeitet man zur Untersuchung mit einem normotonen Indikatormuskel; der optimale Challenge-Vektor führt zur maximalen Schwächung des Muskels!

Hat man keinen starken Indikatormuskel zur Verfügung, dann kann auch vom schwachen Muskel ausgehend ein Challenge durchgeführt werden; dies ist allerdings weniger elegant und vom Testergebnis sehr unsicher. Falls es nämlich dabei zu keiner Reaktion kommt, kann nicht mit Sicherheit davon ausgegangen werden, dass keine Läsion vorliegt.

Erklärung: Ein struktureller CH führt in der Regel zur Schwächung des Indikatormuskels;

Respiratorischer Challenge für Schädelfehler

Stärkung eines schwachen Muskels in einer der folgenden Atemphasen weist auf die folgenden Schädelfehler hin:		Schwächung eines starken Muskels durch eine der nachfolgenden Atemphasen weist auf folgende Schädelfehler hin:	
Maximale Inspiration	Sphenobasilar Inspiration	Maximale Inspiration	Sphenobasilar Expiration
Normale Inspiration	Inspiration Assist	Normale Inspiration	Expiration Assist
1/2 Inspiration	Temporal Bulge	1/2 Inspiration	Parietal Descent
1/2 Expiration	Parietal Descent	1/2 Expiration	Temporal Bulge
Normale Expiration	Expiration Assist	Normale Expiration	Inspiration Assist
Maximale Expiration	Sphenobasilar Expiration	Maximale Expiration	Sphenobasilar Inspiration

Bei einseitiger Muskelschwäche: Denke daran, dass der Schädelfehler wahrscheinlich auf dieser Seite ist! Andernfalls: Switchingverdacht!

testet man von einem schwachen Muskel aus, kann es sein, dass man keine Reaktion auf einen CH hat, obwohl eine Läsion besteht.

2. Korrektur von Cranial Faults

Die Therapie erfolgt im Regelfall mit 5–8 weichen, sanft rhythmischen Mobilisierungen möglichst genau entsprechend der Challengerichtung und natürlich in der gefundenen Atemphase; also z.B. während einer langsamen Inspiration beim Inspiration Assist!
Die AK-Technik zur Diagnose und Korrektur von Cranial Faults unterscheidet sich also von den sonst gelehrten osteopathischen Techniken:

- Sie bietet ein einfaches und schnelles Diagnosesystem, das weitgehend unabhängig ist von palpatorischen Fähigkeiten des Untersuchers.
- Sie kombiniert einen genau definierten Korrekturvektor mit einer individuell ausgetesteten Atemphase, die bei der Korrektur hilft.
- Die Therapie ist schnell und einfach.
- Diagnose und Therapieergebnis sind für Untersucher und Patient körperlich nachvollziehbar.
- Nicht einheitlich wird in der AK-Literatur die genaue Dauer bzw. die Druckstärke während der Mobilisation beschrieben. Während z.B. Walther bei einem Inspiration Assist Fault die Dauer der Mobilisation mit der respiratorischen Einatmungsphase gleichsetzt, empfiehlt Gerz den Druck kurz vor Ende der vollen Inspiration zu beenden. Die zuletzt genannte Vorgehensweise macht unserer Ansicht nach mehr Sinn, da hierdurch dem Membranspannungssystem eher Gelegenheit gegeben wird, sich selbst zu korrigieren.
- Für den in der Palpation unerfahrenen Therapeuten ist die Angabe von fünf bis acht rhythmischen Mobilisierungen sehr hilfreich. Bei zunehmender Erfahrung wird dann bereits während der Behandlung ein gewisses Nachgeben der zu mobilisierenden Strukturen palpierbar sein, was als ein Hinweis auf eine erfolgreiche Korrektur zu werten ist.

Jeder sollte selbst versuchen, welche Technik ihm besser liegt!
Ideal ist es natürlich, sowohl die osteopathische Palpation als auch die mehr „linkshirnige" AK-Technik zu beherrschen und dann im jeweiligen Einzelfall die individuell geeignetere anzuwenden!

3. Offene Fragen zu Cranial Faults

Immer schon wird in der AK auch der CH von Schädelfehlern, ausgehend vom schwachen Testmuskel diskutiert. Logischerweise würde man in die Richtung korrigieren, die bei gehaltenem Challenge den Muskel stärkt. Tracy Gates empfiehlt tatsächlich, primär mit gehaltenem CH ausgehend vom schwachen Muskel zu arbeiten. Unsere Meinung hierzu ist: dies macht eventuell Sinn – aber nur, wenn die Muskelschwäche mit der cranialen Läsion zusammenhängt.
Denn: warum sollte z.B. ein Muskel, der durch einen massiven Mangel an Vitamin B6 schwach ist, unbedingt durch einen cranialen CH stark werden??
Leider weiß man aber bei einem schwachen Muskel a priori nicht, warum er eigentlich schwach ist – und sicher wird nicht jeder schwacher Muskel auf den CH irgendeines vorhandenen Schädelfehlers stark!
Völlig dubios wird es auf den ersten Blick, wenn manche – nicht wir! – den dynamischen CH ausgehend vom schwachen Muskel empfehlen. Denkt man ähnlich wie an der Wirbelsäule oder den Extremitäten, so ist die Dubiosität offenkundig.
**Tatsächlich aber ist unserer Meinung nach bei jedem CH am Schädel das eigentliche Problem die effektive Durchführung des CH selbst: ist nämlich der dynamische oder gehaltene CH zu stark oder zeitlich nicht zum CSR des Patienten passend, so wird es wohl immer zu einer Irritation des CSS – und damit einer Muskelschwäche – kommen!!
Warum aber soll durch eine Irritation ein schwacher Muskel normoton stark werden??**

Die Antwort ist klar: Stärke durch Irritation bedeutet hypertonen Challenge (HC) als Alarmreaktion!!
Andererseits: berücksichtigt man die theoretische Möglichkeit, dass bei schwachem Muskel der Challenge – gehalten oder dynamisch – genau passend zum CSR des Patienten in die optimale Korrekturrichtung erfolgt: warum soll dann nicht ein schwacher Muskel stark werden?
Immerhin könnte ja – bei einem CSR von 12/Minute – ein gehaltener CH von vier Sekunden Dauer in die optimale Richtung als eine Art „Mini-Korrektur" wirken und somit einen schwachen Muskel stärken.
Das Gleiche kann aber auch ein sanfter dynamischer CH von z.B. 2,5 Sekunden Dauer erreichen!
Das Problem ist offenkundig: Glück des Unwissenden oder geniale Palpationsfähigkeit des Fortgeschrittenen oder eine Mischung von beidem können solche Phänomene ermöglichen – aber natürlich empfehlen wir diese Möglichkeit nicht für eine rationale Vorgehensweise bei Untersuchung und Therapie!
Interessant ist auch die Diskussion, ob es im CSR überhaupt einen wirklichen gehaltenen CH gibt. Immerhin handelt es sich ja um ein sich ständig bewegendes dynamisches System, das immer irritiert wird, wenn ich es lange und intensiv genug anhalte.
Wenn ich jetzt – wie Tracy Gates empfiehlt – einen gehaltenen CH von mehreren Sekunden ausübe, so hängt der Effekt letztlich von der Dauer des C und seiner Intensität, v.a. aber davon ab, in welcher Phase des CSR des Patienten ich den CH beginne und beende.
Bei perfekter Palpationsfähigkeit ist dies durchaus sinnvoll möglich – aber eben genau wegen der osteopathischen Fähigkeit eigentlich nicht notwendig!
An dieser Stelle muss noch darauf hingewiesen werden, dass es ja seit Still eine effektive Methode einer bewusst und ohne AK durchzuführenden „gehaltenen Korrektur" des CSR gibt:

Die Stillpoint-Technik!
Hier wird für einige Sekunden bis zu Minuten der CSR manuell gestoppt – um dann dem CSR selbst einen optimalen „Neustart" zu ermöglichen!
Unseres Wissens nach hat niemand bisher überprüft, wie die Muskulatur im AK-Test während der Stillpoint-Technik testet – es ist auch sinnvoll kaum durchführbar!

Abschließend: Man sollte folgende Königsindikation nie außer Acht lassen: Sind verschiedene Muskeln ohne jegliches neurologische Korrelat auf einer Körperseite schwach, so sollte als erstes mit Einatmung/Ausatmung überprüft werden, ob nicht mindestens ein Teil der schwachen Muskeln stark wird. Im positiven Fall wird man zu praktisch 100% einen Inspiration oder Expiration Assist auf dieser Seite finden!
P.S: Falls nicht, an einen Herd auf der gleichen Seite denken!

4. Inspiration und Expiration Assist Cranial Faults

Die einfachsten – und gleichzeitig häufigsten – Fehler sind die Inspiration/Expiration Assist Fehler. Es ist eine reine Konvention, die Fehler gemäß der Atemphase zu benennen, die hilft (= „assist"); dies bezieht sich sowohl auf die Stärkung des schwachen Muskels bei der Diagnose als auch die Unterstützung bei der manuellen Korrektur.

Inspiration Assist: Ein schwacher Muskel wird durch Inspiration stark, oder: ein starker Muskel wird durch Expiration schwach.
Expiration Assist: Ein schwacher Muskel wird durch Expiration stark, oder: ein starker Muskel wird durch Inspiration schwach.

Inspiration/Expiration-Fehler können einseitig, aber auch beidseitig auftreten.
Es sind dann prinzipiell zwei Fälle möglich:
▶ Inspiration-Fehler auf der einen und Expiration-Fehler auf der anderen Seite (häufig!)

Vektoren für den Druck bei Challenge und Korrektur

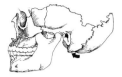 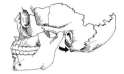

Inspiration Assist   Expiration Assist

Durch die indirekte Korrektur induzierte Bewegung der Schädelknochen bei Flexion und Extension

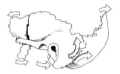 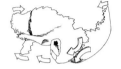

Inspiration Assist   Expiration Assist

Für den Inspiration und Expiration Assist sind oben die Vektoren für Challenge und Korrektur abgebildet, unten die Bewegung der Schädelknochen, die durch die indirekte Korrektur induziert wird. Es ist offenkundig, dass durch die so simpel erscheinende Korrektur am Mastoid letztlich das gesamte Cranium beeinflusst wird!

▶ Ein Inspiration- oder Expiration-Fehler beidseits; dieser Befund entspricht der Indikation „Pituitary Drive".

Diagnose:
▶ Stärkung oder Schwächung eines oder mehrerer Muskeln durch Ein- oder Ausatmung.
▶ Die zu therapierende(n) Seite(n) findet man durch TL zum Mastoid oder effizienter durch Challenge am Mastoid. Bei positivem Challenge hat man so auch gleich den Korrekturvektor herausgefunden!

Inspiration Assist
Kontakt: Dorsalseite des Mastoids mit dem Daumen oder besser mit Zeige-, Mittel- und eventuell Ringfinger, indem man das Mastoid weich zwischen die aneinandergelegten Fingerkuppen bettet.

Therapie: Grundsätzlich in die Richtung, die die maximale Schwächung des Indikatormuskels beim Challenge verursacht: prinzipiell anterior, eventuell mit einer Komponente nach medial oder lateral. In der Regel erfolgen 5–8 Mobilisierungen während der Inspirationsphase, wobei der Druck kurz vor Ende der Inspirationsphase plötzlich beendet werden sollte, um so dem Körper die Korrektur des Fehlers mit Hilfe der Reziprokalspannung zu ermöglichen!

Expiration Assist
Challenge und Mobilisierung dieses Fehlers erfolgt prinzipiell nach posterior, eventuell mit einer Komponente nach medial oder lateral. Der **Kontakt** ist etwas schwieriger, je nach Anatomie mit der Daumenkuppe oder der weichen Kuppe der Finger II und III.
In der Regel erfolgen 5–8 Mobilisierungen während der Expirationsphase, wobei der Druck kurz vor Ende der Expirationssphase plötzlich weggenommen werden sollte.

Beachte:
▶ Häufiger sind Inspiration-Fehler (ca. 75%)
▶ Auffällig ist oft die unbewußte Rekrutierung über die Atmung; dies zeigt zum einen natürlich die wahrscheinlich zur Korrektur richtige Atemphase an, zum anderen beweist es, dass der Patient sich maximal anstrengen will.
▶ Bestehen ein Inspiration- und Expiration-Fehler gleichzeitig, so muss man als erstes mit Challenge herausfinden, welches Mastoid nach anterior und welches nach posterior zu mobilisieren ist; die Korrektur erfolgt dann während der Inspiration auf der einen Seite und unmittelbar darauf in der Expiration auf der anderen Seite (ebenfalls je 6–8 Wiederholungen). Diese von Walther beschriebene Vorgehensweise birgt gewisse Risiken in sich. Generell spricht nichts dagegen, solange sie mit der nötigen Sorgfalt durchgeführt wird und nach Ende der Therapie die Situation gewissenhaft evaluiert wird. Sollte bei dieser Technik übertherapiert werden, so hinterlässt man im

schlimmsten Fall eine asynchrone Bewegung der Temporalia, die eine ernstzunehmende Störung des CSS darstellt.

- Ist auf beiden Seiten der Challenge nach anterior – oder seltener nach posterior – positiv, so ist das Mastoid beidseits gleichzeitig in der gefundenen Atemphase und Richtung zu mobilisieren; diese Korrektur entspricht dem **Pituitary Drive**.
- Auch wenn die Inspiration/Expiration-Fehler so einfach erscheinen: Da ja alle Schädelknochen miteinander zusammenhängen, können so über eine simple Korrektur eine Vielzahl „schwierigerer" Cranial Faults korrigiert werden.
- **Entscheidend für den Erfolg der Korrektur ist ein möglichst präziser Challenge – und dann die Mobilisierung genau in Challengerichtung, weich, gleichmäßig und in der richtigen Atemphase!**
- Wir können diesen Punkt – der individuellen Challengerichtung eine große Bedeutung beizumessen – nicht genügend unterstreichen. Durch die mehr lateral bzw. medialen Komponenten bei Challenge und Therapie, wird man den komplexen dreidimensionalen Verhältnissen der Läsion gerecht, behandelt dadurch auch Anteile von – in osteopathischer Terminologie – Torsions-, Rotations- und Seitneigungsläsionen und reduziert das Vorgehen nicht auf einen reinen Flexions- bzw. Extensionsfehler.
- Häufig ist neben dem Inspiration bzw. Expiration Cranial Fault gleichzeitig der analoge Fehler am Sacrum vorhanden. Er ist möglichst in der gleichen Sitzung zu korrigieren.
- Wie später noch im Detail ausgeführt, beachte man auch hier immer den Einfluss der Kaumuskeln, des SCM und des oberen Trapezius.

5. Pituitary Drive Technik

Eine beidseitige Mobilisierung des Mastoids nach anterior und/oder posterior – je nach Challenge – nennen wir in der AK „Pituitary Drive" (Pituitary = Hypophyse).

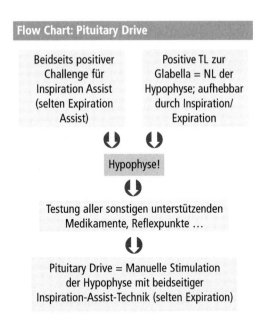

Manuelle Stimulation der Hypophyse

Entsprechend der funktionellen Anatomie können wir durch diese Technik auf mechanisch-energetischem Weg die Hypophyse „pumpen". Goodheart hat in der Frühzeit der AK messbare Veränderungen peripherer Parameter (u.a. Hauttemperatur über der Glabella, axilläre Temperatur usw.) festgestellt.

„Pituitary Drive" kann eine wertvolle Hilfstechnik bei allen hormonellen Störungen, insbesondere aber bei Nebennierenschwäche und Schilddrüsenunterfunktion sein.
Nach Testung aller sonst noch indizierten Medikamente, Reflexpunkte usw. erfolgen 8–10 Mobilisierungen gemäß dem zuvor gefundenen Challenge (meist Inspiration!) am Mastoid beidseits und gleichzeitig.

Aus didaktischen Gründen folgen als nächstes die atemkorrelierten Sacrumfehler: Sacrum Inspiration/Expiration.

6. Becken, Sacrum und Coccygeum – das andere Ende des craniosacralen Systems

Grundsätzlich stellen wir uns bei allen Überlegungen zur Sacrum-Beweglichkeit vor, das Sacrum drehe sich um eine Achse in Höhe von S2.
Bei Inspiration bewegt sich
▶ das Sacrum mit der Spitze nach anterior und der Basis nach posterior
▶ das Coccygeum genau gegenläufig, mit der Spitze nach posterior, während sich das sacrococcygeale Gelenk nach anterior bewegt.
Bei Expiration dreht sich die Bewegung um.

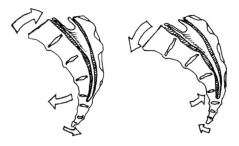

Bewegung von Sacrum und Coccygeum bei Inspiration (links) und Expiration (rechts)

Sacrum Inspiration und Expiration Assist

In den meisten Fällen gehen diese Sacrum-Fehler einher mit einer bilateralen Schwäche der Hamstrings. Die Korrelation ist so hoch, dass die meisten AK-ler sich angewöhnt haben, primär nur bei der bilateralen Hamstringschwäche nach den Sacrum-Inspiration/Expiration-Fehlern zu suchen.

Bilaterale Schwäche der Hamstrings
↓
Aufhebbar mindestens auf einer Seite durch Inspiration oder Expiration?
↓
Challenge und entsprechende Therapie am Sacrum ist indiziert!

Der zweithäufigste diagnostische Zugang ist ein **cranialer** Inspiration- oder Expiration-Fehler. Nach der Korrektur eines Schädelfehlers ist es elegant, auch am Sacrum mit Challenge zu überprüfen, ob eine entsprechende Korrektur notwendig ist. Dies kann, muss aber nicht sein! Das Gleiche gilt sinngemäß in umgekehrter Richtung!
Aus der vorhergehenden Abbildung ist die prinzipielle Challenge- und Therapierichtung für die Inspiration am Sacrum- und Expiration-Fehler zu ersehen! In der Regel erhält man den optimalen Challenge-Vektor in reiner a.-p.- bzw. p.-a.-Richtung; ab und an ist aber auch eine geringe seitliche Komponente notwendig.
Zur Therapie erfolgt möglichst genau in der Richtung des gefundenen Challenge eine weiche, mobilisierende Behandlung mit ca. 5–8 Wiederholungen in der gefundenen Atemphase.

7. Sphenobasilar Inspiration

Dieser Fehler ist ähnlich dem Inspiration Assist, doch stärker und braucht zur Korrektur einen beidhändigen Kontakt.
Auch hier wird deutlich, dass es sich nicht um einen reinen Fehler an der SBS handelt, sondern andere Schädelknochen mitbetroffen sein können.

Diagnose: Am besten über die Atmung → ein schwacher Muskel wird bei forcierter Inspiration stark oder umgekehrt ein starker Muskel bei forcierter Expiration schwach.

Challenge: Erfolgt sowohl am Mastoid nach anterior wie auch im Mund in der Gegend der S. palatina mediana in Richtung superior. Man sollte die maximale Schwächung des starken Muskels durch leichte Variation der Challenge-Richtungen suchen und dann auch noch den Challenge an beiden Lokalisationen zusammen ausführen, um sich über die therapeutisch optimale Richtung im klaren zu sein.
Zur Auswertung der idealen individuellen Challengerichtung kann der Einfachheit halber jeder CH an Mastoid bzw. Sutur getrennt ausgeführt werden. Die Korrektur sollte dann

allerdings an beiden Stellen gleichzeitig ausgeführt werden.

Korrektur: Gleichzeitige Mobilisierung des Mastoids und der S. palatina mediana in der gefundenen Challenge-Richtung, während der Patient von voller Expiration bis zu maximal forcierter Inspiration einatmet. Dies wird 5–8 mal wiederholt oder so lange bis der Therapeut einen Release spürt. Danach sollte unbedingt nachgetestet werden!

Challenge: Zuerst wird das Mastoid nach posterior gedrückt (wie beim Expiration Assist); danach erfolgt die Traktion nach anterior und caudal an der Maxilla hinter dem 1. Schneidezahn der zu testenden Seite. Man sollte ausgehend vom Indikatormuskel die maximale Schwächung des starken Muskels durch leichte Variation der Challenge-Richtungen suchen und dann den Challenge an beiden Lokalisationen zusammen ausführen, um sich über die therapeutisch optimale Richtung zu testen.

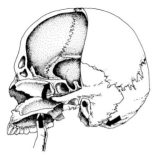

Die Kraftübertragung erfolgt von den Suturen am Gaumen durch den Vomer zum Rostrum des Sphenoids, so dass die sphenobasiläre Extension verstärkt wird. Gleichzeitig wird die Spitze des Mastoids nach anterior mobilisiert.
Achtung: Indirekte Korrektur!

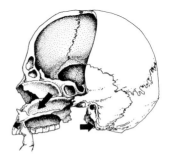

Druckrichtung am Mastoid wie beim Expiration Assist Fehler nach posterior. Die Kraftübertragung zum Sphenoid erfolgt über den Vomer und die Maxilla mit Kontakt hinter dem ersten Schneidezahn und Vektor nach anterior.
Achtung: Indirekte Korrektur!

Beachte: Dieser Fehler geht oft einher mit einer Fixation zwischen Sacrum und Coccygeum, die in Inspiration zu korrigieren ist!

8. Sphenobasilar Expiration

Dieser Fehler ist ähnlich dem Expiration Assist, doch analog dem Sphenobasilar Inspiration ist die SBS jedoch stärker blockiert.

Diagnose: Am besten über die Atmung, nämlich wenn ein schwacher Muskel stark wird durch **forcierte** Expiration; oder umgekehrt ein starker Muskel schwach durch **forcierte** Inspiration.

Korrektur: An beiden Kontaktpunkten gleichzeitig in Richtung des maximalen Challenge, während der Patient von voller Inspiration bis in forcierte Expiration ausatmet. Dies wird 5–8 mal wiederholt, oder bis der Therapeut einen Release spürt. Danach sollte unbedingt nachgetestet werden.

Beachte: Dieser Fehler geht oft einher mit einer Fixation zwischen Sacrum und Coccygeum, die in Expiration zu korrigieren ist!

9. Glabella Fault

Bei diesem Fehler wird der Indikatormuskel schwach, wenn der Patient entweder durch Nase oder Mund atmet. Der Glabella Fault hängt manchmal mit einem Bluthochdruck zusammen; Korrektur kann dann sofort den diastolischen Wert bis zu 20 mmHg senken.

Diagnose: Ausgehend vom Indikatormuskel lässt man den Patienten isoliert durch Nase oder Mund atmen; nur eine von beiden Arten schwächt! Häufiger testet die orale Inspiration; bei der nasalen ist meist ein Trauma die Ursache.
Challenge ist in diesem Fall nicht so wichtig, sollte aber positiv sein, wenn man auf Glabella und occipitale Protuberanz in Richtung „zusammen" drückt.

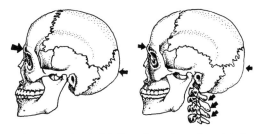

Schritt 1: Druck auf Glabella und Protuberantia occipitalis externa.
Schritt 2: Zusätzliche Mobilisierung der oberen drei Halswirbelkörper nach caudal.

Korrektur: Diese erfolgt in zwei Schritten:
1. Druck auf Glabella und Protuberantia occipitalis in Richtung „zusammen" mit der Art von Inspiration, die den Indikatormuskel nicht schwächte (also häufiger nasal).
2. Unter weiterem Halten der Protuberanz mit dem Kleinfinger wird mit den Fingern 2–4 ein Kontakt bei den HWK 1–3 genommen. Gleichzeitig mit dem 1. Schritt werden nun die drei obersten HWK während der Einatmung nach caudal mobilisiert. Auch hier erfolgen 5–8 Wiederholungen.

Beachte: In etwa 60% der Fälle besteht gleichzeitig ein ähnlicher Fehler am Sacrum; die Behandlung sollte nach Challenge möglichst in derselben Sitzung erfolgen! Dabei wird z.B. ein Hamstringmuskel schwach durch orale oder nasale Inspiration; die Korrektur erfolgt durch Mobilisierung der Sacrumspitze nach anterior mit der Art von Inspiration, die **nicht** schwächte.

10. Temporal Bulge

Bei diesem Fehler ist die Pars squamosa des Temporalia nach außen rotiert, zusammen mit den anderen Schädelknochen auf dieser Seite, so dass es einer Beule ähnelt. In der AK spricht man vom „Banana Head", weil der auf der anderen Schädelseite – oft mit dem Temporal Bulge gleichzeitig vorkommende – Parietal Descent-Fehler diesen Eindruck vermittelt.

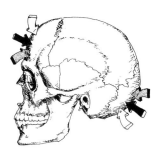

Die verschiedenen Pfeilpaare zeigen mögliche Challenge-Vektoren; gleiche Farbe jeweils zusammen.
Zur Korrektur wird in Richtung des optimalen Challenge mobilisiert; Druckmaximum etwa bei halber Inspiration. Die Hauptrichtung der Challengevektoren liegt mit leichten Variationen „in der Zeichenebene".

Muskelverbindung: Oft bei bilateraler Schwäche des PMC und Mangel an Magensäure.

Diagnose: Ein schwacher Muskel wird stark bei etwa halber Inspiration, wobei es nötig sein kann, die genau optimale Phase durch mehrmaliges Testen zu finden.

Challenge: Erfolgt am Frontale und Occiput, und zwar in Richtung Verstärkung der „Beule", mit verschiedenen Vektoren, bis man die Richtung gefunden hat, die den Indikatormuskel maximal schwächt.

Korrektur: Mit beiden Händen gleichzeitig in Richtung des maximalen Challenge während der Inspiration, mit dem Druckmaximum bei mittlerer Inspiration. Nach der Korrektur unbedingt nachtesten!

Beache:
▶ Bei Vorliegen eines Temporal Bulge sollte dieser immer als Erstes korrigiert werden; nach Korrektur ist aber auf jeden Fall zu prüfen, ob zusätzlich noch ein „Parietal Descent" besteht. Falls ja, ist er unbedingt zu korrigieren. Oft ist jedoch nach Korrektur des Temporal Bulge kein Parietal Descent mehr vorhanden!
▶ Nach Leaf ist der Temporal Bulge häufig assoziiert mit einem Cat I.

11. Parietal Descent

Dieser Fehler kommt meist auf der anderen Seite des Temporal Bulge vor („Banana Head"). Man sollte zuerst den „Temporal Bulge" korrigieren und dann prüfen, ob der Parietal Descent noch besteht – häufig ist er mit der Korrektur des Temporal Bulge auf der anderen Seite behoben.

Muskelverbindung: häufig die Scaleni!

Diagnose: Ein schwacher Muskel wird stark bei etwa halber Expiration oder ein starker Muskel schwach auf halbe Inspiration. Wie beim „Temporal Bulge" kann es nötig sein, mehrfach zu testen, bis die optimale Phase gefunden wird.

Challenge: Erfolgt durch Heben des Parietale, wodurch der starke Indikatormuskel schwach werden sollte. Manchmal erhält man auch den umgekehrten Challenge, also durch Mobilisierung auf das Parietale nach inferior!

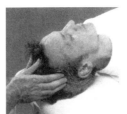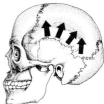

Die Korrektur erfolgt immer durch Anheben des Parietale, mit Kraftmaximum bei halber Expiration. Beachte die Daumenposition zum Schutz der S. sagittalis, während das Parietale nach superior mobilisiert wird.

Korrektur: Mit breitem Kontakt am Parietale, oberhalb der Sutura temporoparietale wird das Parietale **grundsätzlich** angehoben; Kraftmaximum bei etwa halber Expiration wie vorher getestet. Um eine Blockierung der Sutura sagittalis zu vermeiden, sollte man diese mit beiden Daumen auseinander halten (s. Foto). Nachher auf jeden Fall nachtesten!
Achtung: Direkte Korrektur!

Nach Leaf ist der Parietal Descent häufig mit einem Cat I assoziiert.

12. Universal Fault

Bei diesem Fehler sind das Sphenoid und Occiput gegeneinander in der Sagittalachse verdreht. Man sollte an einen Universal Fault denken, wenn craniale oder/und sacrale Befunde trotz guter Therapie wiederkehren oder Befunde nicht zusammenpassen.

Diagnose: Ein starker Indikatormuskel wird schwach, wenn der Patient nur durch ein Nasenloch einatmet. Ist ein Muskel aufgrund dieses Fehlers schwach, so wird Inspiration durch dieses eine Nasenloch den Muskel stärken!

II. Grundlagen der AK

Challenge: Erfolgt am besten in Bauchlage des Patienten mit Druck auf ein Mastoid nach inferior und das andere nach superior. Man nimmt dazu Daumen und Zeigefinger einer Hand. Die andere Hand hat einen flächigen Kontakt weit unten am Occiput, so dass die Parietalia nicht berührt werden.
Challenge-Richtung ist jeweils die gleichsinnige Rotation beider Hände; bei positivem dynamischen Challenge ausgehend vom starken Indikatormuskel erfolgt die Korrektur genau entgegengesetzt!

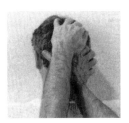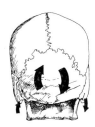

Bewegungsrichtung für Challenge und Therapie in entgegengesetzter Richtung. Beim Kontakt am Occiput unbedingt Berührung des Parietale vermeiden!
Die linke Hand des Therapeuten berührt nur das Occiput und beide Hände arbeiten in die gleiche Richtung. Keinesfalls zuviel Druck ausüben, da sonst neue Fehler entstehen können!

Korrektur: Im Gegensatz zu anderen Cranial Faults erfolgt beim Universal die Therapie entgegen der Richtung des positiven Challenge. Es handelt sich um eine **direkte** und nicht wie sonst um eine indirekte Korrektur. **Beide Hände mobilisieren zusammen *entgegen* der Challenge-Richtung und zwar in Inspiration.**

Beachte:
- Nach Leaf ist der Universal Fault oft assoziiert mit einer Sacrum/SIG-Läsion, bei der zur Korrektur – nach entsprechend positivem Challenge – die beiden Iliaca voneinander weg manipuliert werden müssen. Für die Manipulation empfiehlt sich ein beidhändiger Überkreuz-Kontakt zur SIPS beidseits.
- In der AK-Literatur wird der Universal als Rotationsfehler bezeichnet. Dies ist aus osteopathischer Sicht falsch. Der Universal ist einem Torsionsfehler der SBS gleichzusetzen.

13. Internal Frontal

Dieser Cranial Fault ist, wie sein Pendant, der External Frontal, etwas schwierig zu verstehen. Die Worte „Internal" und „External" beziehen sich, auf die beim Erwachsenen nicht mehr vorhandene, Sutura metopica, durch die das Frontale in eine linke und rechte Hälfte unterteilt wird. Rotiert diese Sutura metopica nach innen, was in der klassischen Osteopathie einer AR des Frontale entspricht, so sprechen wir in der AK vom Internal Frontal. Rotiert sie nach außen, entspricht dies dem External Frontal, was in der klassischen Osteopathie einem IR des Frontale entspricht.
Tatsächlich sind bei beiden Fehlern eine Vielzahl von Schädelknochen betroffen, und auch die Korrekturkontakte sind *nicht* am Frontale.

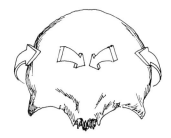

Bewegungsvektoren beim Internal Frontal.
Die beiden squamösen Anteile des Frontale bewegen sich auch noch beim Erwachsenen; die Pars squamosa bewegt sich dementsprechend nach lateral.
Beim External Frontal sind die Bewegungsvektoren genau umgekehrt.

An die Frontal Faults sollte man denken bei
- Schwäche der Nackenflexoren/SCM
- Kopfschmerz „hinter dem Auge"
- Druckschmerzhaftigkeit des Auges
- Auffallenden anatomischen Unterschieden beider Orbita, Augen und Nasenlöcher.

Diagnose: Für den Internal Frontal gibt es kein spezifisch korrelierendes Atemmuster; eine sichere Diagnose erfolgt nur durch Challenge.

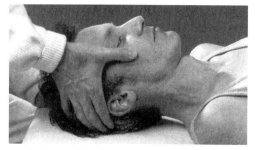

Der Challenge erfolgt dynamisch durch Druck auf die malare Oberfläche des Zygomaticums in Richtung medial und leicht nach posterior.

Der klinisch wichtigere „Challenge" ist jedoch die Überprüfung des geschlossenen Auges auf Druckschmerzhaftigkeit. Größte Vorsicht ist geboten! Die Seite des druckschmerzhaften Auges ist die Seite des Internal Frontal! Dieser Schmerz sollte durch Druck auf den Hinterrand des harten ipsilateralen Gaumens, mit einem Vektor prinzipiell nach oben, deutlich zu reduzieren sein!

Korrektur: Die Korrektur findet in drei Schritten statt (s. Step 1, 2 und 3 in der Abbildung rechts): Als erstes erfolgt die Korrektur über die mit dem o.g. Challenge gefundene Stelle am harten Gaumen. Der gefundene Druckvektor wird entweder nur gehalten – für ca. 20–40 Sekunden oder bis ein Release zu fühlen ist; oder es erfolgt eine weiche Mobilisierung mit 5–6 Wiederholungen in Richtung superior und etwas lateral. Es ist wichtig, den Druckschmerz am Auge deutlich zu reduzieren; gelingt dies, so hat man wohl erfolgreich Blockierungen im Bereich der sieben Knochen, die an der Bildung der Orbita beteiligt sind, erfolgreich gelöst! Der zweite Schritt ist eine Mobilisierung des Proc. pterygoideus auf der gleichen Seite nach inferior, der Kontakt kann entweder von buccal oder mit zwei Fingern von lingual und buccal her erfolgen. Vorsicht: der Kontakt ist oft sehr schmerzhaft, und der Proc. pterygoideus ist sehr fragil! Also: sanft vorgehen, 10–20 Sekunden halten bzw. bis man den Release spürt! Alternativ kann man die Ala major nach caudal mobilisieren.
Der dritte Schritt erfolgt auf der Gegenseite: hier wird der Proc. pterygoideus nach superior und etwas posterior gedrückt; wiederum für 10–20 Sekunden bzw. bis zum Release.
Wiederhole nach den drei Korrekturschritten den Challenge am Jochbein und die Testung der vorher schwachen Muskeln!

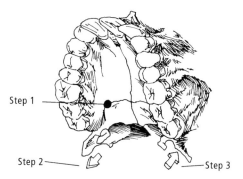

Korrekturschritte des Internal Frontal

14. External Frontal

Diagnose: Für den External Frontal gibt es kein spezifisch korrelierendes Atemmuster; eine sichere Diagnose erfolgt nur durch Challenge.

Challenge: Der spezifische Challenge erfolgt dynamisch – ausgehend vom Indikatormuskel – mit Zug am ersten Schneidezahn nach caudal.

Differentialdiagnose: Neurologischer Zahn!!

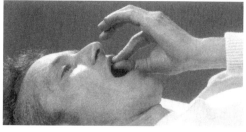

Challenge des External Frontal

Korrektur: Diese erfolgt in zwei Schritten (Step 1 und 2 s. Abbildung unten): Der erste entspricht dem ersten Schritt beim Internal Frontal, aber auf der dem External Frontal entgegengesetzten Seite! Ansonsten gleiche Vorgehensweise.
Der zweite Schritt entspricht dem dritten Schritt des Internal Frontal: Druck auf den Proc. pterygoideus nach superior und etwas posterior; wiederum für 10–20 Sekunden bzw. bis zum Release.
Wiederhole nach den zwei Korrekturschritten den Challenge am Schneidezahn und die Testung der vorher schwachen Muskeln!

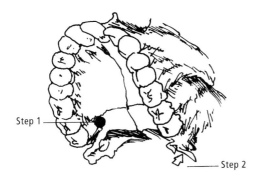

Korrekturschritte des External Frontal

Anmerkung: Gerade die beiden letztgenannten Fehler geben immer wieder Anlass zu Diskussionen zwischen „reinen AKlern" und klassisch-osteopathischem Therapeuten. Zu verschiedenartig ist der Erklärungsansatz, als dass ohne weiteres ein gemeinsamer Nenner gefunden werden könnte (s. auch Kap. IV.A).
Für die Praxis empfehlen wir, an die beiden Frontal Faults v.a. bei den beiden Symptomen „Kopfschmerz hinter dem Auge" und „Druckschmerzhaftigkeit des Augapfels" zu denken.

15. Suturenfehler

Hierunter verstehen wir isolierte Blockierungen im Verlauf einzelner Schädelsuturen. Außer den spezifischen Angaben für die einzeln aufgeführten Suturen gilt alles Nachfolgende prinzipiell für alle Suturen. Einzelne Suturen werden sinnvollerweise erst nach den zuvor genannten Cranial Faults untersucht, bei deren Korrektur ja immer viele Suturen und Schädelknochen beeinflusst werden.
Für gewisse Suturenfehler bestehen andererseits direkte Zusammenhänge (s. unten!); dann wird man natürlich sofort die jeweilige Sutur untersuchen.

Für alle Suturenfehler gilt:
► **An sie ist immer zu denken bei lokalem Schmerz im Verlauf der jeweiligen Sutur**
► Die genaue Stelle der Läsion ist durch TL feststellbar
► Sie können entweder „zusammen" (wesentlich häufiger) oder „auseinander" blockiert sein
► Der Korrekturvektor ist durch dynamischen Challenge zu finden
► Die optimale Atemphase für die Korrektur ist die, die den Challenge aufhebt

Sutura lambdoidea
In der Abbildung ist zu sehen, dass bei diesem Fehler selten auch eine Approximation der Sutur notwendig sein kann (weiße Pfeile). In der älteren AK-Literatur ist dieser Fehler auch im Zusammenhang mit arterieller Hypertonie beschrieben worden, doch konnten wir hier keine wesentlichen Heilerfolge erzielen.

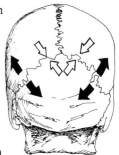

Sutura lambdoidea

Verbindungen/Indikationen
- ICV (geschlossen)
- Nach Schleudertrauma
- Beidseitige SCM-Schwäche kann mit beidseitiger Blockierung der Sutura lambdoidea zusammenhängen

Sutura palatina mediana
Dieser Fehler ist häufig bei allen Oberkieferengständen vorhanden und man wird ihn immer als ersten korrigieren – wobei dies natürlich nicht die klassischen kieferorthopädischen Behandlungsmaßnahmen ersetzen kann. Auch im Verlauf von Schienenbehandlungen und nach verschiedensten zahnärztlichen Eingriffen kann dieser Fehler zu korrigieren sein. Die Korrektur erfolgt fast immer durch Separation der Sutur mit breitem, weichem Kontakt am Gaumen, lingual der oberen Seitenzähne.

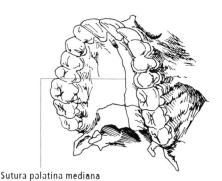

Sutura palatina mediana

Verbindungen/Indikationen
- TMJ-Störungen!!
- Bilateral schmerzhafter Masseter
- Bilateral schmerzhafte Palpation der mittleren HWS
- Ständig schmerzhafte und verspannte Nackenmuskulatur
- Unfähigkeit, mit leicht geöffnetem Mund zu schlucken

Sutura sagittalis
An diesen Fehler ist natürlich immer differentialdiagnostisch bei positiver TL zu den Akupunkturpunkten LG 20 und LG 21 zu denken. Die Korrektur erfolgt praktisch immer in Richtung Separation der Naht an der Stelle der positiven TL; am besten bei Inspiration, bzw. in der Atemphase, die den positiven CH aufhebt.

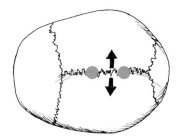

Sutura sagittalis mit LG20 (rechts) und LG21 (links)

Verbindungen/Indikationen
- Schwäche des Rectus abdominis
- Hyperlordose der LWS als Folge der Rectus-Schwäche, wodurch gleichzeitig die Spannung der Dura zunimmt (Teufelskreis!). Deshalb sind dringend auch die übrigen 5 Faktoren des IVF für den Rectus abdominis zu korrigieren!

Sutura squamosa
Dieser Fehler ist unserer Erfahrung nach der am seltensten zu behandelnde Suturenfehler, da er praktisch immer durch Korrektur von Temporal Bulge/Parietal Descent behandelt wird. Des weiteren ist eine positive TL entlang der Sutur immer per Challenge und Schmerzpalpation von Befunden im Temporalis zu differenzieren.

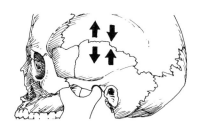

Sutura squamosa

Verbindungen/Indikationen
▸ Temporal Bulge/Parietal Descent
▸ Hypertonus des Temporalis

Suturae zygomaticae
Das Zygomaticum hat vier Suturen: Temporozygomatica, frontozygomatica, maxillozygomatica und zygomaticosphenoidale. Es können entweder nur eine, zwei oder alle vier betroffen sein!

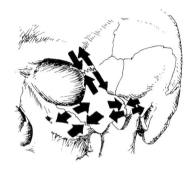

Suturae zygomaticae

Verbindungen/Indikationen
▸ ICV (offen)
▸ Überprüfe auf jeden Fall Masseter und Temporalis!

Die bisher aufgeführten Schädelfehler könnte man als sogenannte klassische AK-Schädelfehler bezeichnen, wie sie von Goodheart und Walther innerhalb der AK beschrieben wurden. Im Folgenden möchten wir weitere Schädelfehler beschreiben, die später von Hutchinson-Smith und Smith, beide D.O, beschrieben wurden. Diese Schädelfehler sind zwar bisher nicht in das offizielle AK-Lehrmaterial aufgenommen worden, stellen aber unserer Meinung nach eine wertvolle Ergänzung des cranialen Konzeptes dar.

16. Total Compression Syndrome

Sphenobasilar Compression = eingeschränkte bzw. völlig blockierte Bewegung der sphenobasilären Synchondrose
Total Compression Syndrome = Sphenobasilar Compression mit gleichzeitiger Fixation der sternalen Gelenke und der Symphyse

Die sphenobasiläre Synchondrose (SBS) ist sozusagen das „Zentralgelenk" der cranialen Osteopathie. Die „Compression" entspricht der Fixation in der AK-Terminologie am übrigen Bewegungsapparat:
Keine Fehlstellung, aber muskulärreflektorisch bzw. dural bedingte/mangelnde bzw. aufgehobene Beweglichkeit.
Besteht zusätzlich eine Fixation von Sternum und Symphyse, sprechen wir mit Chris Smith vom „Total Compression Syndrome". Aus Sicht der visceralen Osteopathie gehört dazu auch die Fixation von Zwerchfell und Beckenboden.

Ätiologie: Interessant ist die von Smith, einem erfahrenen D.O., angegebene Ätiologie des TCS (s. S. 37), aber auch die logische Konsequenz für die Therapieansätze. Letztlich entsprechen die drei ätiologischen Untergruppen den großen, übergeordneten Störungsmöglichkeiten entsprechend der „Triad of Health". Außer der deutschen Übersetzung und entsprechend modifizierten Terminologie sind vor allem das Kiefergelenk (TMJ) und die entsprechenden Korrekturmöglichkeiten ergänzt.
Die diversen Störeinflüsse für das craniosacrale System sind auch alle bei Upledger angegeben. Aber: Die therapeutische Konsequenz wird nicht erläutert – mit Ausnahme der manuellen Therapie und der psychosomatischen Möglichkeiten der cranialen Therapie.
Das Neue für die Osteopathie ist deshalb an Smith's Konzept, dass nicht nur die manuelle Behandlung erfolgt, sondern eben entsprechend der Ätiologie von allen drei Seiten

des Dreiecks her möglichst kausal und synergistisch therapiert wird.

Wann sollte man bei der AK-Untersuchung an „Compression" denken? Klinisch am häufigsten ist der generelle muskuläre Hypertonus – viel seltener die generelle Schwäche – sowie Switching und andere offensichtlich widersprüchliche Befunde.

Diagnose der Sphenobasilar Compression

Smith hat empirisch einen äußerst einfachen diagnostischen Zugang gefunden:

Positive beidhändige TL irgendwo auf der rechten und linken Körperhälfte – mit Ausnahme der Punkte Ni 27 – weist auf Sphenobasilar Compression hin!

Das klingt so einfach, dass man es wirklich an Beispielen erklären muss. Da beide Hände zur TL notwendig sind, verwendet man zur Testung idealerweise einen Beinmuskel (Rectus, Piriformis).

Lage der Hände

Rechts	*Links*
Thorax	Unterbauch
Unterbauch	Thorax
Oberschenkel	Unterer Rippenbogen
Oberschenkel	Oberschenkel usw.

Wichtig ist also nur: Rechte Hand irgendwo auf der rechten, linke Hand irgendwo auf der linken Körperhälfte.

Immer wieder kommt man „zufällig" auf die Diagnose Compression, wenn man nämlich bei der Übersichtsuntersuchung mit beid-

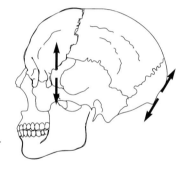

CH/Therapierichtung

händiger TL wichtige Punkte wie Tons 1–3, ENV, TMJ oder die bilateralen Alarmpunkte Ma 25, Lu 1 usw. untersucht!

Merke also: Bei beliebiger beidhändig positiver TL irgendwo auf der rechten und linken Körperhälfte ist immer die Compression auszuschließen!

Challenge:

▶ **Gleichzeitiger Inspiration und Expiration Assist**

Entsprechend der Logik der Läsion – die SBS braucht ja mehr Bewegung in Richtung Flexion und Extension – sollten beide respiratorische Challenges positiv sein!

Beachte: Die Differentialdiagnose ist der bei den Inspiration/Expiration Assist-Fehlern besprochene Fall eines Inspiration auf der einen Seite bei gleichzeitigem Expiration Assist auf der anderen!

Der Ausweg heißt Challenge!

▶ **Beidhändiger Challenge am Sphenoid beidseits und Occiput**

Gemäß der linksseitigen Abbildung erfolgt ein dynamischer Challenge mit beidhändigem Kontakt am Sphenoid und am Occiput sowohl in Richtung Flexion als auch Extension.

Korrektur:

▶ Analog dem beschriebenen Challenge erfolgt die beidhändige Mobilisierung in Richtung Flexion der SBS in Inspiration und danach in Richtung Extension der SBS in Expiration.

Der Patient wird dabei aufgefordert, langsam und tief, aber nicht zu forciert ein- und auszuatmen, möglichst mit Bauchatmung.

Hinweis: Hat der Patient offensichtliche Schwierigkeiten mit der Bauchatmung, sollte man dies natürlich für die weitere Vorgehensweise berücksichtigen!

▶ Der Patient unterstützt die Mobilisierung aktiv durch Dorsiflektion der Füße während der Inspiration und Plantarflektion der Füße während der Expiration.

▶ Ideal wäre die gleichzeitige synergistische Mobilisierung des Sacrums durch einen Assistenten. Ist dies nicht möglich, erfolgt unmittelbar danach die Sacrum-Mobilisation in Bauchlage.

Compression: Bestehen gleichzeitig noch Fixationen von Sternum und/oder Symphyse, so sollten diese nach Challenge ebenfalls korrigiert werden. Zur Technik sei auf die entsprechenden manuellen osteopathischen und AK-Kurse verwiesen.

Sternum
▶ Beidseitige Subscapularis-Schwäche
▶ Funktionelle Herz- oder andere Thorakalbeschwerden
▶ Sternothorakale Schmerzsyndrome
▶ Unklare, rez. positive „Thymus-TL"
▶ Reduzierte Vitalkapazität

Symphyse
▶ Lokale Schmerzsymptomatik
▶ Therapieresistente bzw. rezidivierende Becken/SIG-Syndrome
▶ Unklare Dysfunktionen der Blase und Reproduktionsorgane (Beachte die Lage der Akupunkturpunkte KG 2 und 3!)

Gerade am Beispiel des TCS wird deutlich, dass uns die Beschäftigung mit dem Dura-Konzept ohne Integration des stomatognathen Systems und der Oralen Orthopädie unlogisch erscheint. Das Umgekehrte gilt aber natürlich ebenfalls!

Aus der Sicht der AK ist der muskuläre Hypertonus der große Stolperstein, aber gleichzeitig die große Chance. Bei völliger „Compression" bewegt sich knöchern im craniosacralen System nichts mehr – aber auch

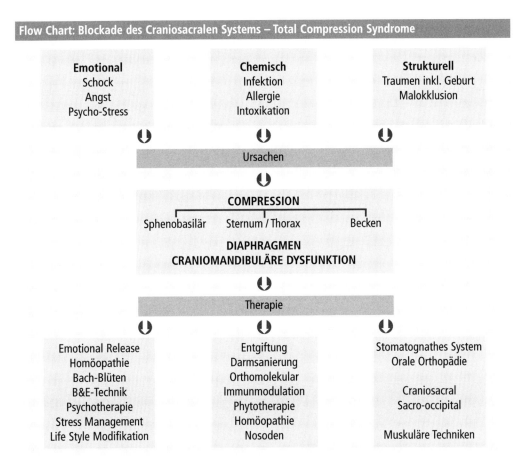

muskulär besteht eben eine „Starre" im Sinn des stressbedingten muskulären Hypertonus. Die Ätiologie nach Chris Smith und Selye ist die gleiche!!

Gerade daran wird ersichtlich, dass sich eigentlich durchaus eine sehr fruchtbare und logische Synthese der verschiedenen sich mit der Dura befassenden Richtungen ergeben kann.

Für die AK ist es wichtig, sich der Osteopathie und Zahnmedizin zu öffnen und zusätzlich zum Muskeltest – wieder, denn eigentlich sollte es laut Goodheart ohnehin zur klinischen Untersuchung vor der AK-Testung gehören – auch die Inspektion und Palpation vermehrt hinzunehmen.

Die Osteopathie und Zahnmedizin sollten die Möglichkeiten der AK zur funktionellen Diagnose und insbesondere zur fachübergreifenden Differentialdiagnose nicht verschmähen; sie erhalten dafür dann die Möglichkeit, durch die AK das multifaktoriell ansetzende therapeutische Vorgehen biologisch zu optimieren!

16. Frontal Compression

Dieser Fehler stellt eine Fixation des Frontale gegenüber beiden Parietalia unter Beteiligung der S. coronaria dar.

Diagnose: TL zur S. coronaria und gleichzeitige Scherbewegung des Frontale gegenüber den Parietalia. Ein Indikatormuskel sollte dadurch schwach werden.

Die von Smith beschriebene assoziierte Muskelschwäche beider Nackenbeuger ist nochmals zu überdenken. Beim AK-Test der Nackenbeuger wird durch die Griffanlage am Frontale die S. coronaria komprimiert und dadurch möglicherweise erst eine Läsion verursacht.

Korrektur: Diese Technik entspricht der osteopathischen „Frontal Lift"-Korrektur, s. Kap. VI.F.

17. Sphenobasilärer Lateral und Vertical Strain

Wie in Kap. VI.C noch eingehend beschrieben, sind der Lateral und Vertical Strain äußerst wichtige primäre Schädelfehler, ohne deren Integration und Behandlung jedwede weitere osteopathische Therapie vergeblich ist. Genau genommen handelt es sich bei der nachfolgenden Vorgehensweise um die Behandlung von – im osteopathischen Sinne – unphysiologischen Strains, also reinen Verschiebungen der SBS ohne Respektierung der physiologischen Achsen.

Ein Lateral Strain ist eine Verschiebung des Sphenoids zum Occiput nach lateral (links bzw. rechts), ein Vertical Strain eine Verschiebung nach vertical (cranial bzw. caudal).

Diagnose: Ausgehend vom Indikatormuskel wird durch Kontakt der einen Hand an der Ala major und der anderen Hand an der Squama des Occiputs eine laterale bzw. verticale Verschiebung als Challenge durchgeführt. Eine Abschwächung des Indikatormuskels weist auf einen lateralen bzw. verticalen Strain hin.

Korrektur: Es wird die Atemphase bestimmt, die den positiven Challenge aufhebt, danach wird in dieser Atemphase ca. sechsmal in Challengerichtung mobilisiert.

III. Grundlagen der Osteopathie

Die Osteopathie ist ein ganzheitliches, wissenschaftliches Therapie- und Behandlungskonzept, das sich mit der manuellen Diagnostik und Behandlung von strukturellen Störungen des ganzen Menschen beschäftigt.

Die zwei Basiswissenschaften der Osteopathie sind die Anatomie (Struktur) und die Physiologie (Funktion). Die Anatomie ohne die Physiologie käme einer Wissenschaft der Toten gleich.

> *„Die Osteopathie besteht aus Anatomie, Anatomie und Physiologie sowie Physiologie."*
> A. T. Still

Die Physiologie hat sich in der heutigen Zeit so weit ausgedehnt, dass sie in einzelne Fachbereiche aufgegliedert wurde (Biochemie, Hämodynamik, Endokrinologie, Neurophysiologie, usw.). Zwar war diese Aufgliederung notwendig, jedoch birgt sie gleichzeitig die Gefahr, den Blick für das Ganze zu verlieren. Es gibt keine verschiedenen Arten von Physiologien; der eine Teilbereich kann ohne den anderen nicht funktionieren.

In der Osteopathie werden aus der Untersuchung der anatomischen Strukturen (Knochen, Gelenke, Organe, Bänder, Muskeln, usw.) Hinweise auf pathophysiologische Vorgänge gewonnen und diese dann durch die Behandlung o.g. Strukturen beeinflusst.

Neben exakten Kenntnissen von Anatomie und Physiologie benötigt der Osteopath eine sehr feine und präzise Palpationsfähigkeit. Diese Fähigkeit kann nur durch intensives Üben und niemals durch Lesen von Osteopathie- oder Anatomiebüchern erlangt werden.

Die Osteopathie kann man in drei große Hauptgebiete aufgliedern:
- das viscerale System (Organe)
- das parietale System (Wirbelsäule und Extremitäten)
- das craniosacrale System (die Beweglichkeit der Schädelknochen und des Sacrums).

Die drei Systeme stehen nur aus didaktischen Gründen für sich alleine. Ein System wird zwangsläufig die beiden anderen Systeme beeinflussen. Ihre Verbindung erfahren die Systeme durch das Fasziensystem.

In diesem Buch sprechen wir nur einen der drei großen Bereiche an. Wer auch die anderen zwei Aspekte in seine Arbeit integrieren möchte, sei auf die renommierten Schulen sowie auf die entsprechenden AK-Kurse verwiesen (s. Kap. XII.C).

> *„Er, der Mensch, ist nicht der physische Körper, die Emotion oder der Geist. Dies sind vielmehr Instrumente, die es ihm ermöglichen, in der physischen, emotionalen und geistigen Welt zu agieren und es obliegt uns, die Anatomie und Physiologie dieser Instrumente zu studieren, wenn wir den Menschen in seiner Ganzheit behandeln wollen."*
> V. Frymann

A. Geschichte der Osteopathie

Entdeckt und entwickelt wurde die Osteopathie 1874 von Dr. Andrew Taylor Still (1828–1917). Grund für sein Überdenken der damals gelehrten medizinischen Vorgehensweise war seine Unzufriedenheit mit der damaligen Medizin und ihrer Misserfolge besonders bei Infektionskrankheiten.

Ein zusätzlicher Leidensdruck entstand durch den Verlust von drei eigenen und vielen anderen Kindern in seiner Praxis, die an den Folgen einer Meningitisepidemie starben.

Still war von der Schulmedizin derart enttäuscht, dass er für viele Jahre aufhörte, Medizin zu praktizieren. Er stellte die klassischen medizinischen Konzepte und Behandlungsweisen in Frage und begann durch erneutes Studium der Anatomie und Physiologie ein holistisches Konzept über die

Funktionsweise und damit die Behandlung des menschlichen Körpers zu entwickeln. Dabei definierte er die Basiskonzepte der Osteopathie, deren Inhalte noch heute absolute Priorität bei der Ausübung der Osteopathie haben.

Still erkannte, dass Leben Bewegung bedeutet und dass sich alles Lebendige in Bewegung befindet. Egal, ob es sich dabei um große Bewegungen, wie in der Wirbelsäule oder den Extremitätengelenken oder um kleine Bewegungen, wie die der Schädelknochen und Organe oder sogar um kleinste Bewegungen, die sich auf zellulärem Niveau abspielen, handelt.

Zuerst hatte diese neue Therapie keinen Namen, es war einfach die Still'sche Therapie. Erst später erhielt sie die Bezeichnung „Osteopathie". Häufig wird Osteopathie mit „Krankheit der Knochen" übersetzt und missverstanden. Still hat dieses Wort wohl eher deshalb gewählt, da ihm niemals ein kranker Mensch begegnet ist, bei dem sich nicht ein Knochen (Wirbelsäulensegment, Schädel- oder Extremitätenknochen) in Fehlstellung (Blockierung, Bewegungseinschränkung oder Läsion) befand. Er fand heraus, dass dies, ähnlich wie Felsblöcke in einem Flussbett, zu einer Störung der Fluktuation aller Flüssigkeiten (Liquor, Lymphflüssigkeit, arterielles und venöses Blut) führt.

Das Behandlungsziel jeder osteopathischen Therapie ist es, alle Restriktionen, egal wo sie sich im Körper befinden (Schädel, Wirbelsäule, Organe, etc.), aufzusuchen und zu behandeln. Dadurch wird der Austausch der Körperflüssigkeiten verbessert, eine Grundvoraussetzung zur Heilung.

Osteopathie sollte also eher mit „Krankheit durch die Knochen" als mit „Krankheit der Knochen" übersetzt werden.

„Die Funktion eines beweglichen Gelenkes ist Bewegung. Bewegungsverlust führt zur eingeschränkten Funktion. Die Normalisierung der eingeschränkten Beweglichkeit führt wieder zur normalen Funktion."
A. T. Still

1892 gründete Still die erste Schule für Osteopathie in Kirksville (Missouri).

Schüler wie Sutherland und Martin Littlejohn absolvierten dort nach gründlichem Studium der Anatomie und Physiologie ihre Ausbildung zum Osteopathen.

Nachdem Littlejohn durch Still von einer schweren Lungenerkrankung geheilt wurde, ging er nach London und gründete dort 1917 die „British School of Osteopathy". Im gleichen Jahr starb Andrew Still.

Bis 1939 gab es in den USA bereits sechs Osteopathieschulen. 1960 kam die Osteopathie zuerst nach Kanada, Frankreich, Belgien und schließlich dann, Ende der 80er Jahre, als berufsbegleitende Aus- und Weiterbildungsmöglichkeit auch nach Deutschland.

Nur wenige renommierte Schulen (s. Anhang) bieten in Deutschland eine fünf- bzw. sechsjährige Weiterbildungsmöglichkeit für Physiotherapeuten, Heilpraktiker und Ärzte mit Abschlussprüfung an. Die Ausbildungsdauer umfaßt ca. 1200–1400 Stunden.

Auch die DGMM (Deutsche Gesellschaft für Manuelle Medizin) hat den Zug der Zeit erkannt und eine „Deutsche Gesellschaft für Osteopathische Medizin" (DGOM) gegründet. Die Ausbildungsdauer umfasst insgesamt 456 Stunden – Schlussfolgerungen überlassen wir dem Leser!

Ausserdem gibt es noch unzählige Ausbildungswege zum „Craniosacral-Therapeuten". Dieser Ausbildungsgang deckt nur ein Teilgebiet der Osteopathie ab, die Ausbildungsdauer ist von Schule zu Schule sehr unterschiedlich. Zwar kann er trotzdem sehr erfolgreiche Therapeuten hervorbringen, sollte aber nicht mit einer kompletten Osteopathieausbildung verwechselt werden.

B. Geschichte der craniosacralen Osteopathie

William Garner Sutherland war ein Schüler Still`s, der 1899 in der American School of Osteopathy in Kirksville studierte und dort seinen Abschluss zum „Doctor of Osteopathy" (D.O.) machte.

Noch während seines Studiums wurde bei einem Besuch in North Hall im A. T. Infirmary Building sein Interesse auf einen knöchernen Schädel gelenkt, der in seinen Einzelteilen vor ihm lag. Die suturalen Oberflächen der einzelnen Schädelknochen schienen Sutherland wie geschaffen für eine Beweglichkeit, die zwischen den Knochen stattfinden musste.

Er fand, dass in den anatomischen Texten zwar die Gestalt und die Form der Schädelknochen genau beschrieben wurde, aber nichts über die Funktion oder Interaktion der artikulierenden Oberflächen gesagt wurde. Genau dies ist aber für jeden Osteopathen absolut wichtig. Außerdem wurde dort behauptet, dass die Suturen verknöchern und damit keine Bewegung mehr stattfinden kann.

Zehn Jahre lang versuchte er, seine Ideen und Visionen über die Beweglichkeit der Schädelknochen zu unterdrücken, aber die Gedanken daran ließen ihn nicht los.

Er verbrachte 20 Jahre damit, an einem zerlegten Schädel nochmals genau die Anatomie und vor allem die Form und Gestalt der Suturen zu studieren und beschreiben. Dabei kam er zu dem Schluss, dass all diese sonderbar geformten Oberflächen nur für einen Zweck bestimmt waren – **die Beweglichkeit der Knochen untereinander!** Gleichzeitig begann er mit ersten Untersuchungen an seinem eigenen Kopf. Dabei verursachte er mittels diverser Apparaturen verschiedenartigste Läsionen, beobachtete die Symptome, die dadurch entstanden und entwickelte daraufhin die entsprechenden Korrekturtechniken.

Erst als er sich seiner Theorie zur Diagnosestellung und Behandlung sicher war, behandelte er damit seine Patienten – und dies mit großem Erfolg. Durch weitere Forschung und langjährige Palpation kam er zu der Erkenntnis, dass es eine rhythmische Bewegung der Schädelknochen gibt – und zwar unabhängig vom Atem- oder Herzrhythmus. An jedem lebendigen Schädel gibt es Mobilität und zwar in Form von Ausdehnung und Zusammenziehung. Dies wird durch die Oberflächen der Suturen möglich, die nicht verknöchern, solange der Mensch lebt.

Die Beweglichkeit der Suturen ist gleichermaßen an der Schädelbasis, dem Schädeldach und den Gesichtsschädelknochen vorhanden. Sutherland sah die artikulierenden Strukturen, das Gehirn, die Ventrikel und die intracraniellen Membranen, als Teile des primären cranialen respiratorischen Mechanismus. Der respiratorische Atemmechanismus ist sekundär und dem primären Atemmechanismus nachgeordnet.

Sutherland betrachtete die Falx cerebri, die Schichten des Tentorium cerebelli und die Falx cerebelli als Bestandteil eines reziproken Spannungsmembran-Systems, das auf die Dynamik der cerebrospinalen Flüssigkeit reagiert und somit die Triebkraft für das Keil- und Hinterhauptsbein in seinem rhythmischen Bewegungsmuster an der Schädelbasis liefert.

Sutherland glaubte, der Ursprung dieser gesamten Bewegung sei die rhythmische Dehnung und Verengung des Ventrikelsystems des Gehirns. Er betrachtete das Gehirn als Primärquelle der Kraft, die das Craniosacralsystem treibt und die Bewegung erzeugt.

C. Prinzipien der Osteopathie

❶ Die Interaktion zwischen Struktur und Funktion
❷ Der Körper ist eine Funktionseinheit
❸ Das Prinzip der Autoregulation und Autokorrektur
❹ Die Wichtigkeit der fluiden Substanzen und des nervalen Systems

Nach International Academy of Osteopathy

Die vier Grundprinzipien der Osteopathie werden von den verschiedenen Autoren leicht unterschiedlich benannt. Modifiziert nach Frymann und Magoun erscheinen uns folgende Definition sinnvoll:

❶ Die Interaktion zwischen Struktur und Funktion:

- Das Tastbare, also die Knochen, Ligamente, Faszien, Organe und Muskeln betrachten wir in der Osteopathie als Struktur.
- Die Physiologie stellt die Funktion dar und bringt Leben in die Struktur.
- Struktur und Funktion stehen in ständiger Interaktion.

Bei einer Wirbelblockierung wird die gestörte Struktur die Funktion dieses Segments beeinflussen; umgekehrt wird eine lang anhaltende Funktionsstörung, wie zum Beispiel eine Durchblutungsstörung in einem Organ, zu strukturellen Veränderungen führen.
Still war der Überzeugung, dass sich die Struktur zur Ermöglichung einer optimalen Funktion in perfektem Zustand befinden muss und vice versa.
Der gegenseitige Einfluss der Struktur und Funktion besteht auf:

- Mechanischer Ebene (Knochen, Bänder, Muskeln)
- Membranöser Ebene (Ligamente, Fasziensystem, Duraverbindung)
- Neurologischer Ebene (ZNS, peripheres Nervensystem)
- Fluider Ebene (arterielles, venöses Blutsystem, Lymphsystem, Liquorfluss)
- Hormoneller Ebene

❷ Der Körper ist eine Funktionseinheit

Dieser Satz gilt sowohl für den kranken als auch den gesunden Menschen. Es ist nicht möglich, Körper, Psyche und Geist zu trennen. Der Mensch stellt eine Einheit dar und muss als solche untersucht und behandelt werden.

„Ich behandle keine Krankheiten, ich behandle Menschen." A. T. Still

Eine Funktionsstörung in einem Körperteil wird unweigerlich andere Regionen im Körper beeinflussen. Daher sind die Symptome, die uns ein Patient beschreibt, meist die letzte Ausdrucksmöglichkeit einer Serie von Restriktionen und Kompensationen innerhalb dieser Funktionseinheit.
Die Interaktion der drei osteopathischen Systeme (visceral, parietal, craniosacral) erfolgt auf anatomischer, physiologischer und emotionaler Ebene.

❸ Das Prinzip der Autoregulation und Autokorrektur

Unser Körper verfügt über spezifische Verteidigungs- und Alarmsysteme, die für das Überleben notwendig sind. Ständig muss er sich mit Viren, Bakterien, Toxinen, Umwelt- und Witterungseinflüssen usw. auseinandersetzen und entsprechend anpassen. Ist er ausreichend mit allen nötigen Substanzen versorgt und gesund, so hat er eine natürliche Reserve, um Läsionen und Krankheiten zu bekämpfen, Dysfunktionen zu regulieren und die Gesundheit zu erhalten.
Diese Kompensationsfähigkeiten sind bei jedem Menschen unterschiedlich ausgeprägt, weswegen jeder Einzelne anders auf krankheitsauslösende Mechanismen reagieren wird. Die Autoregulationskräfte sind abhängig von Genetik, Konstitution, Geburtstraumen, Un-

fällen, Ernährung, Umweltfaktoren (Vergiftungen), psychischen Traumen, etc. Jeder Mobilitätsverlust im Körper führt zur Schwächung der Autokorrekturmechanismen.
Die Rolle des Osteopathen ist es, die Mobilität in und zwischen den einzelnen Körpersystemen wieder herzustellen und damit die Selbstheilungskräfte zu aktivieren.

Der Osteopath ist der Uhrmacher, der das Rädchen zum richtigen Zeitpunkt am richtigen Ort wieder zum Laufen bringt. Dann wird „die Uhr", der Körper, wieder von selbst funktionieren.

❹ Die Bedeutung der fluiden Kräfte und des nervalen Systems

„Die Rolle der Arterie ist absolut." A. T. Still

Ein gesunder Körper benötigt eine intakte Blutzirkulation. Jede Zirkulationsstörung, jeder Stau führt zur Einschränkung der Nähr- und Sauerstoffversorgung, damit zum Verlust der Vitalität des Gewebes und später zu irreparablen Gewebsstörungen (z.B. Herzinfarkt). Dieses Konzept bezieht sich nicht nur auf die Arterien, sondern auf alle fluiden Systeme im Körper; also auch auf die Venen, die Lymphe sowie den Liquor cerebrospinalis. Ebenso sind die regelrechte Funktion des Nervensystems und die korrekte Weiterleitung nervaler Impulse von Bedeutung.

„Das arterielle System und seine Nerven müssen fortwährend und immer pünktlich ausreichende Versorgung leisten. Das venöse System und seine Nerven müssen jeden Stau vermeiden. Diese beiden Grundfunktionen sind absolut."
V. Frymann

„Eine richtige Korrelation zwischen dem nervalen System und der Durchblutung ist für den Erhalt des gesunden Gewebes von wesentlicher Bedeutung."
M. Littlejohn

D. Fasziensystem, Grundsystem

Die Bedeutung der Faszien und des Grundsystems steht in der medizinischen Ausbildung zu sehr im Hintergrund. Neben weitgehend fehlendem Lehrmaterial wird nur allzu selten auf ihr nahezu ubiquitäres Vorhandensein und auf die gegenseitige Beeinflussung von Muskel und Faszie, Organ und Faszie, sowie Knochen und Faszie eingegangen. Global gesehen, begleiten Faszien praktisch alle Strukturen (Nerven, Gefäße, Knochen, Muskeln, Eingeweide) und sind untereinander so verbunden, dass man sich als virtueller Reisender kreuz und quer durch den ganzen Körper bewegen könnte, indem man nur die Faszien als „Wege" benutzt. Dieses Fasziensystem ist die Erklärung dafür, dass es für den Osteopathen nicht im Geringsten verwunderlich ist, dass sich weit auseinanderliegende Strukturen (z.B. Fußwurzelknochen, Becken und Occiput) gegenseitig in ihrer Funktion und Position beeinflussen können. Aus diesem Grund ist in der Osteopathie generell eine ganzheitliche Betrachtungsweise, Untersuchung und Strategie wichtig.

Das Fasziensystem ist ein Bestandteil des Grundregulationssystems nach Pischinger. Die Forschungen von Pischinger, Kellner und Perger sowie in neuerer Zeit von Heine über das Grundsystem schufen die Grundlagen für das wissenschaftliche Verständnis ganzheitlich denkender Behandlungsgrundsätze. Kern des Verständnisses ist die Tatsache, dass jede menschliche Zelle in einer Matrix, die im Wesentlichen aus Glykoproteinen und Glucosaminoglykanen besteht, eingebettet ist. Jedweder Austausch (nervale Impulse, Neurotransmitter, Hormone, Versorgung mit Nährstoffen und Sauerstoff, Abtransport von Stoffwechselprodukten, etc.) muss diese Endstrecke passieren und wird dabei durch das Grundsystem beeinflusst.

Man kann das Grundsystem als eine Art von extrazellulärer Matrix betrachten, welche die Kommunikation zum intrazellulären Raum herstellt. Es fungiert wie ein Schutzschild

oder eine Regulationsstelle und wird auch als „peripheres Gehirn" bezeichnet.
Durch die Forschungen von Heine an Hand elektronenmikroskopischer Untersuchungen wurde der Einfluss von emotionalen Traumen auf die strukturelle Anordnung der Bindegewebsfasern nachgewiesen. Wir können uns also durchaus vorstellen, dass das Bindegewebe eine Art von strukturellem Gedächtnis für zurückliegende emotionale Belastungen und Verhaltensmuster darstellt. Vor diesem Hintergrund sollte sich der Therapeut immer bewusst sein, dass er im Zuge einer Faszienarbeit durchaus an emotionalen Grundmustern „rütteln" kann. Der Osteopath versucht diese Muster im Gewebe aufzuspüren, buchstäblich im Gewebe zu lesen wie ein Fährtensucher.
Mit Still's Worten: *„Den Menschen verstehen!"*
Störungen in der Funktion des Grundsystems sind immer an der Entstehung chronischer Krankheiten beteiligt und verantwortlich für sogenannte Fernwirkungen in der modernen Herdlehre. Solche Störungen wirken sich auch direkt auf die Funktion des Fasziensystems aus. Vor allem in der heutigen modernen Zeit mit ihrer zunehmenden Belastung durch Umweltschadstoffe (die überwiegend in der Grundsubstanz abgelagert werden), falscher (übersäuernder, industriell gefertigter) Ernährung und schlechtem Lebensstil (wenig Bewegung) bildet das Fasziensystem/Grundsystem die Schnittstelle zwischen der eher strukturell-funktionell orientierten Sichtweise des Osteopathen und der stoffwechselorientierten, „internistischen" Betrachtungsweise des Arztes oder Heilpraktikers.
Deshalb ist es bei „osteopathischer Therapieresistenz" von Vorteil, mit naturheilkundlichen Ausleitungsstrategien, Sanierung von Schwermetallbelastungen, Herdsuche und -behandlung oder auch durch Ernährungsumstellung/Entsäuerung die Funktion des Grundsystems und damit der Faszien zu verbessern. Dadurch werden strukturelle Korrekturen erleichtert und Rezidive werden seltener. An dieser Stelle sollten Osteopath und Arzt/Zahnarzt/Heilpraktiker enger zusammenarbeiten können.

**Wir leben nicht mehr in der Zeit Still's! Obwohl bereits Magoun auf die Bedeutung von Störfeldern (Zahnwurzelgranulomen, Tonsillen, Sinusitis etc.), Ernährungsdefiziten und Toxinen (Magoun S. 98) hinweist, werden diese Gesichtspunkte in der heutigen osteopathischen Ausbildung vernachlässigt.
Bereits Still lehnte die Behandlung von Patienten ab, die rauchten oder Alkohol tranken.**

E. Primärer respiratorischer Mechanismus (PRM)

Sutherland stellte auf Grund seiner Forschungen die Hypothese auf, dass es einen rhythmischen Impuls gibt, der – unabhängig von Atem- und Herzrhythmus – im Schädel entsteht und den ganzen Körper durchdringt. Beim eingehenden Studium der suturalen Verbindungen am Schädel erinnerte ihn die Überlappung der Sutur zwischen dem großen Flügel des Sphenoids und dem squamösen Anteil des Temporale an Kiemen eines Fisches und damit an eine Art Atembewegung. Diese Hypothese konnte er durch Eigenexperimente am Schädel bestätigen. Seine Forschungsergebnisse hat er in dem Werk „The Cranial Bowl" beschrieben.

Der PRM beinhaltet folgende Phänomene:

❶ Angeborene Beweglichkeit von Gehirn und Rückenmark
❷ Fluktuation der cerebrospinalen Flüssigkeiten
❸ Beweglichkeit der intracraniellen und intraspinalen Membranen
❹ Mobilität der Schädelknochen
❺ Die inhärente Bewegung des Sacrums zwischen den Beckenknochen

❶ Angeborene Beweglichkeit des Gehirns und des Rückenmarks

Im Grunde zeigt jedes Organ, auch das Gehirn und das Rückenmark, das Phänomen der Pulsation oder rhythmischen Eigenbewegung. In der Osteopathie spricht man von der Motilität. Die Motilität beschreibt die Eigenschaft einer Substanz, ihre Form zu verändern. Im Gehirn wird diese Motilität als eine Art Auf- und Abrollbewegung der Großhirnhemisphären beschrieben. Durch diese Bewegungen kommt es wechselweise zur Verlängerung des longitudinalen Durchmessers, was der Extension entspricht – und zur Verkürzung des longitudinalen Durchmessers, was der Flexion entspricht.

Das Rückenmark besteht embryologisch aus demselben Substrat wie das Gehirn und ist sozusagen seine Verlängerung. Es hat ebenfalls Motilität.

Magoun beschrieb vier verschiedene und definierte Rhythmen, die auch intraoperativ festgestellt wurden:
- Eine Pulsation, die synchron ist mit dem Herzschlag, mit einer Frequenz von circa 72 pro Minute.
- Eine Pulsation, die synchron ist mit der respiratorischen Atmung, mit einer Frequenz von circa 18 pro Minute.
- Eine wellenartige Bewegung, die weder mit dem Herzrhythmus, noch mit der Atmung in Beziehung steht und konstant ihren eigenen Rhythmus beibehält. Die Frequenz liegt zwischen 8 und 12 pro Minute.
- Eine undulierende Bewegung, die bis jetzt noch nicht genauer identifiziert werden konnte und sich durch eine sehr langsame Frequenz von 2 bis 4 pro Minute auszeichnet.

Der Rhythmus mit der Frequenz von 8 bis 12 pro Minute scheint dem craniosacralen Rhythmus zu entsprechen, die sehr langsame Frequenz eher der Eigenbewegung des Gehirns. Unter den Osteopathieschulen herrscht keine Übereinstimmung darüber, welcher der beiden Rhythmen nun der wirkliche craniosacrale ist. Vielleicht ist er gemeinsamer Ausdruck beider letztgenannter Rhythmen.

Apparative Messungen können nur sehr eingeschränkt die wellenartige Bewegung der cerebrospinalen Flüssigkeit bestätigen, da die operative Öffnung dieses Systems eine Veränderung der physiologisch existierenden dynamischen Bedingungen bedeuten würde. Druckänderungen innerhalb des LCS bewegen sich von 5 bis 15 mm Hg, abhängig von Puls und Atmung. Der LCS wird überwiegend durch das venöse System drainiert, der Duraschlauch ist unelastisch und relativ fest. Dadurch hängt der Druck des LCS direkt vom venösen Druck ab.

❷ Fluktuation der cerebrospinalen Flüssigkeit

Für Sutherland stellte der Liquor cerebrospinalis eine Art „Lebensfluidum" dar. Er bezog sich auf die Forschungsergebnisse von Magendie, der bereits 1842 die Fluktuation der cerebrospinalen Flüssigkeiten beschrieben hat. Die Produktion des Liquor cerebrospinalis in den Plexus choroidei der Ventrikel, die Resorption in den Arachnoidalzotten und der anschließende Abfluss über die V. jugularis in das venöse System, scheint für den craniosacralen Rhythmus mit verantwortlich zu sein.

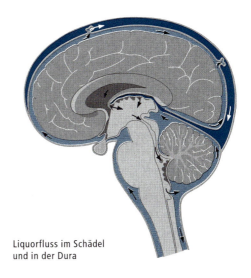

Liquorfluss im Schädel und in der Dura

Alle Ventrikel sind miteinander verbunden. Die intracranielle Flüssigkeit steht, über die Foramen nach Luschkae, mit der extracraniellen Flüssigkeit im Subarachnoidalraum der Dura mater spinalis in Verbindung. Die peripheren Nerven, die über die Intervertebralforamina das Rückenmark verlassen, haben über ihre Nervenscheiden ebenfalls eine Verbindung zur Dura und zu allen Körperfaszien. So kommt es zur Ausbreitung des LCS im ganzen Körper. Die Nervenfasern enden blind im extrazellulären Raum, wodurch der Liquor eine Verbindung zum Grundsystem und dem gesamten Lymphsystem hat.

❸ Beweglichkeit der intracraniellen und intraspinalen Membranen

Die zwei großen intracraniellen Membranen, Falx cerebri und Falx cerebelli, trennen anatomisch die Groß- und die Kleinhirnhälften. Das Tentorium cerebelli trennt das Großhirn vom Kleinhirn. Alle Membranen dienen der „Kraftübertragung" des PRM (Physiologie) auf die Schädelknochen (Anatomie).
Eine weitere wichtige Membran im Schädel ist das Diaphragma sellae. Von der Spannung dieser intracraniellen Membran hängt unter anderem die Funktion der Hypopyhse ab. Ihr Spannungszustand wird vom Tentorium cerebelli und von der Falx cerebri beeinflußt. Die intracraniellen Membranen gehen am Foramen magnum in die Dura mater spinalis über. Diese inseriert in ihrem weiteren Verlauf am LC2/3 und an S2. Dadurch dient sie der Übertragung der Kräfte des PRM vom Schädel auf das Sacrum.

❹ Mobilität der Schädelknochen

Bis heute besteht die allgemeine Lehrmeinung, dass die 22 Schädelknochen fest miteinander verbunden und damit bewegungsunfähig sind. Sutherland war der Meinung, dass die Natur die über 100 suturalen Verbindungen zwischen den einzelnen Schädelknochen nicht umsonst belassen hat.
Die SBS stellt bis zum 25. Lebensjahr eine wirklich gelenkige Verbindung dar. Danach verknöchert sie zwar, aber die Flexibilität dieser Synchondrose bleibt bis zum Tode erhalten. Die SBS kann als zentrale Stelle für die Bewegung der cranialen Knochen gesehen werden. Über die Suturen werden die Bewegungen der SBS auf alle Schädelknochen übertragen.
Jeder einzelne Schädelknochen, angetrieben durch den PRM, bewegt sich während der cranialen Flexion – Inspirationsphase – und Extension – Expirationsphase – in einem für ihn typischem Bewegungsmuster (s. Kap. VI bis VIII). Die spezifische Beweglichkeit ist abhängig von der jeweiligen suturalen Überlappung zwischen den aneinander grenzenden Schädelknochen.
Während der Inspirationsphase bewegen sich alle unpaaren Schädel- und Extremitätenknochen (z.B. Occiput, Sacrum) in Flexion, die paarigen (z.B. Temporale, Ilium, Fibula) in Außenrotation. Während der Expirationsphase bewegen sich alle unpaaren Schädel- und Extremitätenknochen in Extension, alle paarigen in Innenrotation. Diese Bewegungen können durch feine Palpation wahrgenommen werden.

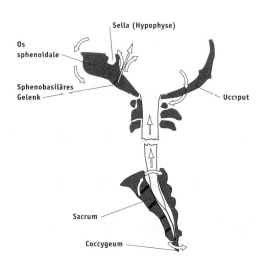

Die Bewegungsrichtung der knöchernen Strukturen des CSS während der Flexion. Bei der Extension drehen sich die Vektoren um.

❺ Unwillkürliche Bewegung des Sacrums zwischen den Beckenknochen

Diese Bewegung wird ermöglicht durch den Ansatz der Dura mater spinalis in Höhe von S2, wodurch der PRM seine Kraft auf das Sacrum überträgt. Die Dura zieht das Sacrum während der Inspirationsphase in die Flexion und während der Expirationsphase in die Extension (s. Kap. XI). Diese Bewegung läuft synchron mit der Mobilität des Occiputs; die Bewegungsachse verläuft transversal durch S2. Kommt es zu Störungen im Membransystem wird sich dies von cranial (Schädel) nach caudal (Sacrum) und vice versa auswirken.

Jegliche Störung in den oben genannten Systemen wird sich automatisch auf den craniosacralen Rhythmus und damit auf alle Systeme im Körper auswirken.

Verschiedene Faktoren beeinflussen den PRM wie folgt:

- Das Einatmen von Sauerstoff beschleunigt die Frequenz, während sie sich durch das Einatmen von 5%igem Kohlendioxid verlangsamt.
- Starke emotionale Aufregung, wie z.B. Angst oder auch grosse Freude, können ein kurzes Aussetzen des PRM für 20 bis 30 Sekunden verursachen.
- Schlafmangel, Stress oder Schmerzen führen zur Verminderung der Frequenz. Im Falle von Schlafmangel kann dies durch eine Nacht mit ausreichendem Schlaf wieder ausgeglichen werden.
- Fieber und akute Infekte führen zum Anstieg der Frequenz.
- Schwere psychiatrische Störungen lassen den PRM bis zu einer Frequenz von 3 pro Minute sinken. Eine craniosacrale Behandlung führt in der Regel wieder zum Anstieg der Frequenz und damit zur Verbesserung des Symptomenkomplexes.
- Bei einseitigen neurologischen Erkrankungen, wie z.B. beim Apoplex, kann der PRM auf dieser Seite völlig fehlen.

F. Läsionsmechanismen des PRM

Die über hundert Verbindungen im Schädel sind hauptsächlich Synarthrosen, die jedoch insgesamt eine relativ große Schädelbeweglichkeit, im Vergleich zur Bewegung jeder einzelnen Verbindung, ermöglichen. Das reziproke Spannungsmembran-System erlaubt einerseits diese Bewegung, limitiert sie aber auch. Angesichts der vielen gelenkigen und suturalen Verbindungen des Craniums wird verständlich, wie stark sich bereits geringe Bewegungsstörungen auf die Beweglichkeit der angrenzenden Knochen und über das Membranensystem auf den ganzen Körper auswirken können.

Läsionen des CSS können intracraniell durch Störungen des Membranensystems oder extracraniell über den Zug der Dura mater spinalis, der Faszien, Ligamente und Muskeln entstehen.

Sie können pränatal durch genetische Faktoren oder primäre knöcherne Läsionen, perinatal durch Geburtstraumen oder postnatal durch Traumen oder Anpassungen des Membranensystems an jegliche Dysfunktion im Körper entstehen. Diese Dysfunktionen können mit Mobilitätsverlust eines oder mehrerer Knochen einhergehen und

- knöchernen,
- ligamentären,
- muskulären,
- faszialen oder
- fluiden Ursprungs sein.

Eine Störung des Membransystems im Kopf kann zum Impingement der Hirnnerven führen. Diese verlaufen intracraniell z.T. in enger Nachbarschaft mit den Membranen und verlassen den Schädel durch die verschiedenen Foramina (s. Kap. V.C). An diesen Austrittsstellen inseriert die Dura mater encephali, weshalb es im Falle von pathologischen Membranspannungen zu entsprechenden Symptomen kommt.

Gleiches gilt für die Arterien, die durch zwei Foramina in den Schädel gelangen (s. Kap. V.A). Auch kann die V. jugularis aufgrund

ihrer dünnen Venenwände im Falle einer membranösen Spannung am Foramen jugulare komprimiert werden und einen venösen Stau im Kopf verursachen.
Fasziale Fehlspannungen im Schädel führen beim Säugling und Kind zu Störungen in der posturalen Entwicklung, die sich beim Säugling in einer Asymmetrie und beim Kind in einer Skoliose äußern können.
Da von der Funktion des PRM der freie Fluss aller Flüssigkeiten (❹ osteopathisches Prinzip) und damit der Stoffwechsel jeder einzelnen Zelle abhängt, ist die Untersuchung und Behandlung des PRM in der cranialen Osteopathie von immenser Bedeutung.

G. Definitionen

Wie auch andere Therapieverfahren verwendet die Osteopathie ihre eigene Nomenklatur. Die wichtigsten Definitionen sollen in diesem Kapitel beschrieben werden.

1. Osteopathische Läsion

In der Osteopathie bezeichnet man eine Läsion als eine Störung zwischen zwei anatomisch benachbarten Strukturen, die überall im Körper auftreten kann. Es handelt sich um einen Bewegungsverlust in einem Gelenk.
In der Manuellen Therapie/Chirotherapie kennt man dafür den Ausdruck „Blockierung", in der Chiropraktik die „Subluxation".
In der AK werden zwei weitere Termini verwendet: „Cranial Faults" = Schädelfehler (s. Kap. II.F) und „Fixation". Hierunter versteht man die aufgehobene oder eingeschränkte Beweglichkeit zwischen zwei oder mehr Gelenkpartnern ohne sonstige Fehlstellung derselben (dies wäre eine Subluxation!). Ursache ist im Regelfall eine pathologische erhöhte Spannung der umgebenden Muskulatur.
„Compression" ist ein Ausdruck der Osteopathie, der von Chris Smith, D.O. in die AK eingeführt, aber auch von Magoun bereits verwendet wurde. Wir verwenden ihn v.a. am Schädel zur Beschreibung einer pathologischen Annäherung von Gelenkpartnern ohne sonstige Fehlstellung (ähnlich der Fixation der AK).
In der Osteopathie wird unter dem Begriff „Gelenk" nicht nur die Verbindung zweier knöcherner Elemente (Kniegelenk, Wirbelgelenk, etc.) verstanden, sondern jede Angrenzung zweier benachbarter Strukturen, in denen eine Bewegung möglich ist. Folgende „Gelenkverbindungen" sind in der Osteopathie bekannt:
▶ Knochen-Knochen-Gelenk,
z.B. SIG, Femur – Ilium
▶ Organ-Muskel-Gelenk,
z.B. Leber – Zwerchfell, Niere – Iliopsoas
▶ Muskel-Faszien-Gelenk,
z.B. SCM – oberflächliche Halsfaszie
▶ Organ-Organ-Gelenk,
z.B. Leber – rechte Niere
▶ (Muskel)-Faszie-Knochen-Gelenk,
z.B. Illiopsoas/Psoasfaszia/Querfortsätze der LWK (streng genommen inkl. der lumbalen Bandscheiben)

2. Namensgebung der Läsion

Die Läsion wird nach der Richtung der freien Bewegung beschrieben. Die Bewegung in die entgegengesetzte Richtung ist somit eingeschränkt oder nicht mehr möglich.
Beispiel: Bewegt sich die SBS nur in die Flexion und nicht mehr in die Extension, handelt es sich um eine Flexionsläsion der SBS.

3. Primäre Läsion

Als primäre Läsion bezeichnet man die Verletzung, die die erste Dysfunktion im Körper verursacht hat. Bei einem gut funktionierendem Autoregulationssystem kann der Körper diese Läsion auch alleine wieder beheben, ansonsten kommt es mit der Zeit zu sekundären Läsionen.

4. Sekundäre Läsion

Bei einer sekundären Läsion handelt es sich um eine Anpassung oder Kompensation an die primäre Läsion. Durch die Kompensation

wird die optimale Funktion des Körpers weitgehend erhalten. Der Körper passt sich an den neuen Zustand an. Je mehr Läsionen ein Mensch kompensieren muss, desto eher wird dies Auswirkungen auf seinen Gesundheitszustand haben. Es kommt zu Symptomen. Er benötigt immer mehr Energie, um möglichst optimal funktionieren zu können.
Im Bereich des Schädels werden sich bei einer Flexionsläsion des Occiputs = **Primäre Läsion** die Temporalia in Außenrotation anpassen = **sekundäre Läsion**.
Bei einer Flexionsläsion der SBS = **Primäre Läsion** wird sich das Sacrum ebenfalls in einer Flexionsläsion = **sekundäre Läsion** befinden – und vice versa.

5. Primäre Schädelfehler

Primäre Schädelfehler sind: der unphysiologische Lateral Strain, der superiore und inferiore Vertical Strain. Diese Schädelfehler sind immer traumatisch bedingt und respektieren nicht die physiologischen Achsen.

Beachte: Der Begriff primärer Schädelfehler und primäre Läsion ist nicht identisch. Ein primärer Schädelfehler kann eine primäre Läsion darstellen. Eine primäre Läsion muss aber nicht zwingend ein primärer Schädelfehler sein, sondern kann sich auch an irgendeiner Stelle des Körpers befinden und sekundäre Läsionen hervorrufen.

6.a Intraossäre Läsion

Zu einer intraossären Läsion kommt es, wenn die Dysfunktion vor der Verknöcherung eines Schädelknochens oder eines beliebigen anderen Knochens entsteht. Durch die dabei entstehenden myofaszialen Fehlspannungen kommt es zu unphysiologischen Kräften der Gewebe und damit zu pathologischen Umbauprozessen des Knochens. Dies hat zur Folge, dass der Knochen in sich selbst in Läsion gerät. Am Beispiel eines intraossären Fehlers des Occiput bedeutet dies, dass sich die eine Occiputhälfte in Extension und die andere Occiputhälfte in Flexion befindet.

6.b Interossäre Läsion

Diese stellt eine Suturen-Läsion zwischen zwei benachbarten Schädelknochen dar.

7. Stillpoint

Beim Stillpoint bringt der Therapeut bewusst das gesamte CSS zum Stillstand. Man nimmt bei der Palpation am Schädel und am gesamten Körper keine Bewegung im Sinne der Flexion oder Extension mehr wahr. Das Gewebe ist völlig ruhig. Der Stillpoint kann an jeder beliebigen Stelle des Körpers ausgelöst werden. Am besten spürbar ist er sicher im Bereich des Craniums. Die Induktion des Stillpoints wird in Kap. III.J genau beschrieben.

8. Restriktion

Unter einer Restriktion versteht man jegliche Art einer Bewegungseinschränkung, unabhängig, ob diese ligamentären, muskulären, faszialen oder visceralen Ursprungs ist.

9. Self-correcting Mechanism

Sutherland beschreibt damit die Selbstheilungskräfte, die man während der Behandlung auslöst.

10. Therapeutischer Puls

Dieses Phänomen wird häufig beobachtet, wenn selbstkorrigierende Mechanismen einsetzen. Er tritt an der behandelten Stelle auf und kann in seiner Qualität mit dem Herzrhythmus verwechselt werden. Dieses Phänomen kann nur ein paar Sekunden, aber auch mehrere Minuten andauern. Oft nimmt man es unmittelbar bevor der Körper einen Stillpoint erreicht wahr. Nach Beendigung des selbstkorrigierenden Mechanismus vermindert sich der therapeutische Puls und kann danach nicht mehr palpiert werden.

11. Fulcrum

Sutherland benannte die Verbindung des Sinus rectus mit der Falx cerebri, der Falx cerebelli und dem Tentorium cerebelli als Fulcrum („Sutherland Fulcrum"). Es handelt sich um einen fiktiven Punkt, an dem die dynamischen Kräfte, die auf die Membranen wirken, ausgeglichen werden. Damit dies bei veränderten Zug- oder Druckkräften möglich ist, muss dieser Ruhepunkt schwebend aufgehängt sein, so wie dies an der Verbindung des Sinus rectus mit den duralen Membranen der Fall ist.

In der osteopathischen Fachliteratur wird der Begriff oft in einem erweiterten Sinn verwendet, besonders als eine Art „Stützpunkt" während einer Technik. So können z.B. die Unterarme ein Fulcrum beim Occiput Release darstellen.

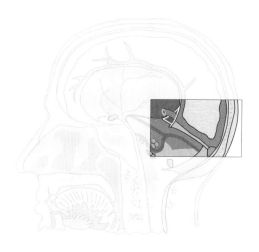

Sutherland Fulcrum

H. Schulung der Palpation

Unser Lernprozess wird in der Welt der Medizin überwiegend durch die Aktivität der linken Gehirnhälfte gesteuert und reduziert dadurch das rechtshirnige Potential. Dies ist insoweit paradox, als die meisten großen wissenschaftlichen Entdeckungen durch Intuition und nicht durch Logik gemacht wurden. Einstein hat sich bei der Entwicklung der Relativitätstheorie vorgestellt, auf einem Lichtstrahl zu reiten und überlegt, was er dabei wahrnehmen würde. Crick und Watson spielten mit kleinem Spielzeug in ihren Bemühungen um die Aufklärung der Struktur der DNA.

Intuition kommt zuerst, dann die Analyse!

Die Palpation des PRM ist sehr abhängig von einer Integration der analytischen/objektiven und intuitiven/subjektiven Fähigkeiten. Es ist ein sehr feiner Rhythmus, der eine sehr leichte Berührung und einen offenen Geist erfordert. Die größte Gefahr beim Erlernen der Palpation des PRM ist, sich zu sehr auf die linksseitige Art des Lernens zu konzentrieren: „Habe ich es richtig gemacht? Habe ich ihn wirklich gefühlt? Jeder Andere kann ihn fühlen – warum nur ich nicht?"

Anfangs schüchtert die analytische Denkweise die Vorstellungskraft sicherlich ein. Vorstellung heißt nicht zwangsläufig, dass man sich etwas vorstellt, was nicht wirklich existiert. Was sich Einstein vorstellte, existierte tatsächlich und wurde später durch weitere Forschungen bestätigt.

„Wenn jemand sucht, dann geschieht es leicht, dass sein Geist nur nach dem Ding sieht, das er sucht – dass er nichts zu finden, nichts in sich einzulassen vermag, weil er immer nur das Gesuchte denkt, weil er ein Ziel hat, weil er vom Ziel besessen ist. Suchen heißt: ein Ziel haben. Finden aber heißt: frei sein, offen sein, kein Ziel haben."
H. Hesse

Leichte Kräfte

Die Palpation des PRM erfolgt mit leichter Kräfte. Das Ziel bei der Palpation und der Behandlung ist, so wenig invasiv als möglich zu sein. Die Tendenz, vor allem von Manualtherapeuten, geht eher in die Richtung kräftig zu behandeln – Techniken, mit denen der Therapeut bisher gewohnt war, aktiv in den Körper einzugreifen und die Widerstandsbarriere des Patienten zu durchbrechen. Während man mit dem cranialen Rhythmus arbeitet, sollte man sich bewusst werden, dass die Hände nur gut spüren können, wenn sie wenig Kraft ausüben. Durch die leichten Kräfte gibt man dem Patienten und seinem Gewebe auch genügend Raum, um sich entfalten zu können.

Drei nützliche Analogien um die optimale Kraft bei der Behandlung anzuwenden:
- Man stellt sich ein Stück dünner Zellophanfolie vor, die auf der Oberfläche einer Schüssel mit Wasser schwimmt. Die Kraft, die man braucht um die Zellophanfolie über die Oberfläche des Wassers zu schieben, ohne irgendwelche Verformungen in seiner Oberfläche hervorzurufen, ist genau die Kraft, die bei der Palpation und Behandlung des craniosacralen Mechanismus benötigt wird.
- Das Gewicht eines 5-Centstückes, das auf der Fingerspitze ruht (ca. 5 Gramm).
- Man stelle sich die Kraft vor, mit der man angenehm die Fingerspitzen auf seine geschlossenen Augenlider legen kann.

An dieser Stelle sei darauf hingewiesen, dass sich die Auffassungen über die aufgewandte Kraft weit unterscheiden. Während Upledger, auf der einen Seite, mit sehr wenig Kraft arbeitet, gibt es andere Schulen, die deutlich mehr Kraft 10N ($\triangleq$ 1kg) einsetzen. Weiterhin ist die aufgewendete Kraft von der zu therapierenden Struktur abhängig. So z.B wird die Behandlung von Beckenbändern sicher kraftvoller sein, als die Behandlung cranialer Läsionen. Wichtig ist die Anpassung des Therapeuten an die jeweilige Situation und Struktur!

„Erlaube es der physiologischen Funktion des Körpers, ihre eigene unfehlbare Potenz zu zeigen, anstatt blinde Kraft von außen einzusetzen."
W.G. Sutherland

Die menschliche Hand ist das effektivste diagnostische Instrument, das wir kennen. Durch subtile Palpation ist es möglich, die Strukturen unter der Haut, ihre Form, Bewegung und Beziehung zueinander zu ertasten. Ebenso kann die Funktion eines Organs und die Beweglichkeit eines Gelenkes mit seinen muskulären, bindegewebigen, knöchernen und sehnigen Verbindungen sowie die Fluktuation der Körperflüssigkeiten beurteilt werden. Die palpatorischen Fähigkeiten eines Therapeuten sollten von aktiv zu passiv, von eingreifend zu nicht-eingreifend, von starkem zu sehr leichtem Kontakt reichen.

Benutzt man starke Kräfte, um in subkutanen Strukturen zu fühlen, spannt sich Muskulatur an, Schmerzreflexe werden initiiert und der Körper „verteidigt" sich gegen die Hand des Untersuchers. Die so gewonnene Information kann dem Therapeuten mehr über die Abwehrmechanismen des Körpers erzählen als über die tatsächliche Situation.

Die sanfte Palpation erlaubt dem Therapeuten mit dem Patienten und dessen Geweben zu verschmelzen. Wie ein in Wasser getauchter trockener Schwamm wird die Information durch die Hand des Therapeuten absorbiert. Der Kontrast zwischen aktiver und passiver Form der Behandlung kann gut durch die alte Fabel des Nordwindes und der Sonne dargestellt werden, die beide versucht haben, den Mantel des Reisenden zu entfernen. Das starke Blasen des Nordwindes führte nur dazu, dass der Mann seinen Mantel fester als sonst hielt, währenddessen die warmen Strahlen der Sonne ihn bald dazu veranlassten, diesen abzulegen.

Sanfte Berührung beginnt mit einer angemessenen Annäherung an den Patienten. Dies bedeutet auch Respekt und Demut gegenüber dem Patienten. Der Patient sollte sich warm und angenehm fühlen, entspannt

sein. Als Therapeut sollte man sich ebenfalls in einer entspannten Haltung befinden. Die Hände sollten warm und trocken sein. Man palpiert mit den Fingerbeeren von der Oberfläche in die Tiefe.
Man beginnt mit der Haut:
▶ Ist sie heiß oder kalt, feucht oder trocken, sanft oder rauh?

Dann folgen die Muskulatur und das Bindegewebe:
▶ Sind die Muskeln verspannt oder entspannt, verschwollen oder empfindlich?

Zuletzt beurteilt man die Beweglichkeit der Schädelknochen und des Beckens. Sobald der Therapeut zu kräftig vorgeht oder selbst verspannt ist, wird die Information verfälscht und der PRM behindert.

Zur Schulung der eigenen Palpationsfähigkeiten sind folgende Übungen hilfreich:

Palpation des eigenen Herzpulses mit folgendem Vorgehen

▶ Man legt die mittleren drei Finger radial am Handgelenk auf.
▶ Dann drückt man sehr leicht und fühlt genau, wieviel Druck nötig ist, um den Herzpuls zu spüren.
▶ Anschließend vermindert man den Druck immer weiter und beobachtet, ob der Puls immer noch tastbar ist.
▶ Dieser Punkt 3 wird mehrmals wiederholt, bis man das absolute Kraftminimum erreicht hat.
▶ Folgende Beobachtungen sollte man auch im Seitenvergleich machen:
  ▶ Frequenz – schnell oder langsam?
  ▶ Amplitude des Pulses – groß oder klein?
  ▶ Qualität des Pulses – kräftig oder schwach?
  ▶ Morphologie der Kurve beim Druckanstieg und Druckabfall

Der Herzpuls sollte auch an anderen Stellen palpiert werden:
▶ in der Mittellinie ca. 2 cm oberhalb des Nabels (A. abdominalis)
▶ an der Innenseite des Oberschenkels (A. femoralis)
▶ 1 cm posterior des medialen Malleolus (A. tibialis posterior)
▶ seitlich am Hals (A. carotis communis)
Danach palpiert man zwei Stellen gleichzeitig und vergleicht die Charakteristika der beiden.

Palpation des respiratorischen Rhythmus

Der respiratorische Rhythmus wird durch die Bewegung des Brustkorbes und des Zwerchfells produziert und kann sehr leicht auf der gesamten vorderen Thoraxhälfte palpiert werden. Man palpiert den eigenen respiratorischen Rhythmus, indem man die Hände leicht dem Brustkorb auflegt und danach die selben fünf Schritte wie für den Herzrhythmus durchgeht.

Anschließend palpiert man den respiratorischen Rhythmus an anderen Körperstellen. Zum Beispiel am Abdomen, vorderen Oberschenkel, an der Wade und den Schultern. Während der Palpation konzentriert man sich darauf, wie sich das Gewebe unter den Händen in Beziehung zum respiratorischen Rhythmus bewegt – ist die Bewegung rotierend, sich ausdehnend oder sich zusammenziehend, nach oben oder nach unten sich bewegend? Man versucht die Antwort durch die Hände zu erspüren, zu fühlen und nicht (linkshirnig) zu analysieren.

Eine weitere Übung sieht folgendermaßen aus:
▶ Man wählt ein Gebiet aus und palpiert den Herzrhythmus.
▶ Ohne die Hände zu bewegen palpiert man nun den respiratorischen Rhythmus.
▶ Man wechselt hin und her zwischen der Palpation beider Rhythmen ohne die Hände zu bewegen.
▶ Danach versucht man, beide Rhythmen zur selben Zeit zu fühlen.

Übung zur Palpation am eigenen Schädel

Wie leicht eine Bewegung am Schädel übertragen wird, kann jeder an seinem eigenen Kopf feststellen. Man berührt mit Daumen und Zeigefinger den Proc. frontalis der linken und rechten Maxilla, gerade etwas medial zum inneren Augenwinkel. Durch sanfte Palpation erspürt man dort den fortgeleiteten Druck der Zunge, die gegen die Innenseite der oberen Zähne drückt, abwechselnd rechts und links. Später übt man dies an einer anderen Person und versucht, die Bewegung der Maxilla zu spüren.

Palpation des craniosacralen Rhythmus

Der craniosacrale Rhythmus kann, wie der Herz- und respiratorische Rhythmus, am ganzen Körper gefühlt werden und hat – wie die anderen Rhythmen – einen kennzeichnenden Charakter an verschiedenen Stellen des Körpers. Ziel ist die regelrechte oder gestörte Funktion des craniosacralen Mechanismus zu beurteilen.

Palpation des eigenen craniosacralen Rhythmus

Man verschränkt die Finger und legt die Handflächen leicht auf die eigenen Schläfen- und Scheitelbeine. Es ist einfacher, die Ellenbogen auf dem Tisch ruhen zu lassen, um eine entspannte Haltung zu ermöglichen.
Zuerst fühlt man den Herz- und respiratorischen Rhythmus und blendet beide dann aus dem Bewusstsein aus. Danach versucht man einen langsamen rhythmischen Zyklus mit einer Frequenz von ca. 8–12 pro Minute zu fühlen. Zwischen Flexion und Extension ist eine kleine Pause wahrnehmbar.
Sobald man den Rhythmus fühlt, vermindert man langsam den Druck, bis man die hierfür minimale Kraft gefunden hat. Danach versucht man, zwischen der Palpation der einzelnen Rhythmen hin und her zu wechseln.

Sobald man den Rhythmus sicher fühlt, versucht man folgendes zu beurteilen:
- Frequenz
- Symmetrie – bewegt sich eine Seite besser als die andere?
- Qualität – wie viel Energie, Kraft, Druck?
- Amplitude – Wie groß ist die Ausdehnung und die Zusammenziehung?

Palpation bei einer anderen Person

Während der Patient auf dem Rücken liegt, legt man die Hände unter das Occiput, so dass das Gewicht des Occiput auf dem Hypothenar sowie dem 4. und 5. Finger ruht. Man versucht zuerst, den Herzrhythmus am Kopf zu fühlen. Danach lenkt man seine Aufmerksamkeit auf eine leichte Flexion und Extension des Nackens, die mit der Atmung des Patienten korrespondiert. Anschließend konzentriert man sich auf die Expansion und Kontraktion des Kopfes, die mit dem craniosacralen Rhythmus einhergeht. Wenn sich das Occiput verbreitert, scheint sich die Basis um eine transversale Achse nach vorne zu bewegen. Nachdem das Occiput seine Flexionsbewegung beendet hat, bewegt es sich zurück in seine neutrale Position und beginnt dann seine Extensionsphase mit einer Verengung im transversalen Durchmesser.
In derselben Position ist es möglich, die Bewegung des Schläfenbeins und des hinteren Anteils des Parietale zu palpieren. Während der Flexionsphase des PRM bemerkt man am Schädel eine laterale Ausdehnung und eine Zusammenziehung während der Extensionsphase.

I. Grundlegende Griffanlagen am Schädel und Sacrum

Zur Überprüfung der Schädelbasis, insbesondere der SBS, stehen drei grundlegende Griffarten zur Verfügung. Abhängig vom Verhältnis der Größe der Therapeutenhände zum Kopf des Patienten wird die eine oder andere Griffanlage vorteilhafter sein. Es steht jedem Therapeuten frei, die für ihn Angenehmste anzuwenden. Es sollten aber alle beherrscht werden, um sich später den verschiedensten Situationen anpassen zu können.

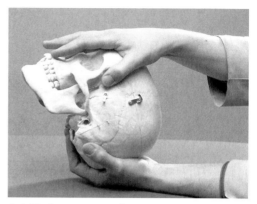

❷ Griffanlage zur Untersuchung der SBS

❶ Griffanlage

Die Zeigefinger liegen auf der Ala major des Sphenoids, die Kleinfinger liegen etwas posterior der SOM am Occiput, (je nach Hand bzw. Kopfgröße kann diese Position variieren). Die Daumen berühren sich, wenn möglich, gegenseitig und dienen als Fulcrum.

❸ Griffanlage

Die Finger sind so ausgebreitet, dass die Kleinfinger auf der Hinterhauptsschuppe liegen, die Ringfinger sind in Kontakt mit dem Occiput etwas posterior der SOM, die Mittelfinger befinden sich über dem Mastoid ohne die SOM zu berühren, die Zeigefinger liegen posterior der Mandibula auf, so dass sich die Ohren zwischen Zeige- und Mittelfinger befinden, die Daumen sind in Kontakt mit der Ala major.

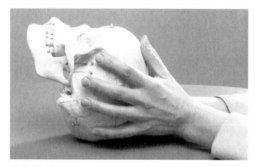

❶ Griffanlage zur Untersuchung der SBS

❷ Griffanlage

Der Kopf des Patienten liegt mit dem Occiput breitflächig in der einen Hand, die andere Hand umgreift die Stirn, so dass der Daumen auf der Ala major der einen Seite und der Kleinfinger entsprechend auf der anderen Seite aufliegt. Vorsicht vor zu viel Druck auf das Frontale nach dorsal! Dies stört die feine Wahrnehmung und induziert weitere Schädelfehler.

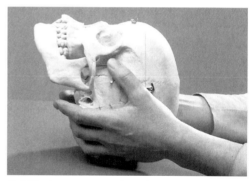

❸ Griffanlage zur Untersuchung der SBS

❹ Palpation des Sacrums

Hierfür eignen sich die Rücken- und Bauchlage. Die Metacarpale der palpierenden Hand befinden sich dabei in Höhe S2, die Sacrumspitze zwischen Thenar und Hypothenar. Die Fingerspitzen des Therapeuten reichen im

Allgemeinen bis zum vierten oder fünften LWK.

Während der Flexionsphase bewegt sich die Spitze des Sacrums nach anterior und die Basis nach posterior, während der Extensionsphase dreht sich die Bewegung um.

Eine gute Übung ist es, wenn ein Therapeut am Kopf und ein anderer am Sacrum palpiert, so dass einer die Bewegungsphase am Occiput registriert und der andere am Sacrum. So können beide ihre Palpation vergleichen. Die Rhythmen sollten synchron sein. Sie können aber auch, abhängig von der Zahl und der Schwere der Restriktionen verschoben sein.

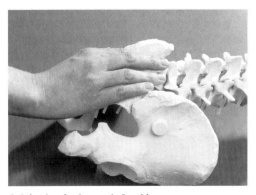

Palpation des Sacums in Bauchlage

J. Techniken

Verschiedene therapeutische Vorgehensweisen werden angewandt:

1. Stillpointinduktion

Ziel einer Stillpointinduktion ist die Veränderung der Fluktuation des LCS und damit die Verbesserung der Mobilität aller Strukturen im Körper. Der Stillpoint kann überall am Körper induziert werden.

Der Therapeut folgt dem craniosacralen Rhythmus und beurteilt ihn hinsichtlich der Frequenz, Amplitude, Qualität und Symmetrie. Danach begleitet er mit seinen Händen die jeweilige Struktur in die Richtung des größten Bewegungsausmaßes (z.B. in die Flexion). In der darauf folgenden Extensionsphase behindert der Therapeut die Bewegung passiv mit seinen Händen. Danach verfolgt er wieder die Flexionsbewegung, ohne aktiv weiter in die jeweilige Richtung zu drücken. Nach mehreren Zyklen (ca. 5–20) kommt es zur absoluten Ruhe des Gewebes bzw. des PRM – zum Stillpoint.

Grundsätzlich ist es leichter, einen Stillpoint in der Extensionsphase auszulösen, was man beim Erlernen bedenken sollte. In der frühen Lernphase der Palpation des PRM ist es am einfachsten, einen Stillpoint an den Füßen oder am Sacrum auszulösen. Dabei kommt es zum Stillpoint im gesamten System.

Durch die Induktion eines Stillpoints entspannt sich das Gewebe, das craniosacrale System kommt völlig zur Ruhe und gleicht dadurch Unregelmäßigkeiten in der Fluktuation des LCS aus. Nach dem Stillpoint nimmt das Gewebe mit einem verbesserten Rhythmus die neu gewonnene, physiologische Bewegung des LCS auf. Der Therapeut nimmt die Veränderung, besonders hinsichtlich der Symmetrie und der Amplitude, mit seinen Händen wahr.

Die Technik kann mehrere Male wiederholt werden, bis der regelrechte Fluss des LCS erreicht ist.

Der Stillpoint kann von einigen Sekunden bis zu mehreren Minuten dauern. Während des Stillpoints dürfen die Hände nicht vom Patienten genommen werden, da dies zur vollkommenen Störung des PRM führen würde. Bei älteren oder sehr kranken Patienten kann die Auslösung eines Stillpoints in der Expirationsphase zu sehr schwächen. Bei dieser Personengruppe sollte der Stillpoint eher in der Inspirationsphase induziert werden.

Stillpointinduktion an den Füßen

Der Patient befindet sich entspannt in RL, der Therapeut am Fußende des Patienten. Er umfaßt mit seinen Händen beide Fersen oder Vorderfüsse.

Der Therapeut beurteilt während der cranialen Flexionsphase die AR und während der Extensionsphase die IR der Beine. Er folgt der Richtung der größeren Beweglichkeit und gibt der geringeren Bewegung einen leichten Widerstand. Dies wird, wie oben beschrieben, bis zum Erreichen des Stillpoints fortgeführt.

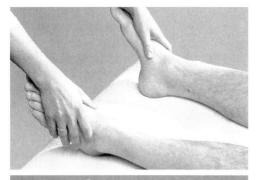

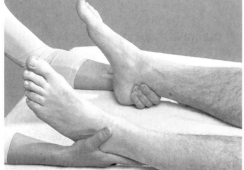

Stillpointinduktion an den Füßen

Stillpointinduktion am Sacrum

Die Technik kann in RL, SL oder BL durchgeführt werden. Der Therapeut steht seitlich zum Patienten, eine Hand hat Kontakt zum Sacrum. Die Fingerspitzen schauen nach cranial und berühren LWK5. Der Therapeut vergleicht die Flexions- und Extensionsbewegung am Sacrum und behandelt entsprechend oben geschilderter Vorgehensweise.

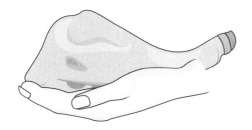

Stillpointinduktion am Sacrum

2. Indirekte Technik

Die indirekte Technik besteht im „Übertreiben" der Läsion. Magoun hat diese Technik als „exaggeration technic" beschrieben. Hierbei bewegt der Therapeut das Gewebe oder den Knochen in die Richtung der freien Beweglichkeit und geht darüber hinaus bis zur physiologischen Barriere.

Dadurch baut sich eine spürbare Spannung im Membranen System auf. Diese Position hält man so lange, bis es zur Gewebsentspannung kommt. Danach führt der Therapeut die Bewegung in Richtung Neutralposition zurück und wiederholt die Technik kann so oft bis keine Spannungen mehr spürbar sind und die Strukturen frei in beide Richtungen bewegt werden können. Beispiel: Bei einer Flexionsläsion wird die Struktur in Flexion begleitet und dann ein kleiner Impuls darüber hinaus ausgeübt. In der Neutralphase begleitet man die Struktur wieder zurück, während der jetzt folgenden Extension hält man die Struktur und geht **nicht** mit in die Extensionsbewegung. In der nächsten Flexionsphase wiederholt man den ganzen Vorgang – solange, bis eine spürbare Gewebsentspannung erreicht ist. Die maximale freie Beweglichkeit wird nicht immer in der ersten Behandlung (Stillpoint) erreicht. Dies hängt von Alter, Gesundheit des Patienten und Schwere der Läsion ab. Eine 50%ige Besserung ist schon als Behandlungserfolg zu werten. Die Technik kann in der nächsten Sitzung wiederholt werden.

Die indirekte Technik kann immer angewandt werden, außer bei Kindern vor dem 6./7. Lebensjahr. In diesem Alter sind das Durasystem und die Schädelnähte noch nicht voll entwickelt, so dass das reziprokale Spannungsmembran-System die Korrektur mittels dieser Technik noch nicht ausführen kann. Akute Traumen stellen ebenfalls eine Kontraindikation dar.

Dies ist auch für die AK-Korrekturen von Cranial Faults zu beachten!

3. Direkte Technik

Bei der direkten Technik wird die betroffene Struktur aus der Läsion heraus in die blockierte Bewegungsrichtung, also Richtung Korrektur, gebracht. Dies erfolgt sanft und mit geringem Kraftaufwand. Wichtig ist, dass es zu keinen Gegenspannungen der Gewebe kommt, sonst wird die Entspannung der Gewebe, die die Restriktion aufrechterhalten, verhindert. Am Schädel muss die Kraft innerhalb der Amplitudenschwelle und unterhalb der Stärke des PRM bleiben, um diesen nicht zu blockieren.

Die direkte Technik ist vor allem bei Kindern vor dem 7. Lebensjahr angezeigt. Je jünger das Kind ist, desto weniger Kraft wird auf die Knochen ausgeübt. Oft genügt schon ein kleiner Druck in die Korrekturrichtung, um den von Sutherland beschriebenen „Self-correcting Mechanism" auszulösen.

Bei akuten traumatischen Läsionen, vor allem ligamentären Ursprungs (z.B. an den Beckenbändern), eignet sich die direkte Technik besser, da eine indirekte Technik durch weitere Überdehnung der Weichteile zur Verschlimmerung führen wird.

Generell sollte, außer bei den oben genannten Kontraindikationen, immer mit einer indirekten Technik begonnen werden. Die indirekte Technik lässt sich mit der direkten elegant kombinieren, indem man mit der indirekten Technik beginnt und anschließend die Fasern der Gewebe, die sich mit der indirekten Technik nicht befreien ließen, mit einer direkten Technik behandelt.

Andere Beispiele für direkte Techniken:
- ▶ Recoil
- ▶ Disengagement (Befreiung von zwei benachbarten Strukturen)

4. V-Spread-Technik

Dies ist eine sehr feine Technik, die von Sutherland entwickelt wurde, um die Fluktuation von Flüssigkeiten zu verbessern. Sie unterstützt im Bereich des Schädels und der Wirbelsäule die Fluktuation des LCS, im Bereich der Extremitäten den extrazellulären Flüssigkeitsaustausch (Grundsystem, Lymphsystem).

Mit einem energetischen Impuls mit zwei Fingern einer Hand zu den V-förmig, über der Läsion, gespreizten Fingern der gegenüberliegenden anderen Hand verbessert man den Austausch der Flüssigkeiten in der Region zwischen den beiden Händen (❹ osteopathisches Prinzip!).

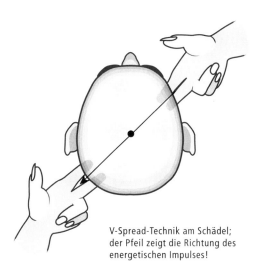

V-Spread-Technik am Schädel; der Pfeil zeigt die Richtung des energetischen Impulses!

5. Unwinding-Technik

Es handelt sich um eine Art „Entwringungs- oder Entrollungsarbeit" von myofascialen Strukturen. Da das englische Wort „Unwinding" sehr schlecht ins Deutsche übersetzt werden kann, wird die englische Bezeichnung hier beibehalten.

Knöcherne und myofasciale Dysfunktionen (infektiösen oder traumatischen Ursprungs) führen zu Umbauvorgängen in der Faszie.

Deswegen können primäre Läsionen innerhalb der ersten ein bis zwei Tage relativ leicht mit direkten Techniken behandelt werden. Nach dieser Zeit wird es, durch die Umbauvorgänge und die Anpassung innerhalb der Faszie, zunehmend schwieriger die Restriktionen zu befreien. Die Unwinding-Technik stellt eine effektive Behandlung für diese Läsionen dar.

Dabei übt der Therapeut zunächst einen leicht ansteigenden Druck auf das zu behandelnde Gewebe aus, bis er den Widerstand des Gewebes unter seinen Händen wahrnimmt. Er folgt dann den Anziehungen des Gewebes bis er den Punkt der Restriktion erreicht. Die Kunst der Technik liegt darin, diese Barriere zu finden und dann an dem Punkt so lange zu verweilen, bis es zur gewünschten Gewebsentspannung kommt, auch „Tissue Release" genannt.

Es kann vorkommen, dass sich das Gewebe von dem Spannungspunkt weg bewegen will, da dieser Punkt mit unangenehmen Erinnerungen – psychischer und physischer Art – verknüpft ist, die bisher nicht verarbeitet wurden. Deshalb ist es wichtig, dass der Therapeut wirklich an dieser Barriere verweilt und sich nicht durch das Gewebe wieder von diesem Punkt wegführen lässt. Auch darf nicht mit großer Kraft gearbeitet werden, da sonst die entstehende Abwehrspannung einen Release verhindert.

Es ist nicht selten, dass bei der Behandlung unangenehme Emotionen oder alte Erinnerungen hochkommen. Dies sollte man zulassen und den Patienten, eventuell bereits vor der Behandlung, darüber aufklären, dass dies ein Teil des Heilungsprozesses ist.

Hat man als Osteopath keine zusätzliche psychotherapeutische Ausbildung, ist hier die interdisziplinäre Zusammenarbeit mit entsprechenden Therapeuten sehr empfehlenswert und förderlich. Zum einen ist der Behandlungserfolg in der Osteopathie mit der entsprechenden psychotherapeutischen Unterstützung wesentlich schneller und direkter zu erreichen und zum andern bekommt der Psychotherapeut mit Hilfe einer guten osteopathischen Behandlung Unterstützung auf somato-psychischer Ebene.

Hat man einen myofascialen Release erreicht, wird man vom Gewebe oft zu einer neuen Restriktion geführt. Der Therapeut geht dann vom Punkt der vorher erreichten Gewebsentspannung aus und folgt den neu entstandenen Anziehungen. Er darf dabei den gewonnenen Tiefenkontakt zum Gewebe nicht wieder verlieren und auch nicht zum Ausgangspunkt am Beginn der Technik zurückkehren. Durch leichten Zug oder sanfte Kompression wird immer eine feine Spannung im Gewebe aufrechterhalten, ähnlich der Ankerleine eines Bootes, die bei einem leichten gleichmäßigen Wind kontinuierlich gespannt ist. Das Boot kann sich genauso wie das Gewebe trotz der Befestigung an der Ankerleine frei hin und her bewegen.

Folgende Phänomene können bei der „Unwinding-Technik" wahrgenommen werden:
- Zunahme des Volumens zwischen den Händen durch die vermehrte Flüssigkeitspassage im Gewebe
- Gefühl von verstärktem Energiefluß im Gewebe
- Vermehrtes Wärme- oder Kältegefühl
- Deutliche Gewebsentspannung durch die Regulierung von Nervenreflexen
- Veränderung der Atemqualität und -quantität
- Entstehen und wieder Verschwinden des therapeutischen Pulses
- Kommt es während der „Unwinding-Technik" zum Hochkommen von unangenehmen Emotionen, wird der Behandler eine „abweisende Kraft" wahrnehmen.
- Erreichen eines Stillpoints.

6. CV-4-Technik

Diese Technik wurde bereits von Sutherland entwickelt und wird heute von den verschiedenen Schulen kontrovers beurteilt.
Die Kompression des vierten Ventrikels verbessert die physiologische Fluktuation der cerebrospinalen Flüssigkeit. Mit größerer Erfahrung können der dritte und die lateralen Ventrikel ebenso behandelt werden.

Erklärungsmodell: Der vierte Ventrikel wird umgeben von der Pons, dem Kleinhirn und den lateralen Pedunkeln. Die seitlichen gelenkigen Oberflächen des Occiputs sind so geformt, dass durch eine leichte mediale Kompression im Bereich des Asterions, sich die Knochen etwas nach medial bewegen und die lateralen Winkel approximieren. Dies verstärkt die Spannung am Tentorium auf Grund seiner posterioren Anheftungen und drückt es nach unten auf das Kleinhirn. Dadurch sinkt das Kleinhirn nach caudal Richtung Pons und Medulla ab, währenddessen gleichzeitig die Pons und die Medulla nach oben gedrückt werden und dadurch den vierten Ventrikel komprimieren.
Die peripheren Effekte der CV-4-Technik sind eine verbesserte Flüssigkeitsdrainage aus Ödemen nach Traumen und im Rahmen von entzündlichen und degenerativen sowie metabolischen Prozessen. Die Technik kann Fieber senken, verbesert die Funktion des Uterus, aktiviert die Zwerchfelltätigkeit über die Aktivierung des Parasympathicus und schafft insgesamt einen Ausgleich bei zu starker Aktivität des sympathischen Nervensystems.

Durchführung: Die Hände des Therapeuten liegen entweder nebeneinander oder es werden die Finger so verschränkt, dass die Daumen miteinander ein „V" bilden. Die Spitze dieses V's sollte nach caudal bis ungefähr zum Dornfortsatz HWK 2 reichen. Beide Daumenballen sind in Kontakt mit der Squama des Occiputs, ohne Kontakt zur SOM.
Während der Extensionsphase verengt sich das Occiput. Dieser Bewegung folgt man mit

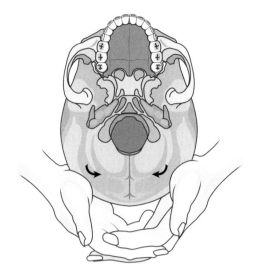

CV-4-Technik am Schädel

den Daumenballen. Sobald sich das Occiput während der Flexionsphase weitet, verhindert man diese Bewegung. Geringe Kräfte sind eine Voraussetzung, um keinesfalls zuviel Druck auf die Squama des Occiput auszuüben. Wenn das Occiput zurück in die Extensionsphase geht, folgt man wieder dieser Bewegung und blockiert dann die darauf folgende Flexionsphase. Dieser Vorgang wird solange fortgesetzt bis sich der Rhythmus verlangsamt oder ganz stoppt, also ein Stillpoint erreicht ist.
Die Atmung wird kürzer und oberflächlicher, z.T. treten Schweißperlen auf der Stirn aus. Sobald der craniosacrale Rhythmus wieder neu einsetzt, verfolgt man mehrere Zyklen von Flexion und Extension und beurteilt danach den Rhythmus auf Veränderungen hinsichtlich Amplitude, Bewegungsausmaß und Vitalität.

Kontraindikationen:
▶ Kürzlich zurückliegende cerebrale Blutung oder Hirnschlag
▶ Cerebrales Aneurysma
▶ Schädelfraktur, die weniger als vier bis sechs Monate zurückliegt

K. Indikationen der craniosacralen Osteopathie

1. Pädiatrie

- Asymmetrie, KISS-Syndrom (Kopfgelenks-assoziierte Symmetriestörung)
- Schlechtes Trinken
- Schwallartiges Erbrechen nach der Nahrungsaufnahme
- Teilleistungsstörungen, Legasthenie, Dyskalkulie
- Trichterbrust
- Kyphose
- Skoliose
- Wachstums- und Gedeihstörungen
- Störungen in der Entwicklung der Aufrichtung (fehlendes Krabbeln, mangelnde Stützfunktion, usw.)
- Kolikartige Bauchbeschwerden, Blähungen
- Enuresis
- Cerebralparese
- Schluck- und Sprachstörungen
- Autismus

2. Orthopädie/Rheumatologie

- Ischialgie
- Lumbalgie
- Pseudoischialgie
- Alle sonstigen Arten von Wirbelsäulenbeschwerden
- Fibromyalgiesyndrom

3. Neurologie

- Schwindelzustände
- (Trigeminus-) Neuralgie
- Hornersyndrom
- Gleichgewichtsprobleme
- Hemiplegie

4. Allgemeinmedizin

- Atembeschwerden bis zum Asthma bronchiale
- Allergien
- Bruxismus
- Einschlaf- und Durchschlafsstörungen
- Kopfschmerzen
- Neurodermitis

5. Zahnheilkunde/KFO

- Z.n. Zahnextraktion
- Bruxismus
- Okklusionsstörungen
- Begleitbehandlung bei Schienentherapie und KFO-Behandlung

6. Traumatologie

- Z.n. alter Schädelfraktur oder Stürzen auf Schädel, Kreuz- und Steißbein
- Z.n. Schleudertrauma

7. HNO/Augen

- Paukenerguss
- Tinnitus
- Chronische Rhinitis/Sinusitis
- Augenprobleme (Strabismus, Achsen-/Winkelfehlsichtigkeit usw.)

8. Innere Medizin

- Funktionelle Magen-Darm-Beschwerden (Obstipation, Völlegefühl usw.)
- Spasmen von Cardia, Pylorus, Sphinkter oddi, ICV usw.

9. Kardiologie

- Funktionelle Herzbeschwerden (Rhythmusstörungen)

10. Psychologie/Psychiatrie

- Essstörungen
- Psychovegetative Beschwerden
- Depressionen

Diese Liste erhebt keinen Anspruch auf Vollständigkeit!

L. Kontraindikationen

Offiziell gelten alle akuten Erkrankungen, die mit Fieber einhergehen, frische Schädel- oder Hirnverletzungen, Tumor oder Metastasen, Aneurysmen der Hirngefäße, starke Hypertonie, alle nicht weiter abgeklärten Kopfbeschwerden nach Verletzungen, endogene Depressionen als Kontraindikation.

Still hat jedoch tatsächlich gerade mit entzündlichen Erkrankungen (Meningitis!) seine ersten und eindrucksvollsten Erfolge mit der Osteopathie erzielt. Auch später haben Sutherland und Magoun immer wieder ihre guten Erfahrungen im Rahmen von entzündlichen Erkrankungen beschrieben. Trotzdem, gemäß der heute eingeschränken Indikationsbreite für Osteopathen werden von allen Schulen derzeit aus forensischen Gründen oben genannten Kontraindikationen angegeben.

IV. Strategie der Untersuchung und Behandlung mit Osteopathie und AK

A. Historische Entwicklung und Diskussion

Während der Osteopath Sutherland vom Schädel ausging, begründete kurz nach ihm ein amerikanischer Chiropraktiker namens DeJarnette die SOT = Sacro-Occipitale Technik, die, wie der Name sagt, diagnostisch vom anderen Ende des Achsorgans ausgeht.

DeJarnette war selbst Patient von Sutherland und wurde von ihm in seiner Arbeit sicher ganz erheblich beeinflusst. George Goodheart, der Begründer der AK, war ein Schüler von DeJarnette. Seine geniale Beobachtungsgabe zusammen mit seiner Offenheit für alles Neue führten dazu, dass wir heute in der AK die Craniosacrale Therapie Sutherlands mit der Sacro-Occipitalen Technik DeJarnettes verbinden können. Mit den einfachen Diagnosemethoden Challenge und TL gelingt es in den allermeisten Fällen, schnell und effektiv die Störung zu identifizieren, um dann mit einfachsten Mitteln therapieren zu können.

Die Integration cranialer/sacraler Techniken in die AK erfolgte über die SOT durch Goodheart.

Mit seinem für die damalige und heutige Zeit revolutionären und in seiner Ganzheitlichkeit weitreichenden Denkansatz innerhalb der Chiropraktik integrierte Goodheart nach und nach eine Vielzahl therapeutischer bzw. diagnostischer Methoden in seine Arbeit. So einfach und selbstverständlich es für ihn war, sich anderer Verfahren zu bedienen, die weit über den chiropraktischen Horizont hinausreichen, so schwierig erscheint es doch den jeweils anderen Fachdisziplinen, die AK in ihrem System zu akzeptieren. Viele therapeutische Richtungen, auch wenn sie sich mit dem Etikett der Ganzheitlichkeit schmücken, distanzieren sich von fachübergreifenden, weiterführenden Denkansätzen. Man denke hierbei nur an die Homöopathie und chinesische Medizin, aber auch an die Osteopathie, die sich – trotz ihrer Nähe zur Chiropraktik – primär von dieser abgrenzt. Bei allem Respekt für die immensen Möglichkeiten, die bei souveräner Ausübung der jeweiligen Fachdisziplin vorhanden sind, kann doch ein einzelner Denkansatz immer nur einen Teil des wirklich Ganzen wiederspiegeln und ist auf diese Weise immer einseitig.

Es ist nicht verwunderlich, dass ausgebildete Osteopathen nach langen Jahren des Studiums der Anatomie, Physiologie und Palpation mit all ihren subtilen und diffizilen Methoden der zum Teil phänomenal einfachen Denkweise der AK abwehrend und skeptisch gegenüberstehen. Doch möchten wir hier an dieser Stelle nicht die gründliche Ausbildung in der Osteopathie durch ein paar einfache AK-Tricks überflüssig machen, sondern ein zusätzliches Werkzeug anbieten, das als Ergänzung zur Osteopathie dienen kann. Mit Hilfe der AK sollten Therapiehindernisse aufgedeckt und übergeordnete Zusammenhänge hergestellt werden. Ebenfalls ist die AK ein diagnostisches Hilfsmittel, um unklare Befunde überprüfen zu können bzw. die Behandlungsstrategie und den Behandlungserfolg zu kontrollieren.

Ebenso wie es ohne grundlegende Kenntnisse in der klassischen Homöopathie nicht möglich ist, mit der AK das richtige Mittel zu finden, genauso ist es ohne osteopathische Kenntnisse nicht möglich, nur mit der AK als Diagnosemöglichkeit osteopathisch zu behandeln. So bleibt hier festzustellen, dass weiterhin das osteopathische Grundlagenwissen und die osteopathischen Techniken die Basis bilden und die AK als Ergänzung und nicht als Ersatz verstanden werden sollte.

Wir wollen in diesem Buch eine Verbindung zwischen AK und Osteopathie aufzeigen und lösen hoffentlich eine Diskussion um unter-

schiedliche, bisher leider auch innerhalb ICAK nicht ausdiskutierte Themenbereiche aus.
Trotz gleichzeitiger Mitgliedschaft von D.C.'s und D.O.'s in ICAK fand innerhalb dieser gemeinsamen Plattform bisher nur eine ungenügende Klärung der strittigen Punkte statt. Die unterschiedlichen Denkansätze dieser beiden Berufsgruppen werden besonders am CSS deutlich.
Das Denkmodell der Chiropraktik (Chirotherapie oder Manuelle Medizin im deutschen Sprachraum) ist primär knöchern orientiert. So sind auch die Vorgehensweise und Therapie craniosacraler Störungen in diesem knöchernem Konzept begründet (s. Kap. II.F).
Die Osteopathie geht mit ihrer faszial orientierten Betrachtungsweise ganz andere Wege, wodurch sie sich in ihren physiologischen Erklärungsmodellen und therapeutischen Ansätzen von der Chiropraktik absetzt. Die Situation wird noch erschwert durch die Tatsache, dass es auch zwischen den diversen Osteopathieschulen unterschiedliche diagnostische und therapeutische Vorgehensweisen gibt.

Im Folgenden möchten wir kurz die Hauptproblemfelder in der Diskussion aufzeigen:

1. Direkte/Indirekte Techniken

In der visceralen Osteopathie hängt es weitgehend von der persönlichen Einstellung, Erfahrung und den persönlichen Vorlieben des Osteopathen ab, wann er lieber mit direkten oder indirekten Techniken arbeitet. Beides ist grundsätzlich möglich. In der craniosacralen Osteopathie scheint der derzeitige Stand, ohne dass der Gründervater Sutherland hier eindeutige Anweisungen gegeben hat, folgendermaßen zu sein:
Handelt es sich um frische traumatische Läsionen, so werden direkte Techniken bevorzugt, die evtl. sogar mit einem etwas größeren Kraftaufwand ausgeübt werden. Bei älteren Läsionen, bei denen sich durch den faszialen Umbau das System in einer Kompensation befindet, werden eher indirekte Techniken benutzt, um dem System zu helfen, zu einer erneuten Selbstorganisation zurück zu finden. Spezielles gilt für die Behandlung von Säuglingen und Kleinkindern, s. Kap. IV.G.
Die AK verwendet bei der Behandlung der Schädelfehler sowohl direkte wie indirekte Techniken, ohne eine exakte Differenzierung vorzugeben, wann welche Technik sinnvoll ist. Anwendungskriterium ist der positive Challenge.

2. Dauer und Stärke der therapeutischen Mobilisation

Die AK-Techniken sind im Gegensatz zu osteopathischen Techniken meist von kürzerer Dauer und mit einem höheren Kraftaufwand verbunden. Die CSO kritisiert daran, dass dies vor allem bei alten Läsionen nur zu einem kurzzeitig anhaltenden Effekt führt und nicht von Dauer sein kann. Die ursprünglich angegebene Druckstärke 0,5 – 1 Kg wird als zu hoch angesehen. Hier gehen aber auch die Ansichten der Osteopathieschulen deutlich auseinander.

3. Einsatz der Atemmodalitäten bei der Diagnostik und Therapie von Schädelfehlern

Wie später noch im Einzelnen ausgeführt, ist der CSR eigenständig und unabhängig vom Atemrhythmus. Es gibt nur sehr spärliche Literaturstellen mit Hinweisen darauf, dass sich durch die Ein- oder Ausatmung bestimmte spezifische Phasen des craniosacralen Rhythmus verstärken lassen (z.B. Magoun, „Osteopathy in the cranial field", S. 40, 102f). Neuere Untersuchungen von Dr. Frank Willard (pers. Mitteilung von T. Gates) untermauern diese AK-Hypothese. Obwohl aus klassisch osteopathischer Sicht oft angezweifelt, stellt das Atemscreening aus unserer Sicht eine schnelle und einfache Übersichtsdiagnose des CSS dar.

4. AK-Diagnostik von craniosacralen Störungen mit Therapielokalisation (TL)

Bei Walther ist die Möglichkeit der Diagnostik von einzelnen Schädelfehlern mit TL beschrieben. Man sollte sich aber bewusst sein, dass sich am Schädel eine Vielzahl von anderen Reflexzonen, NL, NV, Akupunkturpunkten, Muskelursprüngen und Suturen befinden, die alle ebenfalls eine positive TL haben können. Ebenfalls gibt es keine definitiven Punkte, die eindeutig auf einen bestimmten Schädelfehler hinweisen sondern immer mehrere Areale, die bei einem Schädelfehler eine positive TL haben können, aber eben nicht müssen. Sollte allerdings eine TL bei einem Schädelfehler eindeutig positiv sein, so ist diese TL gut geeignet um eine Korrektur zu überprüfen.

Somit erscheint uns die alleinige Diagnose von Schädelfehlern mit TL fragwürdig und sollte bestenfalls in einer schnellen Übersichtsdiagnostik verwendet werden. Vor jeder weiteren Schlussfolgerung müssen dann weitere osteopathische oder AK-Tests zur Verifizierung durchgeführt werden. Eine Ausnahme hiervon sind Suturenfehler, bei denen die TL aussagekräftiger ist. Doch auch hier sollte man sich bewusst sein, dass in deren Verlauf auch andere Punkte eine positive TL haben können (z.B. Sutura sagittalis und Akupunkturpunkte auf dem Lenkergefäß). Auch hier hat der CH eine weit größere Aussagekraft!

Sehr interessant hierzu sind auch die Überlegungen von Chris Smith, D.O., der aufgrund seiner Erfahrungen bei Versagen der TL zur Diagnostik eher eine zweihändige TL zu den Schädelknochen bzw. zu benachbarten Schädelknochen empfiehlt, um dann bei positiver TL mittels dynamischem Challenge den Vektor – und damit die Behandlungsrichtung – zu suchen, der diese TL aufhebt (Cranial Dynamics, Collected Papers, Spring 1990, ICAK Europe).

5. AK-Diagnostik von craniosacralen Störungen mit Challenge (CH)

In der AK-Literatur gibt es nur wenige Aussagen über die Art und Weise des CH zur Untersuchung der Schädelfehler. Es wird zum Teil nicht eindeutig erklärt, ob es sich um einen gehaltenen oder dynamischen Challenge handelt, ebenso fehlt das logische Erklärungsmodell, welche Struktur (Knochen, Muskel, Faszie/Dura) für den positiven CH verantwortlich ist.

Das am Becken und an der Wirbelsäule verwandte Erklärungsmodell ist nur sehr eingeschränkt auf das craniale System übertragbar und auch Walther stellt hier nur die verschiedene Möglichkeiten als Erklärungsmodell vor, ohne im weiteren hierzu explizit Stellung zu beziehen.

Als mögliche involvierte Mechanismen beim Challenge nennt er das reziprokale Duramembranspannungssystem, den PRM und die Beeinflussung der Hirnnerven durch den CH.

- Beim dynamischen Challenge an der Wirbelsäule und am Becken werden Muskeln und Bänder/Kapseln (Propriozeptoren) gedehnt und führen im Falle einer Störung zu einer positiven Testreaktion, aus der sich eindeutig die Behandlungsrichtung ableiten lässt.
  Im Schädel findet die Kraftübertragung auf die Knochen nicht über die Muskulatur sondern über das Spannungsmembransystem (Durasystem) statt. Aufgrund der mangelnden Elastizität der Dura kann das Erklärungsmodell für den dynamischen Challenge am Schädel nicht in derselben Weise wie an der Wirbelsäule verwandt werden.
- An der Wirbelsäule lässt sich mit dem gehaltenen CH einfach und direkt die richtige Behandlungsrichtung ermitteln. Im CSS greift man mit dem gehaltenen Challenge in die rhythmische Fluktuation des PRM ein.

▶ Des Weiteren adaptiert die Dura an länger bestehende Läsionen. Auch hier hängt die Testaussage von den verschiedensten – leider unbekannten – Faktoren ab.

Wie ursprünglich von Walther beschrieben, bestätigt aber die Erfahrung, dass mit dem dynamischen Challenge am Schädel in überwältigend einfacher Art und Weise gearbeitet werden kann, wenngleich eine endgültige Erklärung des exakten Mechanismus aussteht. Bei der Beschreibung der CH Durchführung in diesem Buch ist immer – außer ausdrücklich anders erwähnt – ein dynamischer CH gemeint.

6. Griffanlagen für CH und Mobilisation

Bei einzelnen Schädelfehlern ist die Griffanlage zu überdenken (z.B. Korrektur eines Inspiration Assist mit Kontakt am Mastoid, s. Kap. VI.C). Insgesamt erscheinen uns die Griffanlagen zu weit entfernt von der eigentlichen Läsion; sie sind aus diesen Gründen sehr unspezifisch und global und deshalb zur spezifischen Behandlung einzelner Schädelknochen weniger geeignet.

7. Primäre/Sekundäre Läsion

Die große Kunst in der Osteopathie ist das Aufsuchen und die Palpation der sogenannten „primären Läsion".

Untersuchen wir einen Patienten, so finden wir meist eine Vielzahl von Störungen. Viele dieser Störungen sind aber lediglich Anpassungsstörungen an bereits früher entstandene andere (primäre) Läsionen. Behandelt man lediglich diese Anpassungsstörungen – die durchaus für den Patienten die momentane Hauptproblematik darstellen können – führt dies kurzfristig zu therapeutischen Erfolgen, ohne jedoch von Dauer zu sein. Bei zu Grunde liegenden primären Läsionen ist es nicht verwunderlich, dass die Probleme rezidivieren oder sich die Beschwerdemuster nur verschieben und dann Beschwerden an anderer Stelle des Körpers auftauchen, die allerdings auch wieder rein sekundärer Natur sind. In der Osteopathie versucht man mit der sogenannten „Listening"-Technik diese primäre Läsion aufzuspüren. Ist diese korrekt behandelt, so lösen sich sekundäre Probleme von selbst bzw. sind dann in der Folge wesentlich leichter und dauerhafter behandelbar.

In die AK ist dieses Gedankengut bisher nur sehr spärlich eingezogen. Mehr oder weniger werden hier die Schädelfehler mit AK diagnostiziert und behandelt, ohne sich um die Problematik einer sogenannten primären Läsion direkt zu kümmern. Wir möchten auch an dieser Stelle betonen, dass durch die Ergänzungen von Hutchinson-Smith und Smith eine wichtige Lücke geschlossen wurde. Die sogenannten klassischen AK-Schädelfehler stellen eher Adaptationen dar. Erst durch die Integration des Lateral und Vertical Strain (obwohl bis heute nicht als offizielles Lehrmaterial von ICAK akzeptiert!) besteht eine Möglichkeit mit der AK auch primäre Läsionen zu diagnostizieren und zu behandeln.

Falls Schädelfehler rezidivieren, ist dies nicht zwingend ein Hinweis auf eine unvollkommene Technik oder auf eine extracranielle Störung, sondern kann schlicht und einfach bedeuten, dass lediglich eine Anpassungsstörung und nicht die primäre Läsion behandelt wurde.

8. Vorteile einer Integration von AK und CSO

Für Therapeuten, die zuvor noch keine craniosacrale Ausbildung absolviert haben und im AK-Kurs „Manuelle Medizin II" (Craniosacrales System) auf diesem Gebiet ihre ersten Erfahrungen machen, bietet das AK-Konzept einen immens schnellen und simplen Zugang zur Behandlung des CSS. Auch wenn es bisweilen zu regen Diskussionen kommt, so ist es nicht von der Hand zu weisen, dass dieses Konzept seit nunmehr 30 Jahren besteht und damit zahlreiche Behandlungserfolge erzielt wurden.

Für den craniosacralen Osteopathen ist die AK das verbindende Element zu anderen therapeutischen Verfahren. Vor allem bei „osteopathischer Therapieresistenz", die in der heutigen Zeit aufgrund der multifaktoriellen Belastungen sicherlich im Zunehmen ist, kann die AK schnell und ökonomisch Hinweise auf übergeordnete Zusammenhänge geben und damit eine zielgerichtete weitere Diagnostik oder Therapie eingeleitet werden.

Wir denken, dass man sich von der polarisierenden Sichtweise trennen muss, es gebe nur immer eine therapeutische Richtung, die auf dem einzig richtigen Gedankengebäude aufbaut. **Unser Wissen um die Natur des Menschen ist zu sehr im Fluss, als dass wir zu einem bestimmten Zeitpunkt sagen könnten, dass der derzeitige Kenntnisstand abgeschlossen und der einzig richtige ist.**

Mit Sicherheit bestehen Unterschiede in der Beurteilung der Bedeutung der Atemphasen, des weiteren auch hinsichtlich Dauer und Stärke der angewendeten Korrekturtechniken, doch diese Diskussion setzt sich fort bis in die Reihen der craniosacralen Osteopathen selbst, die hier ebenfalls divergierende Auffassungen vertreten.

So genial einfach und direkt die AK sich hinsichtlich der craniosacralen Osteopathie darstellt, so eher grob und zu einfach strukturiert erscheint sie dem Osteopathen. Um hier eine Brücke zu schlagen und sowohl dem AK-Therapeuten weitere palpatorische Möglichkeiten und therapeutische Ansätze zu bieten und dem craniosacralen Osteopathen evtl. den langwierigen Zugang über die diffizile Palpation zu erleichtern, soll dieses Buch dienen.

B. Anamnese

Ausgehend von den aktuellen Beschwerden des Patienten sollte die Anamnese so ganzheitlich und umfassend wie nur irgendwie möglich sein. Dies stößt schnell auf praktische und zeitliche Probleme, weswegen hier ein standardisierter Fragebogen nützlich ist. Nachdem wir in der craniosacralen Osteopathie primär einen strukturellen Zugang haben, ist auf folgende Punkte besonderes zu achten:

- Unfälle (vor allem Stürze auf Kopf oder Sacrum), Operationen in der Vorgeschichte
- Bisherige zahnärztliche Maßnahmen inklusive Kieferorthopädie, Aufbissschiene, letzter Zahnarztbesuch
- Bekannte Beinlängendifferenzen, Schuhausgleich, Einlagen
- Sportliche und berufliche Betätigung
- Selbstverständlich alle Fragen hinsichtlich weiterer struktureller Probleme (Wirbelsäule, Becken, periphere Gelenke)
- Kopfschmerzen bzw. weitere Symptome aus dem Kopf- Halsbereich (z.B. Sehstörungen, Schluckbeschwerden, Schwindelgefühl, Tinnitus…)
- Eingenommene Medikamente.

Bei Frauen erweitert sich die Anamnese:
- Verlauf von bisherigen Schwangerschaften und Geburten, Episiotomie, Dammriss, Abgänge, Kaiserschnitt
- Evtl. Zusammenhang von Beschwerden mit der Schwangerschaft oder Geburt (z.B. chronische Kopfschmerzen seit Geburt eines Kindes)
- Gynäkologische Erkrankungen und Probleme: hormonelle Dysfunktionen (praemenstruelles Syndrom, Hormoneinnahme, Spirale), Kohabitationsschmerzen, usw.

Bei Kleinkindern und Säuglingen ist eine Zusatzanamnese nötig. Hier sei auf die entsprechenden Kinderneurologiekurse verwiesen (s. Kap. VI.B).

C. Observation

Bei der Observation sollte nicht nur der Schädel, sondern alle Körperachsen beurteilt werden.
Folgende Kopfformen sind möglich:
- normal (mesocephal)
- länglich und schmal (dolichocephal)
- rund und breit (brachiocephal)
- vorne schmal und hinten breit (dinarisch)

Diese Schädelformen müssen nicht immer mit den Läsionen am Cranium übereinstimmen.
Ein schmaler, langer Kopf muss nicht unbedingt ein reiner Extensionsschädel sein. Es kann durchaus sein, dass sich einige Knochen in Flexion bzw. AR angepasst haben.
- „Parallelogrammschädel" = plagiocephal, er ist immer vergesellschaftet mit einem Lateral Strain
- „Banana head" immer vergesellschaftet mit einer Sidebending-Rotation-Läsion.

Observation von frontal:
- Kopfhaltung (Rotation, Seitneigung)
- Augenachse, Ohrenachse, Mundachse
- Größe der Orbita
- Nasolabialfalten
- Tuber parietale
- Supranasale Falte
- Sutura metopica, Stirnform
- Mandibulaposition
- Ventrale Halsmuskeln: Spannungszustand
- Schulter- und Claviculaposition
- Thorax- und Bauchform, Bauchnabel
- Höhe der SIAS
- Extremitäten in AR oder IR
- Rumpf- und Skelettmuskulatur: Symmetrie

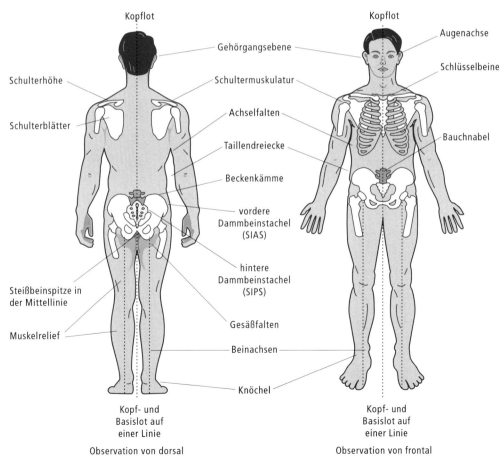

Observation von dorsal

Observation von frontal

IV. Strategie

Observation von lateral:
- Beurteilung der zentralen Schwerkraftlinie, die physiologisch vom äußeren Gehörgang über die Schulter und den Trochanter major auf den Malleolus lateralis treffen sollte.
- Beurteilung von Lordosen und Kyphosen in den drei Wirbelsäulenabschnitten
- Stellung, Form des Frontale
- Mandibulaposition
- Fußgewölbe (abgesunkenes Längsgewölbe)

Die Observation von dorsal:
- Ohrenachse und -stellung
- Occiputform
- Schulterhöhe
- Höhe der Beckenkämme
- Glutaealfalten: Symmetrie
- Rücken- und Beinmuskulatur: Symmetrie
- Fußstellung: Pronations-, Supinationsstellung

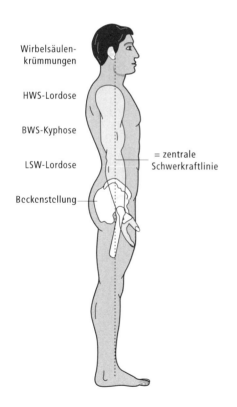

Observation von lateral

Nach Anamnese und Observation sollte man unvoreingenommen die weitere Untersuchung durchführen und offen sein für das, was man unter den Händen fühlt. Die Gewebe des Patienten erzählen ihre Geschichte; fühle und (be)handle die Spannungen und Anziehungen der Gewebe entsprechend!
Hat man nach Anamnese und Observation schon die Diagnose in seinem Kopf bereitgelegt, ist man nicht mehr frei in der Palpation und wird so leicht in die Irre geführt.

Auch wenn Goodheart kein Osteopath war, hat er dies treffend bezeichnet:

*„Listen to the patient very carefully – and then very carefully forget what he told you".
(Höre dem Patient sehr sorgfältig zu – und vergiss dann sorgfältig, was er Dir erzählt hat)*

D. Unspezifische Palpation von Schädel und Sacrum

Bevor man spezifische Tests am Cranium oder Sacrum durchführt, sollte man sich vorerst einen Eindruck über die Gewebestrukturen, die Position der einzelnen Schädelknochen und die Flexibilität der Suturen verschaffen. Dies ermöglicht es schon bei der unspezifischen Palpation das Gebiet der Dysfunktion näher zu lokalisieren und erleichtert die Entscheidung, welche Strukturen anschließend spezifisch getestet werden müssen.

Der Patient liegt entspannt in RL, evtl. die Knie mit einer Rolle unterstützt. Der Untersuchungsraum sollte angenehm warm und gut gelüftet sein. Der Therapeut schmiegt seine Hände an die Form der Knochen an, dabei sollte er einen weichen, aber doch deutlichen Kontakt zu der zu palpierenden Struktur haben. Die Hände des Therapeuten sollten warm und trocken sein, seine Haltung gegenüber dem Patienten und dessen Gewebe demütig und liebevoll.
Die Beurteilung richtet sich bei allen Knochen nach folgenden Kriterien:

- Die Form des Knochens → rund, abgeplattet, symmetrisch, asymmetrisch.
- Die Dichte des Knochens → hohe Dichte bedeutet, dass der Knochen in sich wenig bis gar keine Flexibilität besitzt und man bei der Palpation den Eindruck hat, dass er ohne Vitalität ist.
- Bei den paarigen Knochen wird die Stellung des Knochens rechts und links verglichen, z.B. beim Temporale: steht ein Mastoid weiter vorne oder hinten.
- Beurteilung der Suturen auf Schmerzhaftigkeit, Dichte, Hervortreten, Einfallen oder Übereinanderliegen.

Man beginnt am Schädeldach mit dem Occiput, gefolgt von den Temporalia, Parietalia und Frontale und schließt die Untersuchung am Gesichtsschädel mit dem Nasale, gefolgt von Maxilla, Zygomaticum und Mandibula ab. Palatinum, Sutura palatina mediana, Vomer und Ethmoid werden oral palpiert, wobei die beiden letztgenannten nur indirekt erreicht werden können! Anschließend vergleicht man die Position der paarigen Knochen. Danach wird die Stellung und Beweglichkeit des Hyoids beurteilt.

Die Mundbodenmuskulatur (Mylohyoideus, Digastricus) und die infrahyoidale Muskulatur wird von außen palpatorisch auf seinen Spannungs- und Schmerzzustand untersucht. Danach folgen Kiefergelenk und Kaumuskulatur (s. Kap. VII.A).

Abschließend untersucht man Sacrum und Coccygeum, die Beckenbodenmuskulatur sowie die Ligg. sacrotuberale und sacrospinale (s. Kap. XI).

E. Weiterführende osteopathische Untersuchungen

1. Beurteilung des PRM am Schädel und Sacrum

Für die craniale Diagnostik des PRM benutzt man für die Palpation, die in Kap. III.I beschriebenen Griffanlagen am Schädel. Dabei sollten folgende Kriterien beurteilt werden:

- **Frequenz**
  Wie hoch ist die Frequenz des Rhythmus an Schädel und Sacrum?
- **Amplitude**
  Wie groß ist die Ausdehnung während der cranialen Flexionsphase und die Zusammenziehung während der Extensionsphase an Schädel und Sacrum?
- **Qualität**
  Wieviel Energie, Kraft, bzw. Druck besitzt der PRM an Schädel und Sacrum?
- **Symmetrie**
  Gibt es einen Unterschied des PRM zwischen den beiden Schädelhälften bzw. der rechten und linken Sacrumbasis?
- **Lokalisation**
  In welchem Bereich bzw. an welchem Schädelknochen ist der Rhythmus gut bzw. schlecht palpierbar?

2. Untersuchung der Diaphragmen

Alle Diaphragmen sind über das Fasziensystem miteinander verbunden und haben so eine immense Einwirkung auf das craniosacrale System.

Im Falle von Traumen (z.B. auftretende Kopfschmerzen nach der Geburt) sind diese Untersuchungen sogar vorrangig durchzuführen. Die Untersuchung ist im Kap. X beschrieben.

Die Ergebnisse aus Anamnese, Observation, unspezifischer und spezifischer Palpation des PRM werden miteinander verglichen. Weisen alle auf ein Gebiet hin (z.B. Temporale rechts oder Sacrum), so werden nur dort die spezifischen Tests angewandt. Sind mehrere Areale auffällig, müssen an allen entsprechenden Knochen die physiologischen Tests durchgeführt werden.

Wichtig ist es, dass man nach diesen Tests eine gute Vorstellung über die Vitalität des Knochens/Gewebes haben sollte. In welcher Region herrscht die größte Restriktion? Dies erspart dem Therapeuten das sinnlose Testen aller Schädelknochen mit den physiologischen Tests. **Aus diesem Grund ist es so wichtig, durch viel, viel Üben die Kunst der Palpation zu erlangen.**

3. Physiologische Tests

Diese Tests werden im Kap. VI–VIII für jeden Schädelknochen einzeln beschrieben. Die SBS muss grundsätzlich untersucht werden. Bei traumatischen Läsionen (z.B. Sturz auf das Sacrum oder Kopfschmerz nach Zahnextraktion) ist das entsprechende Gebiet unbedingt mit den physiologischen Tests zu untersuchen. Sie dienen der Objektivierung der vorhergehenden Palpation und ermöglichen dem Therapeuten zusammen mit Anamnese, Observation und unspezifischer Palpation die genaue Benennung der Läsion.

F. AK-Testung

Abhängig von Anamnese, Observation und Untersuchung wird die AK entweder zielgerichtet und spezifisch zur weiteren differenzierten Abklärung von erhobenen Befunden eingesetzt oder kann auch, vor allem für den osteopathischen Anfänger als erster Einstieg für eine weitere Diagnostik eingesetzt werden.

Die hier im Folgenden vorgestellten Untersuchungsmöglichkeiten sind eine Auswahl aus den zur Verfügung stehenden Möglichkeiten. In wieweit jeweils der Einzelne Diagnostik und Techniken der AK mit der osteopathischen Palpation und Therapie verbindet und anwendet, ist jedem freigestellt und es kann hier keine definitive Strategie vorgeschlagen werden. Prinzipiell ist jede Art von Kombination der Techniken und der Diagnostik möglich, soweit der Therapeut in beiden Gebieten gut ausgebildet ist. Es hängt also sehr vom persönlichen Arbeitsstil ab, inwieweit mehr das eine oder andere Verfahren eingesetzt wird.

Beispiele für Indikatormuskeln: Rectus, Latissimus, PMS, Infraspinatus und andere, je nach Gegebenheiten. Vorteil für Testmuskeln an der oberen Extremität: Ohne dauernd die Position wechseln zu müssen sind CH und TL am Kopf durchführbar.

Folgende – mit AK testbare – Muskeln bieten sich aufgrund ihres Zusammenhanges mit dem craniosacralen System an und sollten als eine Art Screening mit einbezogen werden:

Muskelschwäche	Hinweis auf
Nackenflexoren, SCM	Lymphatisch-toxische Probleme im Kopfbereich; Läsionen von HWS und CSS, v. a. Frontale; Z.n. Schleudertrauma,
Nackenextensoren	LWS-Fixation
Nackenextensoren in Rotation bds	Sacrumfixation △ SIG-Fixation bds
Nackenextensoren in Rotation unilateral	SIG-Fixation auf der gleichen Seite
Oberer Trapezius	HWS-/und Occiputläsionen
Iliopsoas, bilateral	Occiputfixation (CO/C1-Blockierung)
Coracobrachialis, bilateral	Kompression der Sutura palatina mediana
PMC	Temporal Bulge ipsilateral
Piriformis	Sacrumläsionen (insbesondere Cat I)
Hamstrings, bilateral	Sacrumläsion

Bei peripheren Störungen mit Bezug zum craniosacralen System sind selbstverständlich die beteiligten Muskeln ebenfalls zu testen und ihre Reaktion auf craniosacrale Challenges bzw. Korrekturen zu überprüfen. Vor allem für den Anfänger ist es wichtig, durch ein schnelles Screening feststellen zu können, ob generell Störungen im craniosacralen System bestehen oder nicht. Hier bietet sich das in Kap. II. F beschriebene AK-Atemscreening an. Es erfasst zwar nicht alle Schädelfehler, ist jedoch sinnvoll, da sich bei bestehenden schwerwiegenden Läsionen die SBS immer anpasst und im Atemscreening gefunden werden können.

Dies bedeutet jedoch nicht, dass der im Screening gefundene Schädelfehler eine primäre Läsion ist, sondern nur, dass Störungen im CSS bestehen und weiter untersucht werden muss.

Die Beurteilung des stomatognathen Systems mit Untersuchung der Kaumuskeln, des Kiefergelenks und einer Übersichtsdiagnostik des Zahnstatus ist unerläßlich.

Mit AK bietet sich folgendes Vorgehen an: Positive Befunde weisen auf Störungen der Kaumuskeln, der Interkuspiation, des Kiefergelenks bzw. auf eine zahnärztliche Herdproblematik hin. Weitere Abklärung dann mit Watterollen, Aufbissschiene, mit Wachs eingestellten Konstruktionsbissen bzw. bei Herdverdacht mit entsprechenden Nosoden oder homöopathischen Mitteln und Neuraltherapeutika (s. Kap. VII, Lehrbuch AK und das Ausbildungsangebot von ICAK-D/A und IMAK).

1. Effiziente Diagnostik: Osteopathie

In einem Überblick grundsätzlicher Überlegungen möchten wir hier folgende Berührungspunkte zwischen AK und Osteopathie hinsichtlich einer effizienten Strategie aufzeigen.

Je nach individueller palpatorischer Sicherheit dürfte es auch bei erfahrenen Osteopathen immer wieder zu Situationen kommen, in denen die Palpation nicht zu einem absolut eindeutigen Ergebnis führt. Dies kann sich sowohl auf den genauen Ort und die Art der Läsion, als auch auf die Einschätzung, was primär oder sekundär ist, beziehen.

Durch geschicktes Verknüpfen der diagnostischen Möglichkeiten der AK (TL, Challenge, Doppel-TL) kann hier zusätzliche Sicherheit erlangt werden.

Finden sich im Rahmen einer AK-Untersuchung Hinweise auf eine craniosacrale Störung, können diese mit osteopathischer Palpation verifiziert und differenziert werden. Dann wird, je nach Befund, osteopathisch oder mit einer einfachen AK-Technik behandelt.

2. Auffinden übergeordneter Zusammenhänge mit AK

Ein in unseren Augen für die Osteopathie äußerst wichtiger Faktor ist die Diagnostik von übergeordneten Zusammenhängen bei „osteopathischer Therapieresistenz".

Bei den in der heutigen Zeit multifaktoriell belasteten Patienten gewinnt dies immer mehr an Bedeutung. Um in der Terminologie der AK zu bleiben gibt es bei jeder Erkrankung im Sinn der „Triad of Health" eine strukturelle, chemische und mentale Komponente. Überwiegt die strukturelle Komponente, so liegt es auf der Hand auch primär strukturell vorzugehen. Sind aber andere Faktoren eher maßgebend für das Problem, so führt eine rein strukturell ausgerichtete Behandlung meist nicht oder nur kurzzeitig zum Erfolg. Mit Hilfe der AK ist es möglich, Störungen, die vor einer weiteren osteopathischen Behandlung behoben oder zusätzlich behandelt werden müssen, ausfindig zu machen. Beispielhaft seien hier nur genannt: Entzündliche Prozesse im Bereich des Schädels (chronische Nasennebenhöhlenentzündungen, Zahnwurzelgranulome – bereits Magoun wies auf diese Zusammenhänge hin), Narbenstörfelder, Schwermetallbelastungen, Nahrungsmittelunverträglichkeiten, Störungen des Säure-Basen-Haushaltes, Mangelzustände (auch dies betonte bereits *Magoun*, S. 98f.) u.v.m. Viele dieser Zusammenhänge ergeben sich aus der engen Verflechtung des Grundsystems mit dem Fasziensystem, wie bereits in Kap. III.D beschrieben.

Ein weiterer bedeutender Faktor findet sich im stomatognathen System. Aufgrund der mit osteopathischen Techniken praktisch unbeeinflussbaren Interkuspidation stellt diese, im Falle einer Störung, ein unüberwindliches Problem für den Osteopathen dar. Als einfaches Beispiel sei hier die nahezu zwingende Fehlstellung des Temporale beim Kreuzbiss genannt. Die differenzierte Beurteilung dieser Zusammenhänge ist mit der AK schnell und zielsicher möglich.

Grundsätzlich und abschließend kann gesagt werden, dass es ratsam ist, bei Patienten mit generell schlechtem PRM mit AK nach übergeordneten Problemen im Sinne des Total Compression Syndroms zu suchen und entsprechend zu behandeln.

3. Osteopathische Unterstützung bei „AK-Diagnoseresistenz"

Nicht selten untersucht der AK-Therapeut Patienten, die – nach AK-Terminologie – unter generalisiertem Hypertonus (GHT) oder Switching leiden, und bei denen er mit allen gängigen Strategien, Ideen und Tricks erfolglos versucht hat, diesen Zustand zu verändern bzw. bei denen trotz anscheinend indizierter Therapie keine wesentliche Verbesserung eintritt. Spätestens dann sollte er an Störungen des craniosacralen Systems denken.

Diese Patienten sollten immer auf schwerwiegende, primäre Schädelfehler untersucht werden.

Die neurologische Dysorganisation (Switching in der AK) ist sehr eng mit Störungen des CSS assoziiert. Dies erklärt auch die guten Behandlungserfolge der CSO in der Therapie von Kindern mit Lernstörungen. Eine andere Gruppe von Patienten sind solche, die aufgrund der hohen Gesamtbelastung aller Körpersysteme (was sich im GHT ausdrückt) an einem sogenannten TCS (Total Compression Syndrome) leiden. Oft bringt eine einfache Behandlung des TCS (Mobilisierung der SBS und ggf. Sternum/Sacrum) insoweit bereits eine Verbesserung, dass der Patient dann normoton ist und so weiter mit AK untersucht werden kann. Diese Patienten benötigen meist eine Behandlung aller Seiten der „Triad of Health" (Struktur, Chemie, Psyche/Stress!).

5. AK zur Überprüfung einer osteopathischen Behandlung

Nach einer osteopathischen Behandlung ist es mit AK möglich, mit CH und TL den Erfolg, die Dauer und die Stabilität der Korrektur zu überprüfen.

Aus unserer eigenen persönlichen Erfahrung können wir feststellen, dass wir das Wissen aus beiden Gebieten auf keinen Fall in unserer täglichen Praxis missen möchten und es immer wieder Freude bereitet, mit beiden Systemen erfolgreich parallel zu arbeiten und hin und her zu wechseln, um möglichste therapeutische Sicherheit bei vernünftigem Zeitaufwand zu erreichen.

G. Allgemeines zur Behandlung

Die Domäne der CSO sind Säuglinge und Kleinkinder, besonders nach Geburtstraumen. Je jünger das Kind, desto schneller wird sich der Erfolg einstellen. Oftmals führen bei einem Säugling ein bis zwei Behandlungen zur völligen Beschwerdefreiheit. Je länger die Läsion besteht, desto häufiger muss behandelt werden, da es über das reziprokale Spannungsmembranensystem zur Anpassungen der anderen Schädelknochen kommt.

Aber auch beim Erwachsenen können, selbst nach alten Verletzungen, sehr gute Erfolge erzielt werden, wenn die Primärläsion gefunden und behandelt wird. Da es dann aber schon zu Anpassungen im gesamten Körper gekommen ist, sind mehrere Behandlungen nötig, um alle Restriktionen erfolgreich zu behandeln.

Auf keinen Fall sollte man aber vergessen – Magoun und Sutherland wiesen bereits darauf hin – dass, neben strukturellen Gegebenheiten auch eine Vielzahl von anderen Faktoren eine Rolle spielen. Ist die Gesamtbelastung des Menschen sehr hoch, so kann nicht erwartet werden, dass durch die alleinige CSO spektakuläre Erfolge erzielt werden können. Das Grundsystem ist in diesen Fällen derart überlastet, dass die feine Arbeit des Osteopathen wenig Chancen hat, erfolgreich zu sein.

Folgende Faktoren spielen hier eine Rolle:
- Schwere chronische Erkrankungen mit entsprechend eingreifender Medikation (Immunsuppressiva, Schmerzmittel, Steroide, etc.)
- Belastung durch Exotoxine (Schwermetalle, Pestizide und andere Umweltchemikalien, Drogen, etc.)
- Mineralstoffdefizite, Mangel- und/oder Fehlernährung
- Allergische Disposition, Nahrungsmittelunverträglichkeiten
- Starke emotionale Belastungen, Stress, Psychosen (Psychopharmaka)
- Herdbelastungen und Störfelder (chron. Entzündungen im Bereich der Nasennebenhöhlen, Zähne, Darm, Unterleib, etc.)
- Übergeordnete Störungen aus dem stomatognathen System

In diesen Fällen müssen die übergeordneten Faktoren vorrangig behandelt werden, die CSO dient zur Unterstützung und zur Aktivierung der Selbstheilungskräfte. Mag zu Lebzeiten von Magoun und Sutherland die alleinige osteopathische Behandlung genügt haben, so müssen wir uns im klaren sein, dass in der heutigen Zeit durch die zunehmenden Belastungen (Umweltgifte, Stress, usw.) der Körper ganz anderen Stressoren ausgesetzt ist wie vor 150 Jahren.

Unsere Erfahrung hat gezeigt, dass die größtmöglichen Erfolge häufig dann eintreten, wenn in solchen Fällen eine entsprechende interdisziplinäre Behandlung erfolgt.

1. Dauer und Häufigkeit der Behandlungen

a. Bei akuten Traumen gilt generell:

Häufiger, aber nur kurz behandeln, je nach Beschwerdebild zwei bis vier Behandlungen pro Woche mit einer Behandlungszeit von ca. 15–20 Minuten. Man sollte die Gewebe des Patienten respektieren und verhindern, durch lange Behandlungen zuviel Input in das System zu geben. Der Körper kann dies bei akuten Traumen nicht integrieren und wird mit einer Abwehrspannung reagieren, die der Therapeut während der Behandlung unbedingt wahrnehmen und respektieren sollte.

b. Bei chronischen Beschwerden und lange zurückliegenden Läsionen gilt:

Die Behandlungszeit kann wesentlich länger sein (bis zu einer Stunde), um möglichst viele Adaptationen zu behandeln. Anfänglich wird der Zeitraum zwischen den Behandlungen kürzer sein und dann immer größer werden. Dies ist abhängig vom Befinden des Patienten und von den Adaptationen. Wichtig ist es, dem Gewebe die nötige Zeit für die Integration der Techniken zu geben und darauf zu achten, ab wann wieder Beschwerden auftreten. Wird der Abstand der Behandlungen zu eng gewählt, stört man die Selbstheilungskräfte (self-correcting Mechanism) und zwingt dem Körper die Veränderungen auf.

c. Säuglinge mit Geburtstraumen

Säuglinge sollten so schnell wie möglich nach der Geburt behandelt werden, um jegliche Adaptationen zu vermeiden. Selbst wenn ein Kind nach nur wenigen Behandlungen beschwerdefrei ist, sollte es nach ca. drei Monaten und auf alle Fälle im Stadium der beginnenden freien Lokomotion nachuntersucht werden. Vor allem zum Zeitpunkt des „Laufenlernens" können alte Läsionen noch mal aktiv werden, da sich durch die Aufrichtung die gesamte Statik massiv verändert.
Bei schweren Syndromen (z.B. Cerebralparese) oder chronischen Beschwerden (z.B. starke Extensionsläsion mit schmalen Gaumen)

muss die Mutter mit angeleitet und die Behandlung regelmäßig durchgeführt werden.

2. Der Therapeut

Die Haltung des Therapeuten sollte demütig und respektvoll gegenüber dem Patienten sein, so klein dieser auch sein mag. Man soll sich als Therapeut immer im Klaren sein, dass man während einer cranialen Behandlung sehr tief in die Persönlichkeit des Patienten eindringt und alte psychische Muster aktiviert werden können. Dies erfordert eine klare innerliche Abgrenzung des Therapeuten gegenüber dem Patienten, was nicht heißen soll, dass er ohne Mitgefühl für die Dinge sein soll, die beim Patienten nach außen dringen. Hierfür ist ein ausreichendes Maß an persönlicher Stabilität und Selbstdisziplin des Therapeuten, aber auch eine gute Gesundheit und stabile psychische Verfassung erforderlich. Sollte einer dieser Faktoren abwesend sein (z.B. Krankheit, starker emotionaler Stress), dann ist es ratsam keine osteopathischen Behandlungen durchzuführen.

3. Der Raum

Der Raum, in dem die Behandlung stattfindet, sollte warm und gut gelüftet sein, die Beleuchtung angenehm. Elektrische und elektronische Geräte (Handy, PC) sollten auf ein absolutes Minimum reduziert werden.
Der Patient soll gut und bequem gelagert sein und sich wohl fühlen, um sich während der Behandlung maximal entspannen zu können.

V. Anatomie des Schädels

A. Topographie

Die folgenden Bilder sollen eine Übersicht über die wichtigsten Strukturen am Schädel vermitteln. Weitere Details folgen in den jeweiligen Kapiteln.

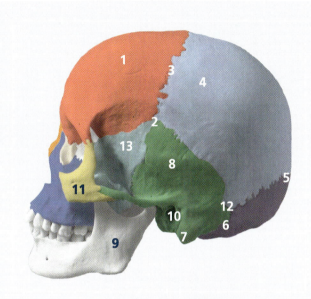

Schädel, von lateral

1. Os frontale
2. Pterion
3. Sutura coronalis
4. Os parietale
5. Protuberantia occipitalis externa
6. Sutura occipitomastoidea (SOM)
7. Processus mastoideus
8. Os temporale, Pars squamosa
9. Ramus mandibulae
10. Meatus acusticus externus
11. Os zygomaticum
12. Asterion
13. Os sphenoidale, Ala major

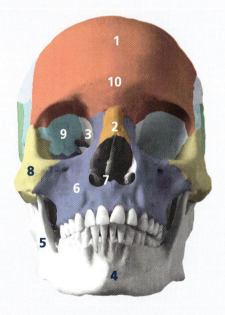

Schädel, von frontal

1. Os frontale
2. Os nasale
3. Os lacrimale
4. Mandibula
5. Ramus mandibulae
6. Maxilla
7. Vomer
8. Os zygomaticum
9. Orbita
10. Glabella

V. Anatomie des Schädels

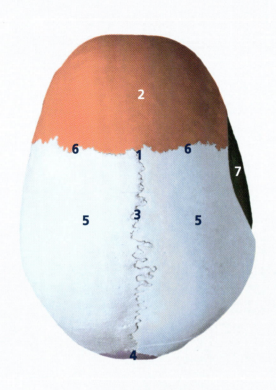

Schädel, von cranial
1 Bregma
2 Os frontale
3 Sutura sagittalis
4 Lambda
5 Os parietale
6 Sutura coronalis
7 Os temporale

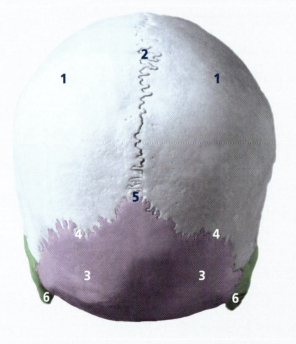

Schädel, von dorsal
1 Os parietale
2 Sutura sagittalis
3 Os occipitale
4 Sutura lambdoidea
5 Lambda
6 Os temporale, Processus mastoideus

V. Anatomie des Schädels

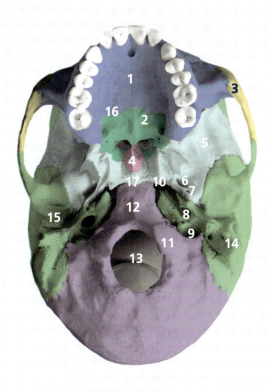

Schädelbasis, von caudal
1 Sutura palatina mediana
2 Os palatinum
3 Os zygomaticum
4 Vomer
5 Os sphenoidale, Ala major
6 Foramen ovale
7 Foramen spinosum
8 Canalis caroticus
9 Foramen jugulare
10 Foramen lacerum
11 Condylus occipitalis
12 Os occipitale, Pars basilaris
13 Foramen magnum
14 Processus mastoideus
15 Fossa mandibularis
16 Sutura palatina transversa
17 Synchondrosis sphenobasilaris

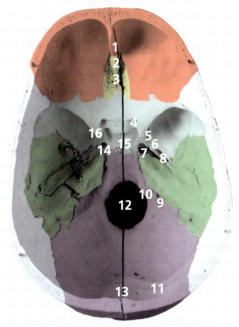

Schädelbasis, von cranial
1 Foramen caecum
2 Crista galli
3 Lamina cribrosa
4 Canalis opticus
5 Fissura orbitalis superior
6 Foramen rotundum
7 Foramen lacerum
8 Foramen ovale
9 Foramen jugulare
10 Canalis hypoglossi
11 Sulcus sinus transversi
12 Foramen magnum
13 Protuberantia occipitalis interna
14 Processus clinoideus posterior
15 Sella turcica
16 Processus clinoideus anterior

B. Hirnhäute und craniale Sinus

1. Hirn- und Rückenmarkshäute

Gehirn und Rückenmark sind von drei Hüllen, den Meningen, umgeben:
- Pia mater
- Arachnoidea
- Dura mater

Pia mater

Sie liegt als dünne, gefäßführende Haut direkt dem Gehirn und den nervalen Strukturen an, ohne mit ihnen verwachsen zu sein. In der Pia mater sind zahlreiche Gefäßnerven vorhanden, die direkt aus dem Hirnstamm austreten oder aus den sympathischen Geflechten der Arterien. Als Gefäßnerven verlaufen sie auf den Gefäßen und können als so genannte sensible Endorgane angesehen werden, die den Tonus der Gefäße regulieren.

Außerdem findet sich im Bindegewebe der Pia mater noch ein sehr unregelmäßiges Nervengeflecht, das im Bereich der Hirnbasis und in den Plexus choroidei besonders dicht ist. Es wird postuliert, dass diese Strukturen die Volumen- und Druckschwankungen in den Blutgefäßen und den Liquorräumen registrieren und an der Regulation der Liquorproduktion beteiligt sind.

Arachnoidea

Die Arachnoidea (Spinnengewebshaut) besteht aus zwei Schichten: Die äußere liegt der inneren Dura mater an und wird von ihr durch den Subduralraum getrennt. Durch diesen verlaufen vereinzelt Venen und Nerven. Zwischen der inneren Schicht und der Pia mater befindet sich der Subarachnoidalraum, gefüllt mit Liquor, der am Schädeldach schmal ist, an der Schädelbasis aber mehrere Zisternen bildet. Aus der Arachnoidea entspringen knopfförmige, zottenartige Wucherungen, die Arachnoidalzotten bzw. Pacchionischen Granulationen. Sie strahlen in die Dura mater ein und verdünnen sie in diesem Bereich. Zahlreich sind sie in der Nähe der Sinus zu finden, besonders am Sinus sagittalis superior.

Funktionen:
- Liquor: Zu- und Abfluss
- Druckausgleich zwischen Venen und Arterien.

Allerdings sorgen auch andere, noch nicht bekannte Mechanismen für den Abfluss, da beim Säugling die Pacchionischen Granulationen noch nicht ausgeprägt sind, trotzdem aber der Liquorabfluss funktioniert.

Dura mater

Sie wird im Schädel als Dura mater encephali und im Wirbelkanal als Dura mater spinalis bezeichnet. Die gesamte Dura verläuft von der Schädeldecke bis zum Canalis sacralis (S 2) und geht in das Filum terminale über. Im Schädel besteht sie aus kurvenartig angeordneten, kollagenen Fasern, die extrem hart sind – daher Dura.

Die Dura mater encephali besteht aus zwei Blättern (Schichten):
- Die äußere Schicht ist dick und fest, von gelblicher Farbe. In ihr verlaufen große Gefäße und sie sitzt dem Schädeldach direkt auf. Von der Festigkeit ihrer dortigen Anheftung ist sie mit Periost vergleichbar.
- Die innere Schicht ist wesentlich dünner und von weißlicher Farbe, da dort weniger Gefäße verlaufen. Beim Erwachsenen sind diese beiden Blätter nicht voneinander trennbar, es handelt sich nur um eine funktionelle Einteilung. An bestimmten Gebieten des knöchernen Schädels ist es der Dura möglich, sich in ihre zwei Blätter aufzuspalten, so dass die innere Schicht nicht am Knochen fest anhaftet, sondern neuronale Strukturen umschließt. Nur die äußere Schicht haftet am Knochen an.

An folgenden Strukturen haftet die äußere Schicht **nicht** am Knochen an:
- An der Spitze und an der Vorderfläche des Felsenbeins, wo sich das Ganglion trigeminale in einem eigenen Durabeutel befindet.
- Im posterioren Bereich der Felsenbeinpyramide, wo sie den Saccus endolymphaticus umschließt.
- Im Bereich der venösen Sinus
- Im Bereich des Foramen magnums

An diesen Stellen entstehen Epiduralräume, in denen Epithelzellen gebildet werden.
Die Fasern der Dura bestehen aus kleinen Lamellen mit ähnlichem Aufbau wie Ligamente und sind sehr fest. In der Dura finden sich Zellen, die eine ähnliche Rolle wie die Osteoblasten haben. Bei Kindern liegen diese Zellen im Bereich der Suturen.

Ansatzpunkte der Dura mater encephali
- Crista galli des Ethmoids
- Kleine Flügel des Sphenoids
- Processus clinoidei
- Posteriorer Rand des Felsenbeins
- Pars basilaris des Occiputs und rund um das Foramen magnum

Bei Kindern setzt die Dura im Bereich der Suturen sehr fest an. Da die Dura auch elastische Fasern hat, kann es bei Blockaden dieser Suturen zu anderen Läsionen im Körper kommen. Ab dem 25. Lebensjahr lässt die Elastizität der Fasern nach.
Die Dura mater bildet eine Hülle für alle Nerven und Gefäße. Die äußere Hülle begleitet diese Strukturen bis zum knöchernen Austritt, die innere Hülle auch noch danach. Dies hat große Bedeutung für das Verständnis von Dysfunktionen aller Nerven.
Die inneren Schichten der Dura bilden Duplikaturen, in dem sie sich an einzelnen Stellen aneinanderlegen. So entstehen vier unvollständige Scheidewände, die sich zwischen die großen Hirnabschnitte vorschieben und den Schädelraum in einzelne Abschnitte unterteilen. Diese intracraniellen Septen sind:

- Tentorium cerebelli
- Falx cerebri
- Falx cerebelli
- Diaphragma sellae

Das **Tentorium cerebelli** ist eine quergestellte Duraplatte, die Groß- und Kleinhirnhemisphären voneinander trennt. Unter ihr liegt, wie unter einem Dach, das Kleinhirn. Anatomisch kann man zwei Bögen beschreiben:

Der große Bogen verläuft von der Prot. occipitalis interna horizontal zum lateralen Teil und oberen Rand des Felsenbeins. Im Bereich des Ganglion trigeminale hebt er sich leicht an und inseriert an den Processus clinoidei posteriores.
Der kleine Bogen verläuft oberhalb der Pars basilaris des Occiput zu den Processus clinoidei anteriores. Durch den Verlauf des kleinen Bogens entsteht an seiner Innenseite eine ovale Öffnung, durch die der Hirnstamm durchtritt. Am Überkreuzungspunkt der beiden Bögen gibt es eine laterale, bandartige Ausdehnung, die vom Dorsum sellae schräg nach caudal posterior zum Felsenbein verläuft, das Lig. sphenopetrosum.
Die Falx cerebri ist eine sagittal median gestellte, sichelförmige Duraplatte, deren Spitze an der Crista galli und am Foramen caecum des Frontale befestigt ist. In ihrem posterioren Anteil nimmt sie an Höhe zu und ist an der Prot. occipitalis interna befestigt. Ihr unterer konkaver Rand berührt fast den oberen Teil des Corpus callosum und läuft in den Sinus longitudinalis inferior aus. Der obere Rand ist konvex geformt wie das Schädeldach und besteht aus oberflächlichen und tiefen Faserstrukturen, die sich kreuzen: Die oberflächlichen Fasern verlaufen von vorne nach hinten und von außen nach innen, tiefen von vorne nach hinten und von innen nach außen. Dadurch kann Druck, der von oben kommt, ausgeglichen werden (besonders bei Kindern!). Im gesamten Bereich der Sinus verdicken sich die Fasern noch mehr und geben dadurch Stabilität.
In ihrem posterioren Bereich hat die Basis der Falx einen schrägen Verlauf von cranial nach caudal/posterior und trifft auf die obere Fläche des Tentoriums cerebelli, das so in Spannung gehalten wird.
Die Falx cerebelli ist eine sagittal verlaufende Fortsetzung der Falx cerebri und teilt das Kleinhirn in zwei Hemisphären. Sie verläuft mit ihrem posterioren Rand längs der Crista occipitalis interna und beinhaltet dort die Sinus occipitales posteriores. Ihr anteriorer Rand ist konkav und frei. Die Spitze der Falx

cerebelli schaut nach caudal/anterior und macht im Bereich des Foramen magnums eine kleine Windung, die zum Foramen jugulare läuft. Diese kleine Ausdehnung der Falx begrenzt und umhüllt gleichzeitig den Sinus lateralis.

Das **Diaphragma sellae** ist eine kleine, waagerecht gelegene Duraduplikatur, die die Sella turcica nach cranial verschließt; dort befindet sich eine kleine Öffnung für den Durchtritt des Hypophysenstils. Die Fasern dieses quadratisch geformten Tentoriums sind fibrös und erstrecken sich vom Dorsum sellae zu den vier Processus clinoidei und zum Canalis opticus.

Die Ansatzpunkte der Dura mater spinalis

Der Duraschlauch stellt die Verbindung zwischen Schädel und Sacrum her und überträgt so jegliche Bewegung, aber auch Läsion von cranial nach caudal und vice versa. Die Dura mater spinalis heftet sich an Vorderseite des zweiten und dritten HWK und am Sacrum in Höhe von S2 an. Dort vereinigt sie sich mit anderen Rückenmarkshäuten, tritt aus dem Sacrum aus und geht dann in das Periost des Coccygeums über.

2. Sinus durae matris

Die zwei Schichten der intracraniellen duralen Membranen sind, mit Ausnahme der Stellen, an denen sich die venösen Sinus bilden, fest miteinander verbunden. Dort teilen sich die zwei Duraschichten und bilden klappenlose, muskelfreie und starrwandige Räume, sog. venöse Blutleiter, die das Blut im Schädelinneren aufnehmen. Die Sinus stehen durch die Vv. emissariae mit den äußeren Kopfvenen und den Vv. diploicae, die das Blut von den Schädelknochen und den Augenhöhlen aufnehmen, in Verbindung. Das gesamte venöse Blut des Craniums wird über die V. jugularis in den venösen Blutkreislauf abgeführt.

Die Sinus durae matris haben wesentlich weniger Elastizität als die peripheren Venen, da die kollagene Faserstärke der Dura viel mehr Festigkeit besitzt als das Kollagengewebe der peripheren Venen. Eine abnormale Membranspannung wird deshalb nicht nur den CSR stören, sondern auch den freien Blutabfluss der venösen Sinus. Da diese klappenlos sind, kann es zur Stromumkehr des venösen Blutes kommen, d.h. intracranielles Blut kann sich über die Vv. emissariae den Weg zu den extracraniellen Venen suchen. Bei Drainagestörungen im Sinussystem kann es durch den Stau letztlich zu vermindertem Zufluss von arteriellen Blut zum Gehirn kommen. Diese Druckveränderungen können sich auch auf die Beweglichkeit der Schädelknochen auswirken.

Sinus sagittalis superior

Er läuft entlang des superioren Randes der Falx cerebri vom Frontale (For. caecum) zur Prot. occipitalis interna. Da er auf seinem Weg von anterior nach posterior das Blut der Vv. cerebri post. aufnimmt, wird er nach hinten immer größer. Auf seiner gesamten Verlaufsstrecke wird der Sinus sagittalis superior von vielen Arachnoidalzotten und kleinen oberflächlichen Venen durchbohrt. Der Sinus sagittalis superior mündet in den Sinus confluens, der sich anschließend in die beiden Sinus transversi aufteilt.

Sinus sagittalis inferior

Dieser verläuft unterhalb des superioren Sinus entlang des freien Randes der Falx cerebri. Genau an der Verbindung des freien Randes der Falx mit dem Tentorium cerebelli vereinigen sich der Sinus sagittalis inferior und die V. cerebri magna (Vene von Galen) zum Sinus rectus.

Sinus rectus und Sinus confluens

Der Sinus rectus nimmt das Blut vom Sinus sagittalis inferior und von der V. cerebri magna auf. An der Verbindungsstelle Falx cerebri – Tentorium cerebelli mündet er in den Sinus confluens.

Sinus transversus

Er führt das Blut des Sinus sagittalis superior und des Sinus rectus und verläuft quer über die

V. Anatomie des Schädels

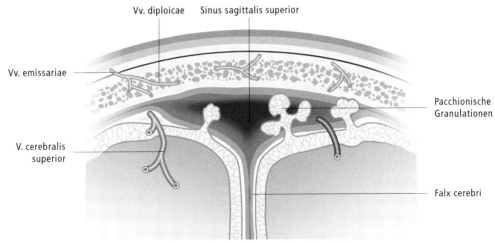

Sinus sagittalis superior mit Paccionischen Granulationen

Squama des Occiputs bis zur oberen Kante der Pars petrosa, um dann in den s-förmig geschwungenen **Sinus sigmoideus** zu münden, der am For. jugulare in die V. jugularis übergeht. Der venöse Blutfluss der beiden Schädelhälften ist nicht exakt symmetrisch; da der Abfluss rechts etwas günstiger ist (V. cava sup. ebenfalls rechts gelegen!), nehmen die rechten Blutleiter in der Regel mehr Blut auf, sind aber auch anfälliger für Abflussbehinderungen.

Sinus occipitalis
Er zieht vom Sinus confluens – an der Ansatzstelle der Falx cerebelli – zum For. magnum, gabelt sich dort in die Sinus marginales, die dann jeweils in eine V. jugularis gelangen.

Sinus cavernosus
Der Sinus cavernosus ist paarig um das Corpus sphenoidale angelegt und bildet ein Geflecht von großen, unregelmäßigen venösen

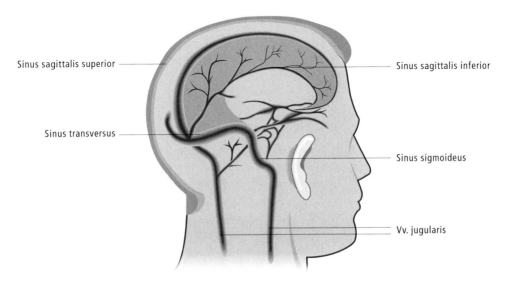

Die cranialen Sinus

Kavernen in der mittleren Schädelbasis. Er dehnt sich von der Pars petrosa des Temporale bis zur Fissura orbitalis superior aus und nimmt das Blut von der V. ophthalmica sup. und vom Sinus sphenoparietalis auf.

Folgende anatomische Elemente ziehen durch den Sinus cavernosus:
- A. carotis interna
- N. oculomotorius
- N. trochlearis
- N. abducens
- N. ophthalmicus
- N. maxillaris

SBS-Läsionen können einen Stau des Sinus cavernosus zur Folge haben und dadurch diese Strukturen behindern.

Sinus petrosus superior und inferior

Aus dem Sinus cavernosus fließt das Blut durch den Sinus petrosus sup. an der Oberseite der Pars petrosa, und durch den Sinus petrosus inf. an der Unterseite der Pars petrosa, um dann zum For. jugulare zu gelangen.

Das craniale Membransystem

C. Hirnnerven

Die Kenntnis von Verlauf und Funktion der einzelnen Hirnnerven ist hilfreich beim Verständnis neurologischer Symptome durch craniale Läsionen.

Die Hirnnerven stehen z.T. in enger Verbindung mit der intracraniellen Dura und treten durch die Foramina aus dem Schädel aus. Sowohl durch veränderte Spannungsverhältnisse an der Dura selbst bzw. an den Foramina können die Hirnnerven in ihrer regelrechten Funktion gestört werden. Man sollte bei jeglicher Symptomatik, die für eine Störung eines Hirnnerven spricht, an einen dafür möglicherweise ursächlichen Schädelfehler denken. Aufgrund des anatomischen Verlaufs des betroffenen Nerven lassen sich Rückschlüsse auf den Ort der Läsion ziehen.

Die Hirnnerven in der Übersicht

I.	Nn. olfactorii
II.	N. opticus
III.	N. oculomotorius
IV.	N. trochlearis
V.	N. trigeminus
VI.	N. abducens
VII.	N. facialis
VIII.	N. vestibulocochlearis
IX.	N. glossopharyngeus
X.	N. vagus
XI.	N. accessorius
XII.	N. hypoglossus

Die Hirnnerven werden nach der Reihenfolge ihres Austrittes aus dem Gehirn benannt. Sie lassen sich in drei Gruppen zusammenfassen:
1. Gruppe der Sinnesnerven: umfasst die Hirnnerven I, II, VIII und zum Teil IX.
2. Gruppe der Augenmuskelnerven: Hirnnerven III, IV und VI.
3. Gruppe der Kiemenbogennerven: Hirnnerven V, VII, IX, X und XI.

Der XII. Hirnnerv ist eigentlich kein Hirnnerv, sondern ursprünglich ein Spinalnerv, der erst sekundär zum Hirnnerv wurde.

Es gibt rein sensorische (I, II und IIX), rein motorische (IV, VI, XI und XII) und gemischte (sensibel-motorisch = V, parasympathisch-motorisch = III, sensibel-parasympathisch-motorisch = VII, X und XI).
Die Ursprungskerne der Hirnnerven liegen im Mittel- und Rautenhirn.

1. Nervus olfactorius (I)

Funktion/Beschreibung: Der Olfactorius ist während der Embryonalzeit ein einheitlicher Nerv; erst durch die Bildung der Lamina cribrosa des Siebbeins wird er in 15–20 Bündel, die Riechfäden = Nn. olfactorii – zerlegt.

Verlauf: Diese ziehen durch die Lamina cribrosa, durchbohren dabei die Dura mater und treten von unten in den Bulbus olfactorius ein, welcher in das Riechhirn übergeht und an der orbitalen Fläche des Frontallappens liegt.

Läsionsmechanismus: Läsionen im Sinne eines funktionellen Entrapments scheinen bei den Nn. olfactorii eher selten zu sein. Eine Torsion des Frontale kann zu einer Kompression des Ethmoids und zur Läsion der Lamina cribrosa führen.

2. Nervus opticus (II)

Funktion/Beschreibung: Der Opticus ist eigentlich eine Leitungsbahn des Gehirns. Das Ursprungsgebiet der Opticusfasern, die Retina, ist zusammen mit dem Pigmentepithel des Augapfels eine Ausstülpung des Zwischenhirns.

Verlauf: Der Opticus gelangt zusammen mit der A. ophthalmica durch den Canalis opticus, an der Wurzel der Ala minor, in die Schädelhöhle. Dort verläuft der N. opticus am anterioren Teil des Sinus cavernosus und des Diaphragma sellae bis zur Sella turcica. Vor der Hypophyse vereinigen sich die Nervenfasern mit der anderen Seite zur Sehnervenkreuzung, Chiasma opticum, aus welcher rückwärts beidseits ein Tractus opticus hervorgeht. Am Chiasma opticum kreuzen die aus den nasalen Netzhauthälften stammenden Fasern, nicht jedoch die aus den temporalen Netzhauthälften. Jeder Tractus opticus führt Fasern aus den Netzhäuten beider Augen zur Großhirnrinde.

Läsionsmechanismus: Mögliche Einklemmungen in der intraocularen und der orbitalen Portion des Nervs sind eher selten. Eher kommt es am Canalis opticus zur Läsion, z.B. bei einem Lateral Strain der SBS.
Nach erfolgreicher Korrektur eines solchen Schädelfehlers kann es zu einer dramatischen Verbesserung der Sehschärfe kommen. Weitere Störungen des Nerven sind häufig im Bereich des Chiasma (Diaphragma sellae, Hypophysentumore).

3. Nervus oculomotorius (III)

Funktion/Beschreibung: Der Oculomotorius innerviert motorisch die quergestreiften Augenmuskeln mit Ausnahme des M. obliquus bulbi superior und des M. rectus lateralis. Außerdem führt er die parasympathischen Fasern für die glatten Binnenmuskeln des Augapfels: M. sphincter pupillae und M. ciliaris.

Verlauf: Der Nerv tritt im Bereich der Fossa interpeduncularis an der medialen Seite der Hirnschenkel aus. An der Hirnbasis verläuft er zwischen den Aa. cerebri post. und cerebelli sup. Lateral vom Proc. clinoideus post. durchbricht er die Dura und gelangt durch die Fissura orbitalis sup. in die Augenhöhle, wo er sich in einen oberen und unteren Ast teilt:
- Der obere Ast, Ramus sup. versorgt den M. levator palpebrae sup. und den M. rectus bulbi sup.
- Der stärkere untere Ast, Ramus inf. innerviert den M. rectus med. und M. rectus inf. sowie den M. obliquus inf.

Läsionsmechanismus: Der häufigste Ort für Einklemmungen und/oder Verletzungen des

Oculomotorius ist zwischen den Aa. cerebrales ant. und post. und den Rändern des Tentorium cerebelli zu finden.

Läsionen von Occiput, Temporale oder Sphenoid verändern zwangsläufig die Position des Tentoriums und führen dann zur Irritation des Nerven.

Ein Drainagenproblem des Sinus cavernosus kann Ursache für Druck und Einklemmung des III., IV., VI. und von Teilen des V. Hirnnervs sein. Läsionen dieser Nerven führen zu Ptosis, Strabismus divergens und zur Pupillendilatation.

4. Nervus trochlearis (IV)

Funktion/Beschreibung: Der N. trochlearis gehört zur Gruppe der Augenmuskelnerven. Er ist ein sehr dünner Nerv und der einzige Hirnnerv, der den Hirnstamm dorsal verlässt.

Verlauf: Der Nerv verläuft lateral der Hirnschenkel, um die er sich herumwindet. Dann verläuft er entlang der freien Ränder des Tentorium cerebelli und durchbricht die Dura direkt hinter dem Proc. clinoideus post. Weiter anterior durchdringt er den Sinus cavernosus, tritt durch die Fissura orbitalis sup. in die Orbita ein und versorgt den M. obliquus bulbi superior.

Läsionsmechanismus: Der N. trochlearis ist zwar insgesamt sehr empfindlich, da er aber bis zum Durchtritt der Dura vom Tentorium cerebelli gut geschützt wird, kommen Einklemmungen eher nach dieser Durchtrittsstelle vor. Andere Orte, die zur Läsion des Nervens führen können, sind der Sinus cavernosus und die Fissura orbitalis superior.

5. Nervus trigeminus (V)

Funktion/Beschreibung: Der Trigeminus ist nicht nur der größte aller Hirnnerven, sondern auch der einzige, der Verbindungen zu allen anderen Hirnnerven hat. Die sensiblen Wurzelzellen bilden einen mächtigen Nervenknoten, das Ganglion trigeminale (Ganglion Gasseri). Dieses liegt in der mittleren Schädelgrube unmittelbar vor der Spitze der Felsenbeinpyramide in einem Durabeutel, dem Cavum trigeminale.

Die motorischen Wurzelzellen bilden den Ursprungskern der Radix motoria. Er wird als Kaukern bezeichnet, weil die von ihm ausgehenden Fasern die Kaumuskeln innervieren. Aus dem vorderen Rand des Ganglion gehen fächerförmig die drei großen Äste des Trigeminus hervor:

- **N. ophthalmicus V/1**
  Austritt: Fissura orbitalis superior
- **N. maxillaris V/2**
  Austritt: Foramen rotundum
- **N. mandibularis V/3**
  Austritt: Foramen ovale

Die motorische Wurzel zieht am Ganglion vorbei, ohne sich mit diesem zu verbinden, und geht dann in den N. mandibularis über. Dieser verlässt die Schädelgrube durch das For. ovale. Die drei Trigeminusäste stehen mit folgenden Ganglien in Verbindung:

- 1. Ast mit dem Ganglion ciliare
- 2. Ast mit dem Ganglion pterygopalatinum
- 3. Ast mit dem Ganglion oticum und submandibulare

a. Nervus ophthalmicus

Funktion/Beschreibung: Der Augenast führt nur sensible Fasern: Er versorgt die Dura der vorderen Schädelgrube, die Haut von Stirn, oberem Augenlid, Augenwinkel und Nasenrücken, die Schleimhäute der Nasenhöhlen, Stirn- und Keilbeinhöhe und Siebbeinzellen, die äußere und mittlere Augenhaut.

Verlauf: Vor dem Eintritt in die Fissura orbitalis superior teilt sich der N. ophthalmicus in drei Äste:

- **N. nasociliaris;** er innerviert einen Teil der Nase und des Augapfels.
- **N. frontalis;** der Stirnnerv ist der stärkste der drei Äste. Er versorgt Stirn- und Kopfhaut bis zur Scheitelgegend, sowie Haut und Bindehaut des oberen Augenlides.
- **N. lacrimalis;** er zieht zur Tränendrüse.

V. Anatomie des Schädels

b. Nervus maxillaris

Funktion/Beschreibung: Der Oberkieferast führt nur sensible Fasern. Sein Innervationsgebiet erstreckt sich im Wesentlichen auf die Weichteile und Zähne im Oberkiefer, die intracranielle Dura und die Kieferhöhlen.

Verlauf: Nach dem Durchtritt durch das For. rotundum tritt er in die Fossa pterygopalatina ein. Über die Fissura orbitalis inf. erreicht er die Augenhöhle, wo er als N. infraorbitalis im Gesicht endet.
Er teilt sich in folgende Äste auf:
- **R. meningeus;** versorgt die Dura.
- **N. zygomaticus;** gelangt durch das For. zygomaticoorbitale in das Jochbein und versorgt sensibel die oberen Wangenanteile, den lateralen Augenwinkel und die Schläfengegend.
- **Nn. pterygopalatini;** ziehen direkt oder indirekt über das Ganglion pterygopalatinum in folgende Nerven: Rr. orbitales et nasales, Nn. palatini.
- **Rr. alveolares sup. post;** versorgen die drei Molaren und das Zahnfleisch des Oberkiefers.
- **N. infraorbitalis;** Endast, welcher durch das gleichnamige Foramen in das Gesicht zieht und Äste zur Versorgung der Prämolaren, der Eck- und Schneidezähne inkl. dazugehörigem Zahnfleisch abgibt. Die Endäste im Gesicht versorgen die Haut des Augenlides, der äußeren Nase und der Oberlippe und die Schleimhäute der Nasenhöhle und der Oberlippe.

c. Nervus mandibularis

Funktion/Beschreibung: Der Unterkieferast ist der stärkste der drei Trigeminusäste und ein gemischter Nerv. Er versorgt sensibel die Dura, die Haut (von Kinn, Oberlippe, unterer Wangenabschnitt, Ohrmuschel und Schläfe), die Schleimhaut (von Wange, Mundhöhlenboden und Zunge), die Zähne des Unterkiefers und das Kiefergelenk.
Motorisch versorgt er alle Kaumuskeln sowie die Mm. mylohyoideus, digastricus und tensor tympani.

Sensibel werden die Kaumuskeln von Ästen des Facialis versorgt.

Verlauf: Nachdem er den Schädel durch das Foramen ovale verlassen hat, gelangt er in die Fossa infratemporalis und teilt sich in eine vordere und hintere Astgruppe auf.
- Die **vordere Astgruppe** entspricht dem Kaunerv, N. masticatorius, und versorgt motorisch die Kaumuskeln. Nur ein Ast ist sensibel, N. buccalis, er versorgt die Wangenschleimhaut.
- Die **hintere Astgruppe** ist überwiegend sensibler Natur (nur ein kleiner motorischer Anteil für den M. mylohyoideus). Sie zerfällt wiederum in drei typische Äste:
- **N. lingualis;** läuft vom M. pterygoideus med. nach vorne abwärts zu den Seitenrändern der Zunge.
- **N. alveolaris inferior;** der stärkste Ast des Mandibularis. Er verläuft durch das For. mandibulare (an der Innenseite der Mandibula gelegen) und tritt hier in den Canalis mandibulare ein. Er innerviert den Mylohyoideus sowie den Digastricus, Venter anterior.
Am Foramen mentale zweigt der größte Teil der Nervenfasern als N. mentalis ab und versorgt Haut und Schleimhäute des Unterkieferbereiches. Der kleinere Teil versorgt den Eckzahn und die Schneidezähne.
- **N. auriculotemporalis;** verläuft hinter dem Gelenkfortsatz des Unterkiefers bis in die Fossa retromandibularis, dann mit der A. temporalis zur Schläfengegend. Er teilt sich wiederum in verschiedene Äste auf. Diese versorgen das Kiefergelenk, die Wand des äußeren Gehörganges, das Trommelfell, die Haut der Ohrmuschel, die Haut der Schläfengegend und sind zuständig für die sekretorische Funktion der Gl. parotis.

Dem 3. Trigeminusast sind zwei parasympathische Ganglien angeschlossen:
- Das **Ganglion oticum;** ein rundliches Knötchen, welches dicht unterhalb des For. ovale liegt. Es besteht aus drei Wurzeln:
  - Sensible Wurzel aus dem 3. Trigeminusast

- ▶ Parasympathische Wurzel = N. petrosus minor
- ▶ Sympathische Wurzel = N. petrosus profundus minor

Das Ganglion dient als Umschaltstelle von den präganglionären auf die postganglionären parasympathischen Fasern für die Gl. parotis.

- ▶ Das **Ganglion submandibulare**; ein Knötchen in der Mundhöhle mit sensiblen und sekretorischen Fasern.

Läsionsmechanismus: Die häufigste Möglichkeit einer Einklemmung besteht am Ganglion trigeminale. Spannungen der Dura können dieses stark irritieren.
Einklemmung des N. ophthalmicus im Bereich des Sinus cavernosus oder der Fissura orbitalis superior ist möglich.
Der N. maxillaris kann bei Torsionen an der Fissura orbitalis inf. oder bei duralen Spannungen am For. rotundum irritiert werden.
Der N. mandibularis kann am Foramen ovale eingeklemmt werden oder durch myofasciale Spannungen des Pterygoideus medialis irritiert werden.

6. Nervus abducens (VI)

Funktion/Beschreibung: Der Abducens versorgt als Augenmuskelnerv den M. rectus bulbi lateralis. Eine Abducenslähmung führt zum Strabismus convergens!

Verlauf: Er tritt zwischen Pons und Medulla oblongata aus dem Gehirn aus, durchbricht am Clivus die Dura, zieht lateral der A. carotis interna durch den Sinus cavernosus, kreuzt dabei den superioren Rand der Pars petrosa des Temporale und gelangt durch die Fissura orbitalis superior in die Augenhöhle.

Läsionsmechanismus: Läsionen des Nerven durch Einklemmungen an der Pars petrosa, am Sinus cavernosus oder an der Fissura orbitalis superior (häufig nach Hyperextensionstraumen der HWS) führen zu Doppelbildern.

7. Nervus facialis (VII)

Funktion/Beschreibung: Der Facialis ist ein gemischter Nerv, es überwiegen die motorischen Fasern zur Versorgung der Gesichtsmuskulatur. Seine sensiblen Fasern bilden ein kleines Ganglion am Facialisknie, Ganglion geniculi. Die motorischen Wurzelzellen liegen in der Brückenhaube, lateral und ventral vom Abducenskern.

Verlauf: Der Nerv tritt am Kleinhirnbrückenwinkel aus dem Gehirn aus und zieht zusammen mit dem N. vestibulocochlearis in den inneren Gehörgang, um dann in den Canalis facialis einzutreten. Er zieht zur Felsenbeinpyramide, wo er nach posterior umbiegt (äußeres Facialisknie), läuft dann an der medialen Wand der Paukenhöhle steil abwärts und tritt durch das For. stylomastoideum aus. Während seines Verlaufes im knöchernen Kanal gibt der Nerv folgende Äste ab:

- ▶ **N. petrosus major** (Austritt: For. lacerum); strahlt in das Ganglion pterygopalatinum ein. Er führt sekretorische und sensible Fasern für die Tränen-, Nasen- und Gaumendrüsen.
- ▶ **N. stapedius**; innerviert den M. stapedius.
- ▶ **Chorda tympani**; verlässt den N. facialis dicht über dem For. stylomastoideum, tritt durch die Fissura petrotympanica an der äußeren Schädelbasis aus und enthält zweierlei Faserarten: afferente, die von den Geschmacksknospen der vorderen zwei Drittel der Zungenschleimhaut kommen, und efferente, welche die Wurzeln des Ganglion submandibulare darstellen.

Nach dem Austritt aus dem For. stylomastoideum teilt sich der Nerv in drei Gesichtsäste:
- ▶ N. auricularis post.; innerviert die Muskeln des äußeren Ohres und den M. occipitalis.
- ▶ Rr. styloideus und digastricus; versorgen die zwei gleichnamigen Muskeln.
- ▶ Plexus parotideus; innerviert die mimische Muskulatur.

Läsionsmechanismus: Spannungen der Dura mater können Ursache für Einklemmungen

des N. facialis an der Eintrittsstelle in den Meatus acusticus internus sein; auch Entzündungen des Nervs im Canalis facialis können zu Funktionsstörungen führen. Fasziale Spannungen können den Nerven in dem Gebiet um den Proc. styloideus irritieren.
Die Kompression des N. facialis führt zur Facialisparese, welche zur Asymmetrie der Gesichtsmuskeln führt und/oder zum Geschmacksverlust. Läsionen der oberen Halswirbelsäule können ebenfalls zur Irritation dieses Nervens führen.

8. Nervus vestibulocochlearis (VIII)

Funktion/Beschreibung: Der N. vestibulocochlearis versorgt die beiden im Innenohr und Labyrinth lokalisierten Sinnesorgane. Die Pars vestibularis (Gleichgewichtsorgen) leitet die Sinneserregung vom Vorhof (Vestibulum) zum Gehirn, die Pars cochlearis (Hörnerv) von der Schnecke (Cochlea).

Verlauf: Die Hörzellen des Cortischen Organs bilden den Beginn der Pars cochlearis. Die Nervenfasern ziehen weiter zum Ganglion spirale in der Schneckenachse. Die zentralen Fortsätze der Ganglienzellen treten im inneren Gehörgang zur einheitlichen Pars cochlearis zusammen, die bis zum Eintritt ins Gehirn den gleichen Verlauf wie die Pars vestibularis hat. Im Gehirn gelangen die Fasern der Pars cochlearis zu zwei Endkernen, Nucleus cochlearis ventralis und dorsalis, die sich in der Medulla oblongata befinden. Jeder Nucleus steht in Verbindung mit den beiden Temporallappen.
Der N. vestibularis leitet die afferenten Impulse des Gleichgewichtsorganes im Porus acusticus int. zum Ganglion vestibulare. Die peripheren Fasern beginnen an den Sinnesflächen des Gleichgewichtsorgans und ziehen dann zum Ganglion vestibularis im inneren Gehörgang. Die zentralen Fortsätze vereinigen sich zur einheitlichen Pars vestibularis und verbindet sich dann mit der Pars cochlearis zum N. vestibulocochlearis, der durch den Porus acusticus int. das Gehirn erreicht. Die Endkerne des N. vestibularis liegen im Rauten- und Kleinhirn.
Vom Vestibularis ausgehende Impulse haben Einfluss auf die Extremitäten- und Rumpfmuskulatur und umgekehrt. Augenbewegungen in Bezug auf Kopfbewegungen werden von Fasern dieses Nervs gesteuert und sorgen über das Kleinhirn für die entsprechende Einstellung der posturalen Muskulatur.

Läsionsmechanismus:
▶ Eine Duraspannung im Bereich des Meatus acusticus internus führt zur mechanischen Irritation.
▶ Auch Rotationsfehlstellungen der Temporalia können zur Dysfunktion des vestibulären Mechanismus führen. Läsionen der Pars cochlearis stellen eine häufige Ursache für Tinnitus dar.

9. Nervus glossopharyngeus (IX)

Funktion/Beschreibung: Der Glossopharyngeus ist ein Nerv des 3. Kiemenbogens und besitzt zwei Ganglien:
▶ **Oberes Ganglion**; innerhalb des Schädels, Ganglion superior.
▶ **Unteres Ganglion**; außerhalb des Schädels, Ganglion inferior.

Der Glossopharyngeus besteht aus dreierlei Faserarten:
▶ Sensible Anteile, im Ganglion superior
▶ Motorische Anteile
▶ Parasympathische Anteile

Verlauf: Er tritt dorsal der Olive an der Seitenfläche der Medulla oblongata (neben dem Vagus) aus dem Gehirn aus, liegt in einem eigenen Durasäckchen, welches in Verbindung mit der Pars petrosa steht und verläuft dann durch den vorderen Bereich des For. jugulare. Er schwillt kurz vor dem Austritt zum Ganglion sup. und kurz nach dem Austritt zum Ganglion inferior an.
Danach zieht er zwischen A. carotis interior und V. jugularis interior, anschließend zwischen A. stylopharyngea und M. stylopharyngeus abwärts.

Er besteht aus folgenden Ästen:
- **N. tympanicus**; verläuft durch den Canalis tympanicus in die Paukenhöhle. Durch die Fissura sphenopetrosa (For. lacerum) verlässt er die Schädelhöhle und verbindet sich mit dem Ganglion oticum.
- **Ramus stylopharyngeus**; zieht zum gleichnamigen Muskel.
- **Rr. pharyngei**; bilden mit Vagusästen den Pl. pharyngeus, versorgen motorisch die Pharynxmuskeln und sensibel die Hinter- und Seitenwand des Rachens.
- **Rr. tonsillares**; versorgen die Schleimhaut der Gaumenmandeln.
- **Rr. lingualis**; führen sensible und sensorische Geschmacksfasern für das hintere Zungendrittel.

Läsionsmechanismus: Eine Einengung des Foramen jugulare führt zur Einklemmung des Glossopharyngeus, oft in Verbindung mit Läsionen des Vagus und/oder Accessorius.

10. Nervus vagus (X)

Funktion/Beschreibung: Der Vagus innerviert lebenswichtige Organe wie Herz, Lunge, Magen, Darm, Leber und Niere. Er ist ein Nerv des 4. und 5. Kiemenbogens. Da er überall im Körper verläuft wird er auch der „Wanderer" genannt.
Er besitzt zwei Ganglien:
- **Ganglion superior**; entspricht einem Spinalganglion.
- **Ganglion inferior**; entspricht einem parasympathischen Ganglion.

Er hat dreierlei Faserarten, wobei die parasympathischen Fasern überwiegen.

Verlauf: Der Vagus tritt mit 10–15 Wurzelbündeln in unmittelbaren Anschluss an den N. glossopharyngeus an der Medulla oblongata aus und zieht zum vorderen Bereich des For. jugulare (Ganglion sup.), nach Austritt aus dem Schädel liegt der Vagus vor der V. jugularis int. und geht dann in das Ganglion inf. über. Am Hals verläuft er zwischen der A. carotis communis und der V. jugularis int. abwärts durch die obere Thoraxapertur in die Brusthöhle. Der rechte Nerv kreuzt die A. subclavia dextra, der linke die ventrale Seite des Aortenbogens. Dann verlaufen beide Nerven durch das Mediastinum, legen sich dem Ösophagus an und erreichen durch den Hiatus ösophagus des Zwerchfells die Bauchhöhle. Hier beginnt eine starke Verästelung und Geflechtbildung durch Verbindungen mit dem Sympathikus. Seinem Verlauf entsprechend teilt man ihn in einen Kopf-, Hals-, Brust- und Bauchteil ein.

Kopfteil
- **R. meningeus**; geht zur Dura der hinteren Schädelgrube, bei starker Reizung durch Meningitis kommt es zum reflektorischen Erbrechen.
- **R. auricularis** – Ohrast; stellt den einzigen Hautast des Vagus dar.

Halsteil
- **Rr. pharyngei**; verbinden sich mit den gleichnamigen Ästen des Glossopharyngeus und denen des Sympathikus zum Pl. pharyngeus; Innervation der Schlundmuskeln und Pharynxschleimhaut.
- **N. laryngeus sup.**; versorgt motorisch die Kehlkopfmuskeln, sensibel die Epiglottis-, Pharynx- und Larynxschleimhaut.
- **Rr. cardiaci sup.**; ziehen mit der A. carotis communis abwärts. Sie gehen in der Brusthöhle in das Herzgeflecht, Pl. cardiacus, über.

Brustteil (bis zum Zwerchfell)
- **N. laryngeus recurrens**; verläuft aus der Brusthöhle rückläufig zum Kehlkopf, versorgt sämtliche innere Kehlkopfmuskeln und die Schleimhaut des Cavum laryngis.
- **Rr. cardiaci inf.**; ziehen zum Herzgeflecht.
- **Rr. bronchiales**; ziehen zu den Bronchien.
- **Rr. ösophagus**, versorgen Muskulatur und Schleimhaut des Ösophagus.
- **Rr. pericardiaci**; versorgen den Herzbeutel.

Bauchteil (unterhalb des Zwerchfells)
Aus dem Plexus ösophagus gehen zwei Hauptstränge hervor:

- **Truncus vagalis anterior**; geht in das vordere Magengeflecht über; Zweige ziehen zur Leber und zum Magen.
- Der stärkere **Truncus vagalis posterior** verläuft rechts neben der kleinen Magenkurvatur abwärts. Der überwiegende Teil dieses Truncus verbindet sich mit Sympathikusfasern und zieht in feinen Ästen zu Pankreas, Milz, Niere, Nebenniere, Dünndarm und Dickdarm.

Läsionsmechanismus: Der Vagus kann bei cranialen Dysfunktionen am For. jugulare komprimiert werden. Im Allgemeinen ist diese Läsion verbunden mit einer Einklemmung des Accessorius, da beide Nerven eine gemeinsame Duraumhüllung haben. Er kann aber auch außerhalb des Schädels bei myofascialen Problemen in seinem Verlauf irritiert werden. Irritationen dieses Nervens können zu cardiovasculären und gastrointestinalen Beschwerden jeglicher Art sowie zu Problemen der Kehlkopfmuskulatur und zu Dysphagien führen. Bei Babys, die häufig spucken oder unter kolikartiger Bauchsymptomatik leiden, ist immer an eine Einklemmung der Vagus zu denken.

11. Nervus accessorius (XI)

Funktion/Beschreibung: Der Accessorius ist ein in der Stammesgeschichte selbständig gewordener Teil des Vagus, gehört also auch zur Gruppe der Kiemenbogennerven. Er hat nur motorische Funktionen: die Innervation von SCM und Trapezius. Die motorischen Wurzelzellen bilden eine lange Zellsäule, ausgehend vom Ursprungsort des N. vagus bis zum 5.–7. Halssegment.

Verlauf: Man kann zwei Arten von Wurzelfasern unterscheiden:
Die eine Gruppe geht außerhalb des Schädels in den Vagus über, die andere Gruppe besteht aus 6–7 Wurzelbündeln, die aus dem Halsmark austreten, sich im Wirbelkanal zu einem Stamm vereinigen, dann durch das For. magnum in den Schädel eindringen und mit der ersten Gruppe vereint durch das Foramen jugulare wieder austreten.
Nach dem Austritt aus dem Schädel teilt sich der Accessorius sofort in seine zwei Endäste auf:
- **Ramus internus** (Accessorius vagi); geht in den Vagus über (versorgt Pharynx, Larynx, weichen Gaumen, Ösophagus und Herz).
- **R. externus**; versorgt SCM und Trapezius rein motorisch. Die sensible Innervation dieser Nerven kommt aus den 2., 3. und 4. Zervikalnerven.

Läsionsmechanismus: Mögliche Einklemmungen sind überwiegend am For. jugulare. HWS-Traumen oder Läsionen im Bereich C0/C1 können aber ebenso zur Dysfunktion dieses Nervens führen.
Kommt es bei wiederholter Anspannung des Trapezius oder SCM zur Schwäche, muss an eine Einklemmung des Nervens im For. jugulare gedacht werden.

12. Nervus hypoglossus (XII)

Funktion/Beschreibung: Der N. hypoglossus ist rein motorisch und versorgt die gesamte Zungenmuskulatur.

Verlauf: Er tritt mit 10–15 Wurzelfäden aus der Medulla oblongata aus, durchdringt die Dura, tritt durch den Canalis hypoglossi aus dem Schädel aus, schlingt sich nach dem Austritt aus dem Schädel um den Vagus herum, steigt an der Innenseite des M. stylohyoideus abwärts, und verläuft dann über die A. carotis nach vorne. Danach erreicht er die Mundhöhle und strahlt fächerförmig in die Zungenmuskulatur ein.
Äste, die sich teilweise dem Hypoglossus angelagert haben:
- **Ramus meningeus**; verläuft zur Dura im Bereich des Sinus occipitalis.
- **Radix superior** (Ramus descendens N. hypoglossi), Fasern aus dem Plexus cervicalis, die sich streckenweise dem Hypoglossus anschließen und mit der Radix inferior (N. cervicalis descendens) aus dem 2. und

3. Zervikalnerven die Ansa cervicalis bilden. Aus der Ansa wird die hyoidale Muskulatur versorgt:
- **Ramus thyrohyoideus** und **Ramus geniohyoideus** sind Halsnervenfasern, die den Hypoglossus als selbständige Äste zu den gleichnamigen Muskeln verlassen.

Die Rr. linguales haben ihren Ursprung im Hypoglossuskern und versorgen motorisch die Muskulatur der Zunge.

Der N. hypoglossus hat außerdem zahlreiche Verbindungen mit benachbarten Nerven: Sympathikus, Vagus, obere Zervikalnerven, usw.

Läsionsmechanismus: Die häufigste Ursache für Einklemmungen des N. hypoglossus sind Dysfunktion oder Kompression C0/C1. Einklemmungen führen zur Beeinträchtigung der gesamten Zungenmotorik.

Querverweis: dies ist die Ursache für den alten „AK Screening Challenge" für Atlas-Subluxationen: Zunge nach rechts/links herausstrecken!

Bei Irritation des Hypoglossus führt dies zur Schwächung des Indikatormuskels.

Zusammenfassung:
- Die Pars petrosa des Temporale gewährt den Durchtritt für den N. facialis und den N. vestibulocochlearis. Probleme des VII. und VIII. Hirnnerven weisen auf Dysfunktion der Temporalia hin.
- Die Hirnnerven I bis VI stehen oft in Verbindung mit Dysfunktionen des frontoethmoidalen Komplexes, des Sphenoids oder der Temporalia.
- Störungen der Hirnnerven IX bis XI sind oft assoziiert mit Problemen der SOM und dem Foramen jugulare.
- Der XII. Hirnnerv ist betroffen bei Läsionen des Occiputs oder C0/C1-Blockierungen.
- In Bezug auf das Membransystem kann eine abnorme Spannung des Tentorium cerebelli Grund für einen Strabismus sein, da die Augenmuskelnerven III, IV und VI zwischen den Schichten des Tentorium verlaufen.

V. Anatomie des Schädels

Foramina

Hirnnerv	Dysfunktion	Betroffene Strukturen
❶ N. olfactorius	Anosmie, Dysosmie	Ethmoid, Corpus sphenoidalis, Ala minor
❷ N. opticus	Gesichtsfeldausfälle, Diplopie	Corpus sphenoidalis, Ala minor, Tentorium cerebelli
❸ N. oculomotorius	Divergenter Strabismus, Ptosis, Mydriasis	Ala major und Ala minor: (Fissura orbitalis sup.), Sinus cavernosus, Tentorium cerebelli
❹ N. trochlearis	Schwierigkeiten, nach außen und unten zu blicken	Tentorium cerebelli an seiner Anheftung am Keilbein, s. ❸
❺ N. trigeminus	Migräne, Trigeminusneuralgien, Sinusitis, Tic douloureux	Temporale (Pars petrosa), Dura, C1, C2
❺/1 N. ophthalmicus	s. ❺	s. ❸ und ❺
❺/2 N. maxillaris	s. ❺	Sphenoid, Ganglion sphenopalatinum, Sinus cavernosus, s. ❺
❺/3 N. mandibularis	Kiefergelenksschmerzen, s. ❺	Sphenoid
❻ N. abducens	Konvergenter Strabismus, Nystagmus	Sphenoid, Ligamentum sphenopetrosum, Temporale, s. ❸
❼ N. facialis	Facialislähmung: Mundasymmetrie, Stirnrunzeln und Augenschluss nicht möglich.	Distal des For. stylomastoideum
	Zusätzlich: Geschmacksstörungen der vorderen 2/3 der Zunge, Speichelflussverminderung, Hyperakusis	Canalis facialis, Chorda tympani, Fissura petrotympanica, TMJ
	Zusätzlich: retroaurikuläre Schmerzen, Hörstörung	Ganglion geniculi
	Zusätzlich: Störung weiterer Hirnnerven	Intracranial
❽ N. vestibulocochlearis	Schwerhörigkeit, Schwindel	Intraossäre Läsionen des Temporale, TMJ
❾ N. glossopharyngeus	Schluckstörungen, Geschmacksstörung, hinteres Drittel der Zunge, trockener Mund, Hypästhesie des weichen Gaumens, verminderter Würgereflex	Occiput, Temporale, Foramen jugulare
❶⓿ N. vagus	Erbrechen, Dyspnoe, Dysphagie, Herzstörung, Sprechstörung	Occiput, Temporale, Foramen jugulare
❶❶ N. accessorius	Torticollis (Schiefhals), Schultertiefstand	Occiput, Temporale, Foramen jugulare
❶❷ N. hypoglossus	Saugprobleme, gestörte Zungenmotorik, Zungenatrophie (halbseitig)	Occiput, Canalis hypoglossi

modifiziert nach Liem

VI. Schädelbasis und Schädeldach

A. Sphenoid

Das Sphenoid ist ein unpaarer Schädelknochen, welcher sich in der mittleren Schädelgrube befindet und den anterioren Anteil der SBS bildet. Die Stellung des Sphenoids diktiert über das reziprokale Spannungsmembran-System die Funktion und Stellung aller Schädelknochen und hat Auswirkungen auf den gesamten Körper.

Primär ist die Stellung und Beweglichkeit des Sphenoids abhängig von der Spannung zweier wichtiger Kaumuskeln: Pterygoideus medialis und lateralis. Diese Tatsache wird in der klassischen cranialen Osteopathie unterschätzt und viel zu wenig berücksichtigt! Die AK hat hier einen wesentlichen Beitrag für das Verständnis der funktionellen Zusammenhänge zwischen diesen Kaumuskeln und der Funktion des Sphenoids geleistet.

Angrenzende Knochen und Suturen

Das Sphenoid steht mit zehn anderen Schädelknochen in Verbindung:
► Frontale (vorne) → S. sphenofrontalis
► Ethmoid (vorne) → S. sphenoethmoidalis

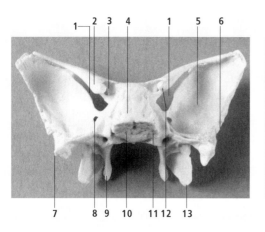

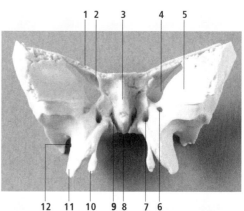

Sphenoid, von dorsal
1 Fissura orbitalis superior
2 Ala minor
3 Canalis opticus
4 Dorsum sellae
5 Ala major
6 Sutura sphenopetrosa
7 Spina sphenoidalis
8 Foramen rotundum
9 Lamina medialis des Processus pterygoideus
10 Gelenkfläche zur Verbindung mit dem Occiput: SBS
11 Processus clinoideus posterior
12 Processus clinoideus anterior
13 Lamina lateralis des Processus pterygoideus

Sphenoid, von frontal
1 Ala minor
2 Canalis opticus
3 Crista sphenoidalis
4 Fissura orbitalis superior
5 Ala major
6 Foramen rotundum
7 Canalis pterygoideus
8 Rostrum sphenoidale
9 Apertura sinus sphenoidalis
10 Lamina medialis des Processus pterygoideus
11 Lamina lateralis des Processus pterygoideus
12 Incisura pterygoidea

VI. Schädelbasis und Schädeldach

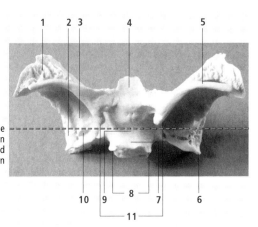

Achse für Flexion und Extension

Sphenoid, von cranial
1 Margo frontalis
2 Margo temporalis
3 Ala major
4 Planum sellae
5 Ala minor
6 Spina ethmoidalis
7 Dorsum sellae
8 Processus clinoidei posteriores
9 Sella turcica
10 Foramen ovale
11 Processus clinoidei anteriores

- Temporale (außen) → S. sphenosquamosa und sphenopetrosa
- Parietale (außen) → S. sphenoparietalis
- Occiput (hinten) → SBS
- Vomer (unten) → S. sphenovomeriana
- Palatinum (vorne/unten) → S. sphenopalatina
- Zygomaticum (vorne/außen) → S. sphenozygomatica

Bezugspunkte
- Pterion
- Ala major, bedeckt durch den anterioren Anteil des Temporalis

Ansetzende Muskulatur
- Pterygoideus medialis und lateralis
- Temporalis
- Bulbus rectus superior und inferior
- Bulbus obliquus superior
- Levator palpebrae
- Tensor veli palatini

Ansetzende Ligamente
- Lig. sphenopetrosum (= Abducensbrücke); vom Dorsum sellae zur Spitze des Felsenbeines verlaufend. Darunter befindet sich der VI. Hirnnerv, N. abducens. Das Lig. wird von einem Anteil des Tentorium gebildet.
- Lig. sphenomandibulare, verläuft von der Spina ossis sphenoidalis zur Innenseite der Mandibula.

Foramina
- Foramen rotundum → N. maxillaris (V2)
- Foramen ovale → N. mandibularis (V3)
- Foramen spinosum → A./V. meningea media
- Foramen lacerum → A. carotis interna
- Canalis pterygoideus → N. petrosus major (Facialis-Ast) und profundus

Fissura orbitalis superior
Diese wird gebildet durch den posterioren Anteil der kleinen und den anterioren Anteil der großen Flügel. Sie zeigt nach vorne/außen/unten. Durch die Fissur ziehen die Augenmuskelnerven, Anteile des N. ophthalmicus und die V. ophthalmica superior.

Die kleinen Flügel
Sie bilden mit ihren beiden Wurzeln den Canalis opticus, durch den der N. opticus und die A. ophthalmica verlaufen. Der Canalis opticus zieht nach vorne/unten/außen und grenzt vorne an die S. sphenofrontalis.
Am posterioren Rand des kleinen Flügels befindet sich der Proc. clinoideus anterior. Dieser liegt mehr lateral als der Proc. clinoideus posterior – daher kommt es zur Kreuzung der beiden Bögen des Tentorium cerebelli. Der kleine Bogen setzt am Proc. clinoideus anterior an und kreuzt von oben den großen Bogen. Durch diese Kreuzung entsteht eine dreieckige Fläche, die das Dach des Sinus cavernosus bildet. Dieser wird vom III. und IV. Hirnnerven durchquert, welche bei einer übermäßigen Spannung des Tentorium cerebelli gereizt werden können.

Die großen Flügel

Sie ragen stark über das Corpus heraus und zeigen nach außen/vorne. Sie stellen den äußeren Bezugspunkt zum Auffinden des Sphenoids dar. Die Anordnung erklärt die Leichtigkeit, mit der man den Corpus über die großen Flügel bewegen kann.

Nach vorne/außen verbinden sie sich über die S. sphenozygomatica mit dem Zygomaticum, nach hinten/außen über die S. sphenosquamosa mit dem Temporale.

Im Inneren geht die S. sphenosquamosa in die S. sphenopetrosa über, um sich mit der Pars petrosa des Temporale zu verbinden.

Die S. sphenoparietalis ist am äußersten Ende des großen Flügels gelegen und stellt die Verbindung zum Parietale dar.

Processus pterygoidei

Sie bestehen aus einer Lamina medialis und lateralis. Die Lamina medialis stellt die Ursprungsfläche für den Pterygoideus medialis und einen Teil des Pharynx dar; sie begrenzt die Choanen, welche die posteriore Öffnung des Nasenraumes zum Rachen sind.

An der Lamina lateralis entspringt der Pterygoideus lateralis.

Der anteriore Rand des Proc. pterygoideus artikuliert mit dem Palatinum.

Sinus cavernosus

Der schwammartige Venenraum, der beiderseits der Sella turcica liegt, nimmt das Blut der Augenvenen auf. Durch ihn verlaufen die A. carotis interna und der N. abducens. An seiner Außenwand verlaufen die Nn. oculomotorius, trochlearis, maxillaris und mandibularis.

Bewegungsphysiologie

Die Bewegungsachse verläuft quer in Höhe der Sella turcica. Global kann man sagen, dass sich während der Flexion alles, was sich anterior dieser Achse befindet nach unten bewegt. Der Widerstand des äußeren Pfeilers des Frontale gibt dieser Caudalbewegung eine zusätzliche laterale Ausdehnung; es kommt zu einer Art Kreisbewegung nach unten/außen/vorne.

Alle Anteile des Sphenoids, die hinter der Achse liegen, bewegen sich nach oben/innen/hinten.

Die Bewegungen im Einzelnen während der cranialen Flexion:
- **Der Corpus bewegt sich nach oben/vorne.**
- **Die Procc. pterygoidei bewegen sich nach oben/hinten/innen.**
- **Die großen Flügel bewegen sich nach unten/vorne/außen.**

Während der cranialen Extension drehen sich die Bewegungsparameter um.

Pathophysiologie, Läsionsmechanismen, Untersuchung, Behandlung und Querverweise zur AK s. Kap. VI.C.

B. Occiput

1. Klassische Osteopathie

Das Occiput ist ein unpaarer Schädelknochen. Es spielt in der cranialen Osteopathie eine wesentliche Rolle, da durch seine Foramina wichtige neurologische Strukturen austreten. Das Occiput weist häufig geburtstraumatische Läsionen auf. Der Ansatz der Dura rund um das Foramen magnum unter-streicht seine Wichtigkeit für die craniale Osteopathie.

Am Occiput setzen zahlreiche Muskeln und Ligamente an, die aus der gesamten Wirbelsäule und dem Schulterbereich kommen. Dadurch besteht, unabhängig von der Duraverbindung, eine muskulär-ligamentäre-fasziale Verbindung vom Becken bis zum Occiput.

a. Anatomische Beschreibung

Das Occiput besteht aus vier Teilen:
- einer Schuppe, Pars squamosa
- zwei lateralen Teilen, Pars lateralis
- einem Körper, Pars basilaris

Diese vier Teile umschließen das Foramen magnum.

VI. Schädelbasis und Schädeldach

Beschreibung anhand der beiden unten stehenden Abbildungen.

Die beiden lateralen Teile sind von der Schuppe durch die **Sutur von Budin** (a) getrennt. Sie wird auch Synchondrosis intraoccipitalis posterior genannt und schließt sich zwischen dem 3.–4. Lebensjahr.

Die **S. basisoccipitale** (b) trennt die beiden lateralen Teile von der Pars basilaris. Sie schließt sich zwischen dem 5.–9. Lebensjahr komplett und wird auch Synchondrosis intraoccipitale anterior genannt.

Unabhängig von der Verschmelzung dieser Nähte bleibt in diesem Gebiet immer eine gewisse Flexibilität vorhanden. Die beiden Suturen sind häufig von Geburtstraumen betroffen.

Die Verbindung zwischen dem Occiput und dem Temporale wird von der S. occipitomastoidea (SOM) gebildet.

Angrenzende Knochen und Suturen

Das Occiput steht mit fünf anderen Schädelknochen in Verbindung:
- Sphenoid (vorne) → SBS
- Temporalia (seitlich) → SOM
- Parietalia (oben) → S. lambdoidea

Bezugspunkte: Inion und Asterion

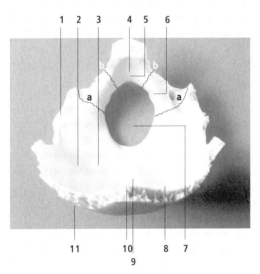
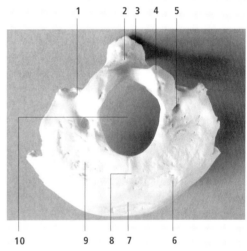

Occiput, von cranial
1. Margo mastoideus
2. Fossa cerebellaris
3. Squama occipitalis
4. Clivus
5. Pars basilaris
6. Pars lateralis
7. Foramen magnum
8. Sulcus sinus transversi
9. Crista occipitalis interna
10. Protuberantia occipitalis interna
11. Margo lambdoideus

Occiput, von caudal
1. Canalis hypoglossus
2. Tuberculum pharyngeum
3. Gelenkfläche Sphenoid (SBS)
4. Occiputcondylen
5. Canalis condylaris
6. Squama
7. Protuberantia occipitalis externa
8. Crista occipitalis externa
9. Linea nuchae inferior
10. Foramen magnum

VI. Schädelbasis und Schädeldach

Ansetzende Muskulatur

An dieser Stelle sind nur die Wichtigsten erwähnt. Zum genaueren Studium sei auf die zahlreichen Anatomiebücher verwiesen.
- M. trapezius (L. nuchae superior)
- SCM (L. nuchae superior)
- M. longus capitis
- M. splenius capitis
- Kurze, tiefe Nackenmuskulatur

Ansetzende Ligamente
- Lig. longitudinale anterius und posterius
- Ligamente der oberen Kopfgelenke.

Foramina
- Foramen jugulare (Glossopharyngeus, Vagus, Accessorius; Sinus sigmoideus und Sinus petrosus inferior in die V. jugularis; A. meningea posterior)
- Canalis hypoglossus (N. hypoglossus)
- Canalis condylaris (V. emissaria, Ast der A. pharyngea)
- Foramen magnum (Medulla oblongata, Hirnhäute, A. vertebralis, spinale Wurzeln des Accessorius)

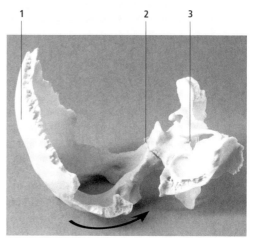

Occiput mit Sphenoid, von lateral
Der Pfeil zeigt die Bewegungsrichtung während der Flexion
1 Occiput
2 SBS
3 Sphenoid

b. Bewegungsphysiologie

Während der cranialen Flexion bewegt sich das For. magnum mit der Pars basilaris des Occiput nach anterior/superior und steigt zusammen mit dem Corpus des Sphenoids auf.
Die bikonvexen Occiputcondylen gleiten dabei auf den bikonkaven Atlasgelenkflächen ebenfalls nach anterior/superior.
Während der cranialen Extension dreht sich die Bewegung um.

c. Pathophysiologie

Die Beweglichkeit des Occiputs ist abhängig von der Stellung des Sphenoids (SBS), der Duraspannung und der Spannung von Muskulatur und Ligamenten, die am Occiput inserieren.
Das Temporale hat ebenfalls einen großen Einfluss auf die Beweglichkeit des Occiput: jede Fehlstellung wird über die SOM auf das Occiput übertragen.
Über die Duraverbindung werden alle Einflüsse, die vom Becken und Sacrum kommen aufgenommen. Jede Beckenblockierung wirkt sich auf das Occiput und über die SBS auf das gesamte Cranium aus.
Jede Läsion des Occiputs wird sich auf das Gelenk C0/C1 auswirken. Da die Rezeptorendichte in diesem Segment ligamentär, muskulär und kapsulär sehr groß ist, wird eine Läsion der Kopfgelenke Auswirkungen auf die gesamte Körperstatik haben. Einerseits werden die gestörten Rezeptoren eine Rückmeldung an das ZNS über die afferenten Bahnen geben. Andererseits hat dies über die Efferenzen einen Effekt auf den gesamten Körper. Die kurze Nackenmuskulatur ist auch das Hauptansatzgebiet, an dem die Atlastherapie nach Arlen ansetzt (s. auch S. 100).
Sehstörungen wie z.B. die „Achsenfehlsichtigkeit" führen – besonders im Kindesalter – über die vermehrte Spannung der kurzen suboccipitalen Muskulatur kompensatorisch zu Occiputläsionen. Allein das Tragen der richtigen Brille kann diese Läsion beheben. Umgekehrt können Läsionen des Occiputs zu funktionellen Sehstörungen führen, die nach einer erfolgreichen cranialen Behandlung vollkommen verschwinden.

Bei CMD ist häufig eine Läsion des Occiputs zu finden. Zum einen aufgrund einer Fehlspannung des SCM, zum anderen aufgrund einer oft anzutreffenden anterioren Kopfhaltung mit abnormen Spannungsverhältnissen der muskulär-ligamentären und membranösen Strukturen zwischen Occiput und Atlas. Lymphatische Stauungsprobleme im Kopfbereich (beherdete Zähne, entzündete NNH usw.) schränken aufgrund des vermehrten Lymphabflusses der V. jugularis die Beweglichkeit des Occiputs ein.

Bei chronisch schwachem SCM oder Trapezius sollte man an eine Occiputläsion denken. Bei vermehrter Flexion des Occiputs kommt es zur Einengung des For. jugulare und damit Impingement des Accessorius, der diese beiden Muskeln versorgt.

d. Läsionsmechanismen
Primäre Läsionen

Das Occiput ist während der Geburt starken Kräften ausgesetzt – und die vier Anteile sind noch nicht verknöchert. Unilaterale bzw. asymmetrische Läsionen führen – unbehandelt – zu intraossären Läsionen (primär!).

Pränatale Läsionen entstehen meist am Ende der Schwangerschaft durch die Position des kindlichen Kopfes im Becken und die Kontraktion des Uterus.

Perinatale Störungen des Occiputs entstehen durch den starken Druck auf den kindlichen Kopf während der Geburt. Bei einer Hinterhauptslage wird der kindliche Kopf gegen das Perineum gedrückt. Durch die Kontraktionen des Uterus kommt es zur Kompression zwischen Occiputcondylen und Atlas. Bei bilateralen Läsionen befindet sich das Occiput meist in einer Flexionsläsion. Bei unilateralen Läsionen kann ein Condylus mehr anterior, der andere mehr posterior stehen.

All diese Störungen wirken sich auf die SBS, den gesamten Schädel und somit auf den ganzen Körper aus.

Traumatische Läsionen, die nicht von der Geburt stammen:
- direkt, durch Schläge auf den Kopf (Vertex) oder Anschlagen des Kopfes an einem harten Gegenstand
- indirekt, durch einen Sturz auf die Füße (z.B. Paraglider, Fallschirmspringer während der Landung) oder auf Sacrum/Coccygeum (z.B. Schlittschuh- oder Snowboardfahrer)

Sekundäre Läsionen

Alle Läsionen der SBS werden sich auf die Beweglichkeit des Occiputs auswirken. Ebenso wird sich das Occiput an Läsionen der Temporalia und der Parietalia anpassen.

e. Untersuchung
Anamnese

Wegen der Vagusverbindung:
- Übelkeit, Gleichgewichtsstörungen
- Ständiges Spucken oder Trinkprobleme bei Babys
- „Dreimonatskoliken" oder ähnliche Bauchsymptomatik bei Babys
- Unklare Bauchsymptome und Verdauungsprobleme
- N. occipitalis major et minor: Hinterhauptkopfschmerzen
- C0/C1, SCM: Zustand nach Schleudertrauma

- Accessorius: Chronisch rezidivierende Schwäche SCM und Trapezius uni- oder bilateral im AK-Test
- Glossopharyngeus: Schluck-, Kaustörungen

Observation
- Form und Größe der Squama, schmal ≙ IR, breit ≙ AR
- Symmetrie der Squama
- Stellung der Ohren (Anpassung an die Stellung der Temporalia)
- Beim Säugling: asymmetrischer Haarwuchs, die Seite mit weniger Haaren ist meist die Läsionsseite, da der Säugling dort vermehrt aufliegt und dadurch eine Art Eigenbehandlung durchführt.

Palpation

Beide Hände liegen zu einer Art Schale geformt und mit leicht gefächerten Fingern unter der konvexen Squama des Occiputs.

Cave: Nur Kontakt, kein Druck auf das Occiput!

Die Hände empfangen nur! Mit dieser Handhaltung kann die Stellung und die Form der Squama und der Procc. condylares beurteilt werden; ebenso die Stellung der Occiputcondylen in Bezug auf den Atlas.

So können auch Frequenz und Amplitude des PRM am Occiput überprüft werden.

Für die craniale Flexion gibt man – synchron mit der Bewegung des PRM – einen leichten Bewegungsimpuls nach anterior/superior und beurteilt die Quantität und Qualität der Bewegung. Während der Extension werden die Parameter umgedreht.

Bei der Flexions- und Extensionsprüfung achtet man darauf, ob sich die beiden squamösen Anteile gleichmäßig bewegen oder ob es eine asymmetrische Bewegung des Occiputs im Sinne einer intraossären Läsion gibt.

Ebenso sollte jede Torsions- oder Rotationsbewegung, die während der Flexions- und Extensionsphase auftreten kann, notiert werden. Abschließend werden die Ss. lambdoidea und occipitomastoidea mit den Fingerspitzen auf Dichte und Schmerz untersucht.

f. Behandlung

Occiput-Release – direkte Technik

Diese Technik wird bei jeglicher Kompression der Occiputcondylen in Bezug auf den Atlas angewandt.

- Ideale Vorbehandlung für eine Atlasmobilisation oder -manipulation.
- Gut geeignet zur Harmonisierung des PRM.

Griffanlage und Durchführung

Die Finger II–V werden im Grund- und Mittelgelenk flektiert. Die Fingerspitzen „haken" sich suboccipital sanft ein. Der Handrücken des Therapeuten wird auf der Bank stabilisiert, die Unterarme liegen auf der Bank auf und bilden so ein Fulcrum. Es darf nur soviel Druck ausgeübt werden, wie ohne Abwehrspannung toleriert wird!

Im Falle einer Kompression der Procc. condylares wird man die vermehrte Spannung der suboccipitalen Muskeln spüren. Die vertikale, also aufgestellte Position der Finger muss während der gesamten Technik aufrechterhalten werden, nur so kann es zur Entspannung der suboccipitalen Muskeln und aller Membranen kommen. Der Kopf des Patienten soll entspannt über die Finger des Therapeuten sinken. Die therapeutische Kraft geht nicht primär vom Therapeuten, sondern vom Gewicht des Kopfes aus, das während der Entspannung automatisch wirkt.

Für Fortgeschrittene bietet sich folgende Erweiterung der Technik an: während die Finger II, III und IV den Atlas leicht nach caudal schieben, wird mit den kleinen Fingern am Occiput eine Gegenkraft in craniale Richtung, im Sinne einer zarten Traktion aufgebaut. Die Kraft der Finger darf nicht zu groß sein, da sich sonst die suboccipitalen Muskeln nicht entspannen können. Nach dem ersten Release wird die nach caudal gerichtete Kraft aufgegeben und die Finger II–V üben zusammen einen Zug nach cranial/superior aus. Kommt es wieder zum Stillpoint, beginnt man mit der Ausdehnung der Basis, in dem die Finger eine Zugkomponente von medial nach lateral ausüben. Dies geschieht durch die Annäherung der Ellbogen des Therapeuten, was gleichzeitig zum Auseinanderweichen der Hände führt.

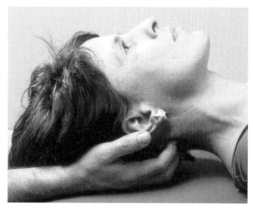

Griffanlage zur Occiput-Release-Technik

Grundsätzlich gilt: die Technik ist beendet, wenn sich das Occiput frei unter den Händen in einem guten Flexions- Extensionsrhythmus bewegt und die Spannung der suboccipitalen Muskeln nachgelassen hat.

Behandlung der Sutura von Budin – direkte Technik

Sehr effektiv bei Säuglingen und Kindern mit dichter und erstarrter Squama nach Geburtstrauma und posttraumatisch nach Schleudertrauma.

Griffanlage und Durchführung rechts

Die Kleinfinger liegen unterhalb des Inions, die Ringfinger auf der Squama, die Mittelfinger am Arcus posterior des Atlas und die Zeigefinger auf dem Mastoid.

Der Zeigefinger kontrolliert so die SOM, damit es dort zu keinerlei Kompression kommt. Die Mittelfinger, die am Atlas liegen, führen eine leichte Zugkraft in caudale Richtung aus und bilden dadurch die Gegenkraft zu den Ringfingern, die mittels leichter Züge die Sutur befreien. Die kleinen Finger unterstützen die Bewegungen der Squama.

Die Technik ist beendet, wenn die Flexibilität zwischen den lateralen Teilen und dem squamösen Teil des Occiputs wieder hergestellt ist.

Behandlung der Sutura basisoccipitalis – direkte Technik

Sie wird bei Läsionen der SBS und C0/C1 angewandt sowie nach Geburtstraumen.

Griffanlage und Durchführung rechts

Die rechte Hand liegt unter dem Occiput, der Zeigefinger auf dem Proc. mastoideus, der Mittelfinger so nahe wie möglich auf der Pars lateralis. Die linke Hand umgreift mit dem Daumen-Zeigefinger-Griff die großen Flügel des Sphenoids.

Der rechte Zeigefinger schützt die SOM, indem er eine leichte Drehung nach außen vollzieht, der Mittelfinger übt eine Gegenkraft aus, durch einen leicht nach posterior gerichteten Zug. Die linke Hand zieht leicht nach anterior, bis die Spannung am Mittelfinger der rechten Hand angekommen ist. Über Zug und Druck, Vertauschen von Kraft und Gegenkraft, immer im Gewebsrhythmus des Patienten, wird so ein Lösen der Sutur erreicht.

Man sollte nicht vergessen, dass man immer der Anziehung des Gewebes folgen und nicht versuchen soll, isoliert über die eigene Kraft eine Entspannung der Membranen und eine Befreiung der Sutur zu erreichen. Folgt man den Spannungen des Gewebes, wird sich die Befreiung ganz von alleine einstellen.

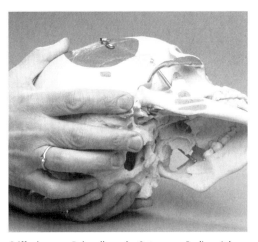

Griffanlage zur Behandlung der Sutura von Budin – Atlas hier nicht sichtbar

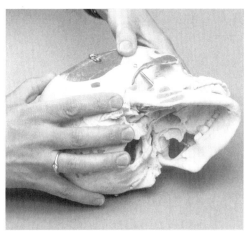

Griffanlage zur Behandlung der Sutura basisoccipitalis

2. Säuglinge und Occiputläsionen

Das Occiput ist bei der Geburt massiven Kräften ausgesetzt und neigt so zu primären Läsionen. Innerhalb von wenigen Wochen entwickelt sich bei Nichtbehandlung eine sichtbare Verformung des Schädels sowie eine intraossäre Läsion.

Bedingt durch die einseitige Kopfhaltung des Säuglings und der Gesichts- sowie Wirbelsäulenasymmetrie, entsteht im Zuge der Aufrichtung aus der Asymmetrie eine Skoliose, die einer Behandlung bis zum Wachstumsende bedarf! **Deshalb ist eine frühzeitige Therapie – am besten sofort nach der Geburt – wünschenswert.** Leider erfolgt dies viel zu selten. Mit der Folge, dass es zu einer Anpassung der anderen Schädelknochen und der Wirbelsäule kommt.

Nicht vergessen werden darf die Untersuchung und Behandlung der S. lambdoidea, occipitomastoidea und auch sagittalis, da jede Kompression dieser Suturen zur Occiputläsion führen kann.

Therapeuten, die Säuglinge und/oder Kleinkinder behandeln, sollten eine neurologische Kinderausbildung oder/und die spezielle Ausbildung der „Ärztegesellschaft für Atlastherapie und Manuelle Kinderbehandlung (ÄGAMK)" absolvieren (Adressen s. Anhang). Nur so ist es möglich, craniale Funktionsstörungen, die durch osteopathische Behandlung beseitigt werden können, von schweren cerebralen Paresen oder Syndromen zu unterscheiden! In schwierigen Fällen ist unbedingt eine sachkundige radiologische Abklärung – ggf. inkl. CT und MRI – sowie eine fachärztliche kinderneurologische Untersuchung indiziert. Ohne diese sollte eigentlich eine manuelle Behandlung von schwer bewegungsgestörten Kindern nicht durchgeführt werden! Je nach Befund muss dringend – neben der osteopathischen Behandlung – auch eine Behandlung auf neurophysiologischer Grundlage durchgeführt werden.

3. AK und Occiput

In der AK ist der typische Zugang zur Occiputfixation die bilaterale Iliopsoasschwäche. Im Falle einer Occiputläsion wird eine TL zum C0/C1-Übergang mindestens einen der beiden Muskel stärken. Aus unserer osteopathischen Erfahrung heraus können wir dies nur bestätigen.

Walther empfiehlt für diese Läsion in „Synopsis" die Manipulation des Atlas. Im deutschsprachigen Raum hat sich in der AK seit Jahren die Technik des „Occiput-Release" bewährt. Dies liegt zum einen darin begründet, dass für Physiotherapeuten und nicht manuell ausgebildete Ärzte Manipulationen an der Wirbelsäule verboten sind, zum anderen, weil diese Technik weich, sehr angenehm für den Patienten und relativ einfach zu erlernen ist. Den Berufsgruppen (Ärzte/Heilpraktiker mit entsprechender Ausbildung), die rein rechtlich eine Manipulation in diesem Gebiet durchführen dürfen, sei es selbst überlassen, mit welcher Technik sie eine Occiputfixation behandeln.

Erklärungsmodell für den Zusammenhang Occiput/Iliopsoas:
Ist es Zufall, dass er der einzige Muskel ist, der u.a. auch sein Ursprungsgebiet an den Bandscheiben der LWS hat und somit einen direkten Bezug zur Dura, genauso wie das Occiput der Dura eine Ansatzfläche rund um das Foramen magnum bietet oder ist dies der Schlüssel für das Erklärungsmodell?

a. Occiputläsion und akuter Kreuzschmerz

Die Technik des Occiput-Release führt häufig nicht nur zur Entspannung der suboccipitalen Muskeln, sondern auch zu sofortiger Besserung bei akuten Kreuzschmerzpatienten, die so schmerzempfindlich sind, dass eine manuelle Wirbelsäulenbehandlung erst gar nicht möglich ist.

Als vorteilhaft hat es sich erwiesen, während der Technik die Beine des Patienten, z.B. mit einem Schaumstoffwürfel (zur Not auch mit einem Hocker) in eine Stufenlagerung zu bringen, was zur Entspannung des Iliopsoas und der LWS dient.

b. Occiputkompression und Nukleusprolaps

Fall 8:

B.M., w, 52 J; A: Laut MRI Vorfall L4/L5 re seit vier Wochen. Massive LWS-Beschwerden, Verbesserung in Seitlage (Embryohaltung), Verschlechterung durch Gehen und physiotherapeutische Behandlung, keine Besserung auf Muskelrelaxantien und Schmerzmittel.
U: Schmerzschonhaltung in LWS-Kyphose und Linkslateralflexion der Wirbelsäule, re Bein wird kaum belastet, Dornfortsätze massiv druckempfindlich, Muskelbauch des Iliopsoas bds so schmerzhaft, dass keine SCS-Technik durchgeführt werden kann.
w: alle Beinmuskeln re, die Position kann teilweise nicht gegen die Schwerkraft gehalten werden, Nackenflexoren als Gruppe und SCM bds. → pos. TL: Occiput!
n: Rectus li, Piriformis li, Deltoideus bds.
→ Zur Schmerzreduktion Stufenlagerung bei gleichzeitiger Occiput-Release-Technik. Patientin gibt schon nach ca. einer Minute an, dass, obwohl zu ihrer Verwunderung am anderen Ende der Wirbelsäule behandelt wird, der Schmerz in der LWS nachlässt. Nach ca. fünf Minuten kommt es zum Release und Stillpoint. → s: alle Beinmuskeln re
Nach der ersten Behandlung kann die Patientin gerade und ohne Schonhaltung stehen, beim Gehen haben sich die Schmerzen um ca. 50% reduziert.
Nach sechs Behandlungen, die ersten auf Wunsch der Patientin ausschließlich am Occiput, da nur diese von allen bisher durchgeführten Maßnahmen eine Besserung brachte, war der Schmerz völlig verschwunden. **Die Kontrolle des Kernspinbefundes zeigte keinen Prolaps mehr.** Ab der 4. Behandlung zusätzlich myofasziale Techniken für den Iliopsoas bds.

c. Occiput und GHT

Der Einfluss der Occiput-Release-Technik ist so effizient, dass damit oft ein GHT, zumindest für kurze Zeit, aufgehoben werden kann. **Keine andere Schädeltechnik bringt bei GHT in so kurzer Zeit ein so hervorragendes Ergebnis!**
Sicher führt eine Occiputkompression, sofern sie nicht primär durch ein starkes Trauma hervorgerufen worden ist, nicht zum GHT – sondern die Kompression ist Teil des GHT.

Fall 271:

I.K., w, 46 J; A: starke Allergikerin, chronische Wirbelsäulenbeschwerden seit Jahren, CMD. Der Zahnarzt der Patientin wollte eine Schiene anfertigen, hatte aber aufgrund der Allergie den berechtigten Verdacht auf Materialunverträglichkeit. Da er nicht mit AK testen konnte und ihm auch keine andere Testmöglichkeit zur Verfügung stand, überwies er die Patientin zum Materialtest.
U: GHT
ø: Atemscreening, Wasser, Basenpulver, Vitamin B12, Calcium, Magnesium
ø: TL zu STP
SC: TL C0/C1
Palpatorisch hatte die Patientin eine sehr geringe Frequenz und Amplitude des PRM.
→ Occiput-Release → n: Rectus, Latissimus bds., w: TFL bds → NC: Jetzt Vit. B12

Anmerkung: Die Technik über die Dura hatte einen so starken Einfluß auf den Körper, dass dadurch die Schwäche des TFL bds. demaskiert wurde und die Patientin auf Vit. B12, worauf sie zuvor nicht reagiert hatte, nun positiv testete. So war es mit einer Behandlung von zehn Minuten möglich, ein verträgliches Schienenmaterial und sogar noch ein Heilmittel zu testen.

d. Occiput und Switching

Eine Läsion des Occiputs löst häufig ein Switching-Phänomen, besonders an den STP Nabel und Ni 27 oder Ni 27 bds. aus. Warum genau an diesen Punkten?

Das Ursprungsgebiet des SCM erstreckt sich bis über die Squama des Occiputs und sein Ansatz liegt genau im Bereich von Ni 27.
Da dieser Muskel von einem Hirnnerv und einem Spinalnerv gleichzeitig innerviert wird und für den Gangmechanismus (Gait) wichtig ist, wird eine Dysfunktion dieses Muskels durch eine Occiputläsion häufig auch Switching zur Folge haben. Ist die Occiputläsion nicht primär, so muss nach weiteren Ursachen geforscht werden. Dabei ist als nächstes an eine CMD oder eine Stauungsproblematik der Kopflymphe zu denken. Das differentialdiagnostische Vorgehen dazu ist im Kap. VI.D. genau beschrieben.

C. Sphenobasiläre Synchondrose

Die gesamte craniosacrale Beweglichkeit ist Folge der Fluktuation und Zirkulation sämtlicher Körperflüssigkeiten einschließlich des LCS, der Motilität der Nervenzellen und des gesamten Nervensystems, unterstützt durch die respiratorische Atmung.
Durch die Ansatzstellen der cranialen Membranen werden die Schädelknochen zu idealen Hebeln, um dieses System in Bewegung zu bringen. Die SBS kann als „Starter" aller Bewegungen der Schädelknochen gesehen werden und somit als klassisches Referenzzentrum der cranialen Osteopathie.

1. Anatomie

Die SBS wird von der Pars basilaris des Occiputs und der posterioren Oberfläche des Sphenoids gebildet. Sie liegt in einer schrägen Ebene, die von cranial/anterior nach caudal/posterior zeigt – anatomisch entspricht dies dem Clivus. Die Schädelbasis ist oberhalb der Sella turcica leicht konvex und unterhalb leicht konkav. Auch während der maximalen Extensionsbewegung der SBS bleibt immer eine gewisse Konvexität nach oben bestehen.

Embryologisch kann man sich Occiput und Sphenoid als modifizierte Wirbelkörper vorstellen, die ein Bewegungssegment darstellen. Beim Embryo ist zwischen diesen Strukturen noch bandscheibenähnliches Gewebe vorhanden. Daher wird der Einfluss einer Behandlung der SBS bei Säuglingen und Klein-

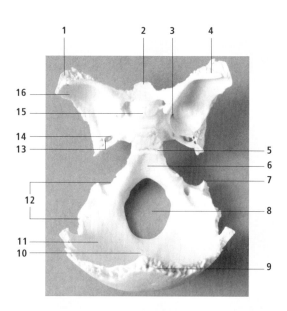

Sphenoid, Occiput → SBS, von cranial

1 Verbindung zum Frontale
2 Verbindung zum Ethmoid
3 Foramen rotundum
4 Ala minor
5 SBS
6 Clivus
7 Processus jugularis
8 Foramen magnum
9 Verbindung zum Parietale
10 Crista occipitalis
11 Occiput
12 Verbindung zum Temporale
13 Foramen spinosum
14 Foramen ovale
15 Sella turcica
16 Ala major

kindern wesentlich effektiver als beim Erwachsenen sein. In diesem Alter hat man nicht nur großen Einfluss auf die Beweglichkeit der Schädelknochen, sondern kann im Falle von schweren Läsionen, die immer mit Deformierungen des Kopfes einhergehen, auch eine physiologische Formgebung des Schädels erzielen.

2. Bewegungsphysiologie

Die Hauptbewegung der SBS – Flexion, Extension – findet um zwei transversale Achsen statt (s. Abbildung S. 108), die durch das Occiput und Sphenoid verlaufen.
Minimale Bewegungen in der SBS von Rotation, Sidebending und Torsion sind physiologisch, soweit sie symmetrisch und als Begleitbewegungen der Flexion/Extension vorkommen.
Grundsätzlich kann man sagen, dass sich im Falle einer SBS-Läsion das Temporale und das Parietale der Stellung des Occiputs und das Frontale und die Gesichtsschädelknochen der Stellung des Sphenoids anpassen.
Magoun wählte zum besseren Verständnis die so genannte Quadranteneinteilung. Die hinteren Quadranten entsprechen dabei dem Occiput, Temporale und Parietale, die vorderen Quadranten dem Sphenoid, Frontale und den Gesichtsschädelknochen.

a. Flexion

Der Corpus des Sphenoids und die Pars basilaris des Occiputs steigen auf, das Schädeldach sinkt ab, der Kopf verkürzt sich zwischen Kinnspitze und Scheitel.
Die Flexion der SBS wird auf alle anderen Schädelknochen übertragen. Dies führt zum „Auseinanderklappen" (AR) der Schädeldachknochen, was dem Schädel ein breites Aussehen verleiht. Während der Flexion kommt es durch das Aufsteigen der SBS und das Absinken des Schädeldaches zur Spannung aller duralen Membranen. Bei physiologischen Verhältnissen wird sich das Sacrum, gezogen durch die Dura mater, ebenfalls in Flexion bewegen.

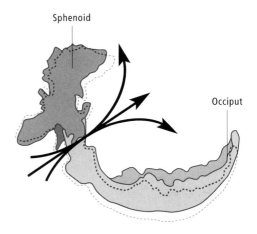

Bewegungsrichtungen der SBS während der Flexion

b. Extension

Während der Extension senkt sich die SBS nach unten. Alle anderen Schädelknochen bewegen sich ebenfalls in Extension, was zum „Zusammenklappen" (IR) der Schädeldachknochen führt und dem Schädel ein langes und schmales Aussehen verleiht. Die duralen Membranen entspannen sich, das Sacrum wird bei physiologischen Verhältnissen ebenfalls eine Extensionsbewegung durchführen. Die SBS stellt bis zum ca. 18. Lebensjahr tatsächlich eine Synchondrose mit geringer Beweglichkeit dar, danach kommt es zur Verknöcherung, wobei aber eine gewisse Flexibilität trotzdem erhalten bleibt.

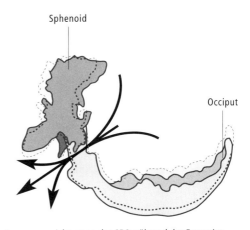

Bewegungsrichtungen der SBS während der Extension

Um berechtigter Kritik aufgrund heutiger Erkenntnisse Rechnung zu tragen, sollte man ab diesem Zeitpunkt nicht mehr von einer „Bewegung" in der SBS, sondern vielmehr von einer „Ausdehnung und Flexibilität" sprechen.

3. Pathophysiologie

Die Stellung und vor allem die Beweglichkeit der SBS ist von größter Wichtigkeit für das ZNS.

Die Basalganglien, die sich im Zentrum der beiden Hemisphären befinden und den Tonus der Muskulatur regeln, erhalten ihr Blut von den Arterien, die neben dem Corpus des Sphenoids verlaufen und werden durch den Sinus cavernosus und den Sinus rectus drainiert. Die A. cerebri media verläuft am freien Rand des kleinen Sphenoidflügels und kann, besonders im Falle einer Läsion wie der SBR (s. S. 116), mechanischem Druck ausgesetzt sein.

Läsionen der SBS oder pathologische Spannungsverhältnisse des Tentoriums können zu verschiedenartigsten Symptomen führen, so dass man bei jeder schwerwiegenden oder chronischen Erkrankung die SBS untersuchen muss.

Ebenso können sich Funktionsstörungen der SBS auf den Thalamus auswirken, der die Wand des 3. Ventrikels bildet. Dies führt zu gestörter Verarbeitung der sensibel-sensorischen und propriozeptiven Informationen sowie veränderten Affekten.

Das Planum jugulum des Sphenoids befindet sich ungefähr in einer Linie, die von der Symphysis mentalis bis zum Vertex verläuft. Das Mittelhirn liegt direkt oberhalb des Planums, so dass sich SBR- und/oder Torsionsläsionen der SBS auf die Kommunikation zwischen Kortex und absteigenden Hirnbahnen auswirken. Solche Läsionen können auch zur Kompression des Foramen Monroi und so zum Hydrocephalus führen.

Der Hypothalamus, unterhalb des 3. Ventrikels gelegen, wird im Falle einer derartigen Läsion komprimiert, so dass es zur Dysfunktion der Regulationsmechanismen für Körpertemperatur, Blutdruck, Schlaf-Wach-Rhythmus, Sexualtrieb, Wasserhaushalt, etc. kommt.

Eine Beeinträchtigung des Hypothalamus durch Läsionen der SBS in früher Kindheit oder Geburtstraumata können zu übersteigerter Wut bzw. Angst führen.

Die Hypophyse befindet sich in der Sella turcica, also genau anterior der SBS; der Hypophysenstiel durchdringt das Diaphragma sellae. Jegliche Läsion der SBS kann sich deshalb auch auf das hormonelle System auswirken.

Die im Folgenden beschriebenen Symptome können bei allen Läsionen der SBS auftreten, müssen aber nicht eindeutig für eine spezifische Läsion sein. Es ist wichtig, ein klares Verständnis der Beweglichkeit bzw. der Läsionsmuster der SBS zu bekommen und dabei die Auswirkungen auf die anderen Schädelknochen zu begreifen. Danach versteht man auch die Vielfalt der Symptome. Da häufig mehrere Läsionsmuster der SBS gleichzeitig vorkommen, also eine Läsion die andere überlagert, können die Symptome oft irreführend oder „unstimmig" sein. Deshalb ist es von größter Wichtigkeit, sich primär nicht nur von der Klinik leiten zu lassen, sondern auf die eigenen palpatorischen Fähigkeiten und die AK-Testung zu vertrauen.

4. Läsionsmuster der SBS

Die physiologische Bewegung der SBS von Extension und Flexion bleibt durch den CSR das ganze Leben lang bestehen. Liegt die primäre Läsion in der Dysfunktion der SBS, so wird dies alle umliegenden Schädelknochen und die gesamte Peripherie auf visceraler und parietaler Ebene stören.

Schädelfehler, die intrauterin oder perinatal entstehen, sind immer primär und führen zu einer ausgeprägten Symptomatik. Sie stellen für den Säugling eine starke Belastung dar und sollten so schnell wie möglich korrigiert werden.

Ebenso kann es postnatal durch äußere Krafteinwirkung auf den Schädel zu primären Schädelfehlern kommen.

Umgekehrt verhält es sich bei den sekundären Fehlern der SBS, die lediglich eine Anpassung an die Peripherie darstellen. Sie entstehen durch Fehlstellungen anderer Schädelknochen oder durch viscerale und parietale Läsionen. Die SBS passt sich dann an diese Läsionen an.

Reine Flexions- oder Extensionsläsionen stellen häufig eine Anpassung dar und sind somit sekundär. Gleiches gilt für die SBR- und Torsionsläsion. Bei der Behandlung der primären Störung lösen sie sich häufig von selbst. Ausnahmen sind alle traumatischen Einflüsse auf die SBS während der Geburt oder postnatal, z.B. nach Zahnextraktion.

Anders verhält es sich mit den Strains: Unphysiologische Strains sind immer primär und lassen sich nur durch eine Schädelbehandlung beseitigen. Physiologische Strains können primär, aber auch sekundär sein.

Ob es sich bei einer SBS-Dysfunktion um eine primäre oder sekundäre Läsion handelt, ist sicherlich das größte Problem in der Untersuchung und die richtige Diagnose stellt eine Art Kunst dar – nicht nur für den lernenden, oftmals auch für den erfahrenen Osteopathen!

5. Symptome bei Läsionen der SBS

- Muskeltonusstörungen
- Schmerzsyndrome im gesamten neuromuskulären System
- Skoliose, Gesichts- und Wirbelsäulenasymmetrie
- Verdauungsprobleme, unklare Bauchbeschwerden

- Facialisparese
- Augenmuskelstörungen
- Teilleistungsstörungen, Legasthenie, Dyskalkulie
- Vermehrter Speichelfluss

6. AK und SBS-Läsionen

a. Die Primär- und Sekundärläsion

Kann man die Kunst des Palpierens mit der Genialität der AK verknüpfen, kommt man wesentlich schneller ans Ziel – nämlich an die primäre Läsion.

Können SBS-Läsionen durch viscerale oder parietale CH, orthomolekulare Substanzen, Nosoden oder Bisseinstellungen etc. aufgehoben werden, so handelt es sich um Anpassungsstörungen, also sekundäre Läsionen.

Lassen sich jedoch AK-Befunde wie CH auf weite Öffnung, Ocular Lock, Cross Crawl, Beckenfehler, Nahrungsmittelunverträglichkeiten etc. durch die Behandlung der SBS aufheben, liegt dort die primäre Störung.

Als Schnelltest, ob überhaupt eine SBS-Läsion vorliegt, eignet sich hervorragend das **AK-Atemscreening** (s. Kap. II.F). Der Test ist so einfach und kurz, dass wir ihn, bei entsprechender Symptomatik, allen – auch nicht primär manuell arbeitenden – Kollegen dringend empfehlen.

Ebenfalls kann mit AK nach einer SBS-Korrektur nachgetestet werden, wie lange diese anhält und welche Challenges (z.B. fester Biss) sofort zur erneuten Läsion führen, was eine Aussage über Primär- oder Sekundärläsion ermöglicht.

- Aggressionen
- Kopfschmerzen
- Migräne

- CMD, Bissanomalien

- Hormonelle Dysregulation

- Bluthochdruck
- Unklares Fieber
- Ständige Müdigkeit
- Neurodermitis
- Sinusitis, Rhinitis

b. SBS und Neurologische Dysorganisation/ Lern- und Verhaltensstörungen

Besonders bei neurologischer Dysorganisation, Lern- und Verhaltensstörungen hat uns die Erfahrung gezeigt, dass häufig beides besteht: ein primärer Schädelfehler und andere massive Störungen, die sich gegenseitig beeinflussen, so dass man nicht mehr sagen kann, was eigentlich primär ist. Dies ist ähnlich der endlosen Frage, ob bei CMD, Läsion des Beckens und Fußfehlstellung das eine oder andere primär ist.

Was spricht dann dagegen, alle gefunden Befunde zu behandeln und das Ergebnis mit AK zu überprüfen?

Oft bringt eine craniale Behandlung erst mit zusätzlichen Maßnahmen auf der chemischen (z.B. „Histamindiät" und orthomolekulare Substitution) oder mentalen Seite (z.B. Bachblüten) das durchschlagende Ergebnis. Was dann primär oder sekundär war, spielt für den Patienten keine Rolle mehr.

c. Sacrumläsion und sekundäre SBS-Läsion

Strukturell sind vor allem die traumatischen Sacrumläsionen zu erwähnen, die bei Nichtbehandlung zu Sekundärläsionen der SBS führen. Stürze auf das Sacrum/Coccygeum und Geburtstraumata (am Sacrum der Mutter) sind die häufigste Ursache für eine sekundäre SBS-Läsion.

Die AK bietet über die bilaterale Schwäche der Hamstrings und Nackenextensoren bilateral/unilateral einen einfachen Zugang zur Diagnose einer Sacrumläsion. Die Flexions- und Extensionsläsionen der SBS sind – in der AK Lehre – vor allem vergesellschaftet mit Funktionsstörungen des sacro-coccygealen Komplexes. Bei jeglichem Trauma am Becken muss diese Gelenkverbindung mit CH untersucht und ggf. behandelt werden.

Häufig lösen sich durch die Behandlung von Sacrum und/oder Coccygeum bestehende SBS-Flexions- bzw. Extensionsläsionen. Falls nach einer Behandlung von Sacrum-/Coccygeum immer noch eine SBS-Läsion vorliegt, sollte sie in derselben Sitzung behandelt werden, um Rezidive zu vermeiden.

Fall 272:
H.L., w, 34 J; A: seit Jahren rez. starke Kopfschmerzen mehrmals wöchentlich, teilweise migräneartig. Bisher durchgeführte physiotherapeutische Behandlungen mit Wärme und Massage brachten nur kurzfristige Besserung. Nach Manipulation der oberen HWS kam es sogar zur Schmerzverschlimmerung.
U: w: alle Nackenflexoren einschl. SCM bds, Hamstrings bds.
n: Rectus bds.
NC: tiefe Inspiration (=> Sphenobasilar Inspiration Assist Fault), gehaltener CH am Sacrum in Flexion.
W: CH an der SBS in Richtung Extension.
Die Palpation an Sacrum und SBS ergibt einen massiven Befund einer Extensionsläsion. Die Frage, ob es irgendwelche Traumen in diesem Gebiet gegeben hat, wird verneint. Dafür aber gab die Patientin zwei Geburten an, die letzte vor drei Jahren – und genau seit dieser Zeit plagen sie die Kopfschmerzen.
Nach Mobilisation des Sacrums und Behandlung des Beckenbodens →
s: Nackenmuskeln und Hamstrings
∅: CH an der SBS und Atemchallenge
Den nächsten Termin zwei Wochen später sagte die Patientin mit dem Hinweis ab, dass sie völlig beschwerdefrei sei.
Beobachtungszeitraum: ein Jahr.

7. Allgemeines zur Untersuchung und Behandlung der SBS

a. Griffanlage

Für die Untersuchung und die Behandlung der Läsionen der SBS ist jeder der drei Griffe (s. Kap. III. I) möglich. Falls nicht anders vermerkt, beziehen sich alle beschriebenen Untersuchungen und Korrekturen auf den „Schädeldachgriff". Da alle SBS-Läsionen mit einer Dysbalance der duralen Membranen einhergehen, werden sie, wenn nicht anders vermerkt, funktionell korrigiert (indirekte Technik). Dies führt zu einer Art „Entwringung der duralen Membranen". Diese funktionellen Techniken ermöglichen somit das Lösen von Restriktionen, die schon über einen längeren Zeitraum bestehen. Dabei übertreibt man die Läsion noch stärker, um die Entspannung der Membranen erreichen zu können.

Zur Erinnerung: Kinder unter sechs Jahren und Patienten mit akuten Traumen bilden die Ausnahme – hier muss die Korrektur immer direkt erfolgen!

b. Visualisierung

Vor jedem Test sollte man die Bewegungsachsen, die Stellung und die Ebene der SBS nochmals visualisieren, um so ein dreidimensionales Bild der Stellung der Schädelknochen sowie der SBS im Raum zu bekommen.

c. Kontaktaufnahme mit dem CSR

Die Tests in Bezug auf Flexions- und Extensionsläsionen sollten in Übereinstimmung mit dem CSR erfolgen, d.h. die Flexionsbewegung in der Flexionsphase des CSR usw. Bei allen anderen Läsionen, wie z.B. SBR, sollte der Test in der Neutralphase durchgeführt werden.

d. Auswertung

Die SBS wird in der unter Punkt 8. beschriebenen Reihenfolge untersucht, das Ergebnis ausgewertet und anschließend die gefundenen Läsionen behandelt. Bei den meist sekundären Läsionen (Flexions-, Extensionsläsion, SBR, Torsion) sollte vor der Korrektur mit AK die Ursache ermittelt werden. Die Korrektur erfolgt dann – falls noch nötig – parallel zu den anderen getroffenen Maßnahmen.
Primäre Läsionen sind immer zuerst zu behandeln, oft lösen sich so auch sekundäre Läsionen der SBS. Wer palpatorisch bereits gute Fortschritte gemacht hat, kann die Läsion schon bei der Palpation des CSR spüren. Das Ergebnis sollte dann aber auf alle Fälle mit den physiologischen Tests und AK bestätigt werden.

e. Behandlung

Obwohl es in der Osteopathie hierfür keine grundsätzliche Regel gibt und das Vorgehen von der persönlichen Erfahrung und Einstellung des Therapeuten abhängt, dürfte folgendes Vorgehen die mehrheitliche Meinung repräsentieren:
Behandelt wird mit einer indirekten Technik, bei der man im Einklang mit dem bestehenden CSR die Läsion verstärkt.

f. Unterstützende Atemphase

Die Atmung kann bei jeder Korrektur unterstützend eingesetzt werden. Bei den Extensions- und Flexionsläsionen erklärt sich diese von selbst, bei allen anderen Läsionen sollte die Atemphase eingesetzt werden, die den positiven CH aufhebt.

g. Sacrumkorrektur

Da ja bei fast jeder SBS-Läsion das Sacrum mitbeteiligt ist, sollte dies immer in derselben Behandlung mit untersucht und gegebenenfalls behandelt werden. Falls eine zweite Person zur Stelle ist, kann dies auch während der Korrektur der SBS erfolgen.

h. Überprüfung des Ergebnisses

Nach jeder Korrektur sollte das Ergebnis palpatorisch oder/und mit AK neu evaluiert werden. Die palpatorische Überprüfung erfolgt, indem man nach dem Stillpoint die SBS einige Zyklen von Flexion/ Extension begleitet; ist eine 50%ige Verbesserung erzielt worden, ist dies bereits als Erfolg zu werten. Falls die Überprüfung keine Verbesserung ergibt, sollte nach peripheren Läsionen (andere Schädelknochen, viscerale, parietale Läsionen, bes. C0/C1) gesucht werden, die zur Anpassung der SBS geführt haben. Man sollte immer an die Triad of Health denken und gemäß der Klinik mit TL/Challenge die wirklichen Ursachen aufsuchen.

VI. Schädelbasis und Schädeldach

8. Läsionsmuster im Einzelnen

- Flexionsläsion
- Extensionsläsion
- Torsionsläsion
- Sidebending-Rotationsläsion
- Lateral Strain
- Vertical Strain inferior/superior
- Compression

```
         AR              AR
Links anterior      Rechts anterior


Links posterior     Rechts posterior
         AR              AR
```
Quadranten-Positionen bei Flexion

a. Flexionsläsion

Definition
Lassen sich Sphenoid und Occiput beim physiologischen SBS-Test leichter in die Flexion als in die Extension bewegen, dann handelt es sich um eine Flexionsläsion.

Bewegungsachsen
Eine Achse läuft vom Asterion transversal, anterior der Sella turcica, durch den Corpus des Sphenoids. Die zweite Achse läuft vom Pterion transversal, oberhalb des For. magnum durch die Processus condylaria des Occiputs.

Bewegungsachsen für Flexion und Extension

Stellung der Schädelknochen
- Corpus des Sphenoids und Pars basilaris des Occiputs stehen superior.
- Die großen Flügel und die lateralen Winkel des Frontale stehen relativ anterior und lateral.
- Die Processus pterygoidei stehen posterior/lateral.
- Die beiden Zygomatica stehen hervor.
- Das Palatinum und der ganze Gaumen sind breit und tief.
- Der gesamte Schädel befindet sich in AR.
- Alle Suturen sind „eingedrückt".

Stellung des Sacrums
Das Sacrum passt sich der Flexionsläsion an, so dass die Sacrumbasis posterior/superior und die Sacrumspitze anterior steht.

Symptome

- Schmerzen am lumbosacralen Übergang (bedingt durch die Sacrumläsion und eine Beckenbodenschwäche)
- Drainagebeschwerden im Kopfbereich (Sinusitis, Rhinitis)
- Störung der endokrinen Funktionen
- Leichte, dumpfe Kopfschmerzen
- Psychischer Aspekt: Flexionstypen sind offene, kontaktfreudige und eher extrovertierte Menschen.

Insgesamt sind die Symptome jedoch selten akut und meist von geringgradiger Natur.

VI. Schädelbasis und Schädeldach

Observation
- Das Gesicht hat ein breites Aussehen, da der transversale Durchmesser des Schädels größer wird.
- Durch die weite Orbita treten die Augäpfel mehr hervor.
- Durch die AR der Maxilla kommt es zur Vertiefung der Nasolabialfalten und zur Verkürzung des oberen Zahnbogens.
- Die AR der Temporalia lässt beide Ohren abstehen.
- Durch die Flexion der Maxilla wird die S. incisivi zusammengedrückt und weicht insgesamt zurück, wodurch sich die oberen Frontzähne nach retral bewegen.
- Die Stirn ist abgeflacht und flieht zurück.

Siehe hierzu die beiden unten stehenden Abbildungen.

Physiologischer Test
Man induziert während der Flexionsphase eine geringe Kraft mit den Fingern am Occiput und am Sphenoid nach caudal. Spürt man die Flexionsbewegung unter den Fingern, nimmt man die leichte Kraft weg und verfolgt die Bewegung passiv bis zu ihrem Ende. Man beurteilt die Amplitude/Qualität der Bewegung. Die Läsion wird nach der freien Bewegungsrichtung benannt.

AK und Flexionsläsion
Die Flexionsläsion der SBS entspricht in der AK dem sogenannten Expiration Assist Fault und dem Sphenobasilar Expiration Assist Fault (s. Kap. II. F). Die SBS steht in Flexion; durch die Ausatmung wird eine Bewegung in Richtung Extension, und damit in Richtung Korrektur gefördert. Bereits Magoun gab die tiefe Ausatmung zur Korrekturhilfe bei der Behandlung einer SBS-Flexionsläsion an. Wird also ein schwacher/hypertoner Muskel auf eine gehaltene (maximale) Ausatmung normoton, so handelt es sich um einen (Sphenobasilar) Expiration Assist.

Diskussion
Bei einer länger anhaltenden Flexionsläsion wird es zur Anpassung der anderen Schädelknochen wie Maxilla und Temporale kommen. Deshalb ist beim Bestehen eines Sphenobasilar Expiration Assist der CH am harten Gaumen und Temporale ebenfalls positiv.
Aber warum wählt man in der AK für Test und Behandlung nicht direkt die Strukturen der SBS – den großen Flügel des Sphenoids und das Occiput – also die Knochen, die sich eigentlich in Dysfunktion befinden? Unserer Erfahrung nach eignet sich der dynamische CH am Sphenoid und Occiput sehr gut. Der Test wird beidseitig durchgeführt. Es wird also keine positive Seite bestimmt (wie bei Walther), denn die Behandlung erfolgt dann direkt an der SBS und somit nicht einseitig!

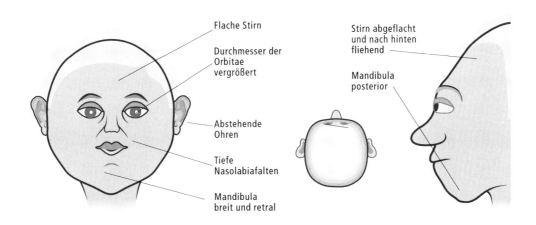

Flache Stirn
Durchmesser der Orbitae vergrößert
Abstehende Ohren
Tiefe Nasolabiafalten
Mandibula breit und retral

Stirn abgeflacht und nach hinten fliehend
Mandibula posterior

Flexionsläsion und Sacrum/Coccygeum

Mit dem (Sphenobasilar) Expiration Assist ist häufig ein Sacrum Expiration Assist assoziiert. Das Sacrum steht in einer Flexionsstellung, d.h. Sacrumbasis posterior, Sacrumspitze anterior. Damit assoziiert ist die bilaterale Muskelschwäche der Hamstrings. In diesem Fall wird durch die Ausatmung mindestens einer der beiden Hamstrings gestärkt. Eine ggf. zusätzlich bestehende Läsion der sacro-coccygealen Verbindung (Sacrumspitze anterior, Coccygeum posterior) wird – nach vorangegangenem CH – in der Expiration korrigiert.

Wichtig ist es beim Vorliegen einer Flexionsläsion der SBS und einer Sacrum/Coccygeumläsion alle Läsionen in einer Sitzung zu korrigieren. Lässt man einen Fehler bestehen, wird die Korrektur nicht erfolgreich sein.

b. Extensionsläsion
Definition
Lassen sich Sphenoid und Occiput leichter in die Extension als in die Flexion bewegen, handelt es sich um eine Extensionsläsion.

Bewegungsachsen
Entsprechen den Achsen der Flexion.

Stellung der Schädelknochen
- Corpus des Sphenoids und Pars basilaris des Occiputs stehen inferior.
- Die großen Flügel und die lateralen Winkel des Frontale stehen relativ posterior, wodurch die Orbita ein kleineres Aussehen bekommt.
- Die Procc. frontales der Maxilla werden durch die IR mehr anterior stehen.
- Die Procc. pterygoidei stehen anterior/medial.
- Das Palatinum und der Gaumen sind hoch und schmal.
- Alle Schädelknochen befinden sich in IR.
- Die Suturen treten deutlicher hervor.

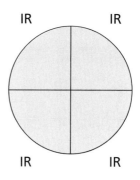

Quadranten-Positionen bei Extension

Stellung des Sacrums
Das Sacrum passt sich der Extensionsläsion an, so dass die Sacrumbasis anterior/inferior und die Sacrumspitze posterior stehen.

Symptome
- Leitsymptom ist der Kopfschmerz, besonders die Migräne.
- Asthma bronchiale
- Psychisch sind die Extensionstypen eher introvertiert und weniger kontaktfreudig.

Observation
- Langes und schmales Aussehen des Gesichtes, da sich der transversale Durchmesser des Schädels verkleinert.
- Durch die Verengung der Orbita fallen die Augäpfel zurück.
- Durch die IR der Maxilla wird der obere Zahnbogen schmal und lang.
- Durch die Extension des Frontale wird die Sutura metopica komprimiert und tritt hervor; die Stirn ist hoch und schmal.
- Die S. sagittalis wird ebenfalls komprimiert und steht wie eine Art Wulst hervor.

Siehe Abbildungen nächste Seite.

Physiologischer Test
Während der Extensionsphase wird mit den Fingern am Occiput und Sphenoid eine leichte bilaterale Kraft nach cranial induziert. Man

VI. Schädelbasis und Schädeldach

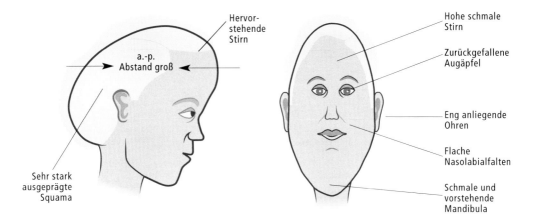

verfolgt wieder passiv die Bewegung bis zu ihrem physiologischen Ende und wertet die Amplitude/Qualität aus. Die Läsion wird nach der freien Bewegungsrichtung benannt.

AK und SBS-Extensionsläsion

Die Extensionsläsion entspricht in der AK dem (Sphenobasilar) Inspiration Assist (s. Kap. II.F).

Extensionsläsion und Sacrum/Coccygeum

Genauso wie bei der Flexionsläsion findet sich bei der Extensionsläsion häufig eine assoziierte Läsion des Sacrums bzw. des Coccygeums. Steht das Sacrum in Extension, so zeigen die Basis nach anterior und die Sacrumspitze nach posterior. Die Spitze des Steißbeins bewegt sich genau entgegengesetzt; bei einer Extensionsläsion schaut die Spitze nach anterior.

Die assoziierten bilateral schwachen Muskeln sind die Hamstrings. Stärkt der gehaltene CH am Sacrum in Richtung Flexion oder die tiefe Einatmung, dann muss das Sacrum während der Inspiration in die Flexion korrigiert werden.

Die Korrektur für den sacro-coccygealen Übergang wird nach CH in der Inspiration erfolgen.

Hormonelle Dysregulation und SBS

Ein bilateraler Inspiration oder Expiration Assist entspricht in der AK dem „Pituitary Drive", s. Kap. II. F. Da sich die Hypophyse in der Sella turcica befindet, ist es leicht nachvollziehbar, dass eine Behandlung der SBS Einfluss auf diese Drüse hat.

Die „Pituitary Drive Technik" stellt eine wertvolle Unterstützung bei der Behandlung hormoneller Störungen dar.

Bei therapieresistenten hormonellen Beschwerden können durch eine AK-Testung diese strukturellen Zusammenhänge hergestellt werden. Bei Läsionen der SBS kann eine einmalige osteopathische Behandlung zur dramatischen Verbesserung der hormonellen Regulation führen.

Dies ist ein Beispiel mehr, warum sich Osteopathen und Ärzte/HP gegenseitig mehr öffnen müssen; die AK kann dabei als eine Art „übergeordnetes Testinstrumentarium" für alle Berufsgruppen gesehen werden.

Fall 273:

B. C, w, 60 J, A: Seit einigen Jahren chron. Müdigkeit, Depressionen, „Spannung im ganzen Körper", Kopfschmerzen, auch im Sommer kalte Hände und Füße. Schilddrüsenwerte (TSH, T3/T4) im Normalbereich, seit zwei Jahren Östrogensubstitution.

U: w: Piriformis bds, Teres minor bds, alle Nackenflexoren, Hamstrings bds, PMC bds
n: Rectus bds, PMS bds
pos. TL: Schilddrüse, Sacrum
NC: Algasan®, Zinc 30 P.E., gehaltener CH des Sacrums in Flexion

Therapie: Sacrum Inspiration Assist und Korrektur der SBS → Hamstrings bds stark!
Labor: Jod im Morgenurin 48 μg/g Krea (Normalwert 100–400), erniedrigte Werte für Zink und Selen.
2. Behandlung: Substitution von Jod, Zink und Selen aufgrund der Laborergebnisse.
3. Behandlung: Unter dieser Medikation ist eine schnelle Verbesserung der Müdigkeit und der kalten Hände und Füße bemerkbar, Kopfschmerzen und Depressionen bestehen weiterhin.
w: Nackenflexoren, Hamstrings bds.
NC: tiefe Inspiration
pos. CH: Mastoid bds nach anterior
Palpation von Schädel und Sacrum: SBS und Sacrum in Flexion.
Therapie: Pituitary Drive Technik →
s: Nackenflexoren und Hamstrings bds.
Danach keine Kopfschmerzen und deutliche Verbesserung der Depressionen. Weitere Behandlung mit „Progressiver Muskelrelaxation nach Jacobson" brachten Depressionen und das Spannungsgefühl im Körper weitgehendst zum Verschwinden.
Beobachtungszeitraum: zwei Jahre

Diskussion: Den durchschlagenden Erfolg – zusätzlich zur Schilddrüsenmedikation und Substitution von Jod/Zink/Selen – brachte die Korrektur der SBS-Flexionsläsion, die offensichtlich die Funktion der Hypophyse verbesserte.

c. Torsionsläsion
Definition
Sphenoid und Occiput drehen sich entgegengesetzt um die Torsionsachse.
Bei der Untersuchung lassen sich gleichzeitig ein großer Flügel und die kontralaterale Occiputhälfte besser nach cranial bewegen.
Die Läsion wird nach der Seite benannt, auf der der große Flügel oben steht.

Bewegungsachse
Sie verläuft anterior/posterior vom Nasion bis zum Opisthion (Prot. occipitalis externa) durch die SBS.

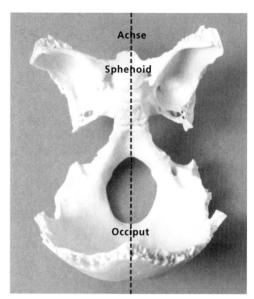
Bewegungsachse für die Torsion

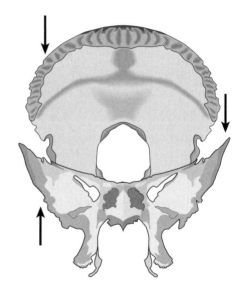
Mögliche Krafteinwirkungen bei einer Torsion rechts

Stellung der Schädelknochen (bei Torsion re)
▸ Der rechte anteriore Quadrant befindet sich in relativer AR, dies entspricht der Seite des hochstehenden großen Flügels.
▸ Der linke anteriore Quadrant befindet sich in relativer IR, dies ist die Seite des tiefstehenden großen Flügels.

VI. Schädelbasis und Schädeldach

- Da das Occiput in Bezug auf das Sphenoid zur Gegenseite kippt, befindet sich die rechte Occiputhälfte in AR (tiefstehende Occiputhälfte) und die linke Occiputhälfte (hochstehende Occiputhälfte) in IR.
- Das rechte Temporale passt sich der tiefstehenden Occiputhälfte an, so dass der Proc. mastoideus posterior/medial steht.
- Linker Processus mastoideus anterior/lateral
- Der rechte Gaumen ist breiter, tiefstehender und etwas nach posterior verschoben.
- Der linke Gaumen ist schmal, hoch und leicht nach anterior verschoben.
- Die Mandibula steht auf der Seite des hochstehenden Flügels posterior (Temporale in AR!).
- Die Symphysis mentalis ist zur Seite des hochstehenden großen Flügels verschoben.

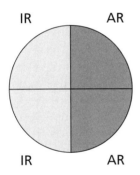

Quadranten-Positionen bei Torsion rechts. Die heller schraffierten Quadranten stehen jeweils für IR, die dunkleren für AR.

Stellung des Sacrums
- Das Sacrum bewegt sich – gezogen durch die Dura – auf einer Seite nach anterior/cranial und auf der anderen Seite nach posterior/inferior.
- Die posterior/inferiore Seite des Sacrum entspricht der Seite des tiefstehenden Occiputs → Bei einer Torsion rechts steht also die rechte Sacrumhälfte posterior/inferior.

Symptome
- Starke Kopfschmerzen
- Migräne, vor allem wenn sie nach Zahnextraktionen auftritt. In diesem Fall steht der große Flügel fast immer auf der Seite der Symptome oben, dies führt über die Membranspannung zur Einschränkung der venösen Drainage und zur Funktionsstörung der Basalganglien.
- Schmerzsyndrome im gesamten neuromuskulären System
- Skoliosen, Gesichts- und Wirbelsäulenasymmetrie
- Hormonelle Störungen
- Augenmuskelstörungen (Impingement der Nerven der Fissura orbitalis superior)
- Störungen des Verdauungssystems/Allergien (Impingement des Vagus auf der Seite des innenrotierten Occiputs)
- Teilleistungsstörungen, Legasthenie

Observation (Torsion rechts)
- Deutliche Abweichung der Augenachse; das rechte Auge steht höher, durch die weite Orbita tritt dieses Auge auch mehr hervor; das linke Auge steht tiefer, durch die enge Orbita fällt es mehr zurück.
- Das rechte Ohr steht ab: Temporale in AR.
- Das linke Ohr liegt eng an: Temporale in IR.
- Die rechte Nasolabialfalte ist deutlicher ausgeprägt als die linke (rechte Maxilla in AR).
Siehe Abbildung nächste Seite.

Physiologischer Test
Die Torsionsbewegung sollte entweder am Beginn einer Flexions- oder Extensionsphase oder während der Neutralphase induziert werden. Wenn man sich während des Tests auf den aufsteigenden großen Flügel konzentriert, ist es besser, die Torsionsbewegung am Beginn einer Extension zu induzieren. Der Zeigefinger einer Hand zieht dabei den großen Flügel einer Seite nach cranial, während der Ringfinger und der kleine Finger das Occiput und das Mastoid der anderen Seite ebenfalls nach cranial ziehen. Man war-

VI. Schädelbasis und Schädeldach

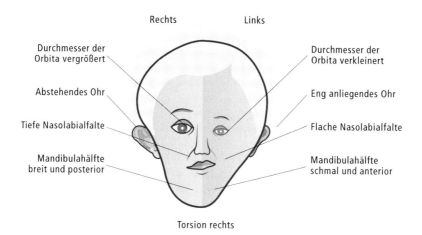

Torsion rechts

tet wieder das Ende der Bewegung ab und begleitet die Bewegung passiv bis zu ihrem Ende. Dann wiederholt man den Test auf der anderen Seite und notiert, in welche Richtung die Bewegung leichter durchführbar ist. Besteht eine Asymmetrie in der Bewegung der beiden Seiten, dann handelt es sich um eine Torsionsläsion.

AK und Torsionsläsion

Die Torsionsläsion der Osteopathie entspricht dem Universal Fault (s. Kap. II. F) in der AK. Bereits die Verwendung der Atemphasen beim Inspiration und Expiration Assist wird diskutiert; umso mehr ist die AK-Diagnose mit Hilfe der Einatmung durch nur ein Nasenloch durch ein pathophysiologisches Erklärungsmodell nur schwer nachvollziehbar.

Aber: In der Praxis hat es sich bestätigt, dass bei den meisten Patienten mit palpatorisch diagnostizierten Torsionsläsionen die Atmung durch ein Nasenloch ein positiver CH ist. Diese Entdeckung von Goodheart können wir als empirisch bestätigt ansehen, die Suche nach einem Erklärungsmodell und auch die Diskussion mit der klassischen Osteopathie hat sich nur als irreführend erwiesen. Für den Therapeuten, der sich palpatorisch noch unsicher fühlt, ist dieser Atemchallenge eine maßgebliche Hilfe zur Diagnosestellung.

Die Griffanlage für CH und Korrektur an Mastoid und Occiput ist aus klassisch osteopathischer Sichtweise eher unverständlich. Auch hier stellt sich wieder die Frage: Warum so weit weg vom Ort des Geschehens? In unseren Augen wäre es vorteilhafter, den Challenge direkt an Occiput und Sphenoid auszuüben und damit eher die anatomischen und pathophysiologischen Verhältnisse zu berücksichtigen.

Fall 274:
A.B, w, 54 J; A: Seit zwei Jahren chron. Schulter-Arm-Syndrom li, radiologisch o.B, durch Physiotherapie/Wärme/Akupunktur und Schmerzmittel immer nur kurzfristige Besserung. Vor zwei Jahren neue Prothetik im UK bds. Außerdem seit Kindheit mindestens einmal wöchentlich starke Migräne.
U: Passiv und aktiv völlig freie Elevation, AR, IR, Abduktion der linken Schulter, ausschließlich die horizontale Adduktion schmerzt schon bei Beginn der Bewegung und kann deshalb nicht bis zum Bewegungsende geprüft werden.

Zwischenkommentar: Dieser Befund entspricht nicht den Kriterien eines klassischen Schulter-Arm-Syndroms, da die Bewegungseinschränkung in keinem Zusammenhang mit dem Kapselmuster der Schulter steht. Somit liegt die primäre Störung nicht in der Schulter selbst!

w: PMS li, PMC li, Deltoideus li → NC: Einatmung durch das li. Nasenloch, halbe Inspiration.
∅: Inspiration/Expiration, tiefe Inspiration/Expiration
n: Latissimus bds, Supraspinatus bds, Teres minor bds, PMS re, PMC re, Deltoideus re
Observation: Deutlicher Unterschied der Augenhöhe, der Nasolabialfalten und der Größe der Orbita (s. Foto).
Palpation: Deutliche Torsionsläsion li, Temporale li in AR
NC: Erhöhung der vertikalen Dimension mittels zwei Blättchen Papier, die zwischen Unter- und Oberkiefer auf der rechten Seite plaziert werden. Jetzt auch völlig schmerzfreie horizontale Adduktion durch die ganze Bewegungsbahn möglich.
In der ersten Behandlung werden die Torsionsläsion und die Läsion des Temporale korrigiert → alle Schultermuskeln stark und schmerzfrei. Telefonat mit dem behandelnden Zahnarzt, Termin ist aber erst in vier Wochen möglich!
2. Behandlung erfolgt eine Woche später: Die Patientin ist immer noch weitgehend schmerzfrei, am Ende der horizontalen Adduktion kommt es wieder zu leichten Schmerzen. Außerdem berichtet die Patientin ganz verwundert, dass sie in dieser Woche keine Migräne hatte.
w: PMC li → NC: Einatmung durch das re Nasenloch → ∅: halbe Inspiration
Alle anderen Schultermuskeln stark.
Maximal druckschmerzhafter Punkt im Muskelbauch des li Subclavius → erneute Behandlung der Torsion und Querfriktion des Subclavius → s: PMC und völlig schmerzfreie Adduktion.
3. Behandlung zehn Tage später: Patientin ist völlig schmerzfrei, keine Migräne!
U: Völlig freie Beweglichkeit der Schulter, alle Schultermuskeln stark.
Atemchallenge o.B.
W: Dynamischer CH: Torsion Occiput gegen Sphenoid (Sphenoid li/Occiput re nach cranial) → NC: zwei Blättchen Papier zwischen UK und OK re

Behandlung: erneute Korrektur der Torsionsläsion.
Die Patientin informiert mich nach weiteren zehn Tagen, dass sie ihren Zahnarzttermin abgesagt hat, weil sie völlig beschwerdefrei sei, auch von Seiten der Migräne. Meine dringende Empfehlung, dies nicht zu tun, bleibt leider erfolglos.
Nach vier Wochen meldet sich die Patientin erneut: Langsame Schmerzverschlimmerung an der li Schulter, aber immer noch keine Migräneattacke seit der ersten Behandlung! Die Notwendigkeit des Zahnarztbesuches war ihr jetzt klar geworden. Nach telefonischer Absprache mit dem Zahnarzt erfolgt ein Aufbau der Prothetik auf der rechten Seite.
Im Zuge der folgenden cranialen Behandlungen immer wieder Austesten der korrekten Höhe der vertikalen Dimension, zum Schluss direkt beim Zahnarzt.
Danach völlige Schmerzfreiheit der Schulter und keine Migräne mehr.
Beobachtungszeitraum: ein Jahr!

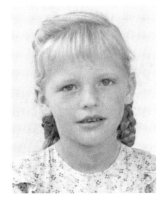

Dieses Foto zeigt die Patientin A. B. mit sechs Jahren. Bereits hier zeigt sich die Torsionsläsion der SBS, die sicherlich geburtstraumatisch bedingt ist oder in früher Kindheit entstand.

Diskussion: Die Torsion war die Ursache für die starke Migräne. Das Schulter-Arm-Syndrom entstand nach den zahnärztlichen Maßnahmen, da sich der Zahnarzt – aus Unwissenheit – weder um die SBS-Läsion noch um die Gesichtsasymmetrie gekümmert hat.
Die alleinige Korrektur der Torsion und der AR-Läsion des Temporale hat zwar zur Migränefreiheit geführt, aber das Schulter-Arm-Syndrom konnte nicht zufriedenstellend behandelt werden. Ob die Migränefreiheit oh-

ne die zahnärztlichen Maßnahmen dauerhaft geblieben wäre, kann nicht gesagt werden. Die gute interdisziplinäre Zusammenarbeit mit dem zahnärztlichen Kollegen führte letztendlich zur Beschwerdefreiheit der Patientin.

d. Sidebending-Rotation-Läsion
Definition

Von einer Sidebending-Läsion spricht man, wenn der anterior/posteriore Abstand zwischen dem großen Flügel des Sphenoids und der Squama des Occiputs auf einer Seite kleiner ist als auf der anderen Seite. Von einer Rotationsläsion spricht man, wenn Sphenoid und Occiput zusammen auf einer Seite nach caudal und kontralateral nach cranial rotieren. Beide Läsionen begleiten die Flexions- und Extensionsbewegung wie eine physiologisch gestörte Bewegung.

Respektiert die SBR die physiologischen Achsen, dann rotieren Occiput und Sphenoid auf der Seite der Konvexität gemeinsam nach caudal um die gemeinsame sagittale Achse. Rotieren Sphenoid und Occiput auf der konkaven Seite nach caudal, handelt es sich um eine unphysiologische SBR, die dringend behandelt werden muss, da sie oft primär ist und keine Anpassung darstellt.

Es gibt allerdings so gut wie keine isolierten Sidebending- oder Rotationsläsionen der SBS. Wegen der physiologischen Achsen kommt es in Wirklichkeit praktisch immer zur kombinierten Sidebending-Rotation-Läsion, abgekürzt SBR. Bewegt sich die Basis von Sphenoid und Occiput nach rechts, dann zeigt sich am Schädel auf dieser Seite die Konvexität und die Läsion wird „SBR rechts" genannt.

Zum besseren Verständnis sind nachfolgend die Bewegungen mit ihren Achsen getrennt beschrieben.

Bewegungsachsen für die Sidebending

Die Sidebendingläsion bewegt sich um zwei Achsen: Die eine verläuft vertikal durch das Corpus des Sphenoids, die zweite vertikal durch das Foramen magnum.

Bewegungsachse für die Rotation

Die Achse für die Rotation entspricht der Achse der Torsion, Verlauf vom Nasion zum Opisthion. Da es sich aber um keine Torsion handelt, rotieren Sphenoid und Occiput um diese Achse gemeinsam in derselben Richtung.

Stellung der Schädelknochen

▸ Auf der Seite des nach caudal gekippten Sphenoids und Occiputs steht der anteriore Quadrant inferior und in relativer IR.
▸ Der posteriore Quadrant auf dieser Seite steht inferior und in relativer AR.
▸ Das Temporale der konvexen Seite passt sich dem Occiput an und steht in AR.
▸ Das Mastoid der konvexen Seite befindet sich posterior/medial.
▸ Genau umgekehrt verhält es sich auf der anderen Seite.

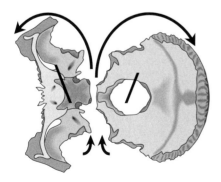

Bewegungsachsen und Bewegungsrichtung des Sidebending bei SBR rechts

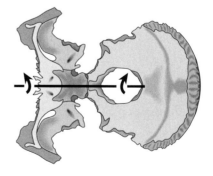

Bewegungsachse und Bewegungsrichtung der Rotation bei SBR rechts

VI. Schädelbasis und Schädeldach

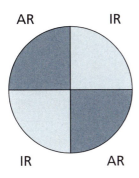

Quadranten-Positionen bei SBR rechts

Stellung des Sacrums
- Das Sacrum wird ebenfalls zu einer Seitneigung tendieren.
- Die Sacrumhälfte auf der Seite des tiefstehenden Occiputs steht in Flexion, die andere Sacrumhälfte in Extension.

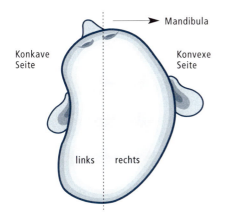

Symptome
- Okklusionsstörungen und Kiefergelenksprobleme (bedingt durch die Verschiebung der Mandibula)
- Läsion an C2, C3 und S2 (durch den einseitigen Zug der Dura)
- Alle Symptome, die auch bei einer Torsionsläsion vorkommen können.

Observation (SBR rechts)
- Die rechte Schädelhälfte erscheint von oben betrachtet konvex und die linke konkav.
- Die rechte Orbita ist kleiner, der Augapfel weicht zurück.
- Die Symphysis mentalis wird zur Seite der Konvexität gezogen.
- Das rechte Ohr steht durch die relative AR des Temporale mehr ab.
- Auf der linken Seite verhält es sich genau andersherum.
- Durch die Verschiebung der Symphysis mentalis ist der Biss asymmetrisch → Kreuzbiss.

Physiologischer Test
Mit Zeige- und Kleinfinger nähert man Sphenoid und Occiput auf einer Seite an. Gleichzeitig gibt man auf derselben Seite zur Untersuchung der Rotation mit allen Fingern der Untersuchungshand eine leichte Zug-

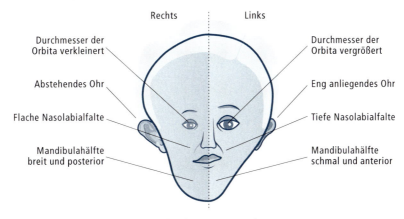

Sidebending-Rotation rechts

komponente in superior-mediale Richtung. Man wartet passiv das Ende der Bewegung ab und fühlt gleichzeitig mit der anderen Hand die Bewegungsfreiheit der Konvexität auf der anderen Seite. So kann sich eine Hand auf die Durchführung der Untersuchung konzentrieren und die andere die Amplitude und die Qualität der Bewegung palpieren. Der Test wird auf der anderen Seite wiederholt und die Ergebnisse miteinander verglichen. Gibt es Unterschiede, dann handelt es sich um eine SBR-Läsion.

AK und SBR-Läsion
Wird ausführlich beim Temporale beschrieben (s. Kap. VI.D).

e. Lateral Strain
Definition: physiologischer Lateral Strain
Es kommt zu einer Rotation von Sphenoid und Occiput um die zwei vertikalen Achsen – und zwar in die gleiche Richtung, d.h. das Sphenoid und das Occiput rotieren gleichzeitig auf einer Schädelseite nach vorne und auf der anderen nach hinten. Dies entspricht einer physiologischen Läsion, da sich beide Schädelknochen an diese Rotation angepasst haben. Dies kann kompensatorisch oder traumatisch bedingt sein. Benannt wird die Läsion nach der Seite, auf der sich Sphenoid und Occiput im SBS-Test nach anterior rotieren lassen. Rotieren Sphenoid und Occiput rechts mehr nach anterior, handelt es sich um einen Lateral Strain rechts.
Ein physiologischer Lateral Strain kann bei einseitig erhöhter Spannung der oberflächlichen Halsfaszie sowie der Faszie von Masseter und Temporalis entstehen – also bei allen Patienten mit CMD!

Definition: unphysiologischer Lateral Strain
Werden die Achsen jedoch nicht beachtet, kommt es zu einer reinen Scherbewegung zwischen Sphenoid und Occiput. Dies wird als unphysiologischer Lateral Strain bezeichnet und ist immer traumatisch bedingt. Es kommt zur seitlichen Verschiebung des Sphenoids gegenüber dem Occiput. Findet dies im Säuglings- oder Kindesalter statt, also vor der Verknöcherung der SBS, kommt es zu einer intraossären Läsion der SBS. Der unphysiologische Lateral Strain wird nach der Seite der Lateralverschiebung des Sphenoids in Bezug auf das Occiput benannt. Befindet sich das Sphenoid rechts nach lateral verschoben, dann handelt es sich um einen unphysiologischen Lateral Strain rechts. Ein Lateral Strain – egal, ob es sich um einen physiologischen oder unphysiologischen handelt – wird eine maximale Spannung des Tentorium cerebelli und dadurch entsprechend schwere Symptome verursachen.

Bewegungsachsen
Handelt es sich um einen physiologischen Lateral Strain, dann verläuft eine Achse vertikal durch die Mitte des Sphenoids, die andere vertikal durch das Foramen magnum des Occiputs.

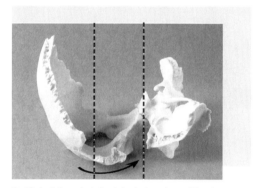

Vertikale Achsen bei physiologischem Lateral Strain

Stellung der Schädelknochen (am Beispiel eines Lateral Strain rechts)
▶ Der rechte vordere Quadrant befindet sich anterior.
▶ Der rechte hintere Quadrant befindet sich ebenfalls anterior.
▶ Der linke vordere Quadrant befindet sich posterior.
▶ Der linke hintere Quadrant befindet sich ebenfalls posterior.

Stellung des Sacrums

Das Sacrum wird eine Lateralbewegung zur Seite des Strains vollziehen. Dabei wird Spitze und Basis zur Strainseite gezogen, das Coccygeum erfährt eine relative Verschiebung zur Gegenseite, wodurch häufig im sacro-coccygealen Gelenk Läsionen entstehen.

Bei Kindern, die sich bereits in der freien Lokomotion befinden und natürlich bei allen Erwachsenen, wird es im Falle einer lange zurückliegenden Läsion immer zur Anpassung im sacro-coccygealen Gelenk kommen. Wird in solchen Fällen nur die SBS-Läsion und nicht die Läsion des Sacrums behandelt, so kommt es über die Duraspannung immer wieder zum Lateral Strain in der SBS. Bei Babys, die sich noch nicht vertikalisiert haben, ist dies nur selten der Fall.

Symptome

- Augenschmerzen und Sehstörungen, häufig Strabismus convergens, da die Fissura orbitalis superior (Durchtritt der Augenmuskelnerven!) sich auf der Seite des Strains verengt.
- Starke Kopfschmerzen (Trigeminusirritation)
- Magen-Darm-Störungen, mit teilweisen schweren Allergien (Impingement des N. vagus durch die Einengung am For. jugulare auf der Seite des Strains)
- Endokrine Dysfunktionen (Verspannung des Diaphragma sellae mit Dysfunktion der Hypophyse)
- C0/C1-Blockaden; Bei Säuglingen sind diese fast immer mit einem Schiefhals und daraus resultierender Asymmetrie vergesellschaftet; unbehandelt führt dies zur Skoliose.
- Lernstörungen – insbesondere die Leseschwäche – da der N. petrosus superficialis major (ein Ast des N. facialis) im Foramen lacerum eingeklemmt werden kann. Bei Studien an Primaten wurde festgestellt, dass der N. petrosus major die Blut-zufuhr des Hinterhauptlappens bis zu 50% beeinflussen kann. Kommt es beim Menschen zu ähnlichen Kompressionssyndromen, wird das Sehvermögen stark beeinflusst und dadurch die Lesefähigkeit vermindert.
- Spastische Paresen
- Persönlichkeits- und Verhaltensstörungen

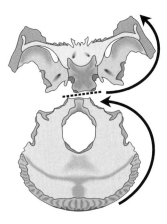

Bewegungsrichtung von Sphenoid und Occiput beim physiologischen Lateral Strain rechts

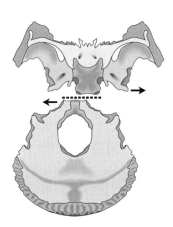

Bewegungsrichtung von Sphenoid und Occiput beim unphysiologischen Lateral Strain rechts

Observation (Lateral Strain rechts)
- Charakteristisch für den physiologischen Lateral Strain ist die Deformation des Schädels in einer **Parallelogramm-Form**, wobei die eine Hälfte des Schädels vorne ist in

VI. Schädelbasis und Schädeldach

Bezug auf die andere. Am besten kann man dies sehen, wenn man den Schädel von oben betrachtet.
- Die rechte Stirnhälfte ist vorgewölbt.
- Die rechte Hinterhauptsschuppe ist abgeflacht.

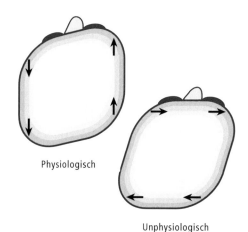

Kopfform von cranial beim Lateral Strain rechts

Physiologischer Test

Für die Untersuchung eines physiologischen Lateral Strain induziert man mit einer Hand eine Rotation um die vertikalen Achsen von Sphenoid und Occiput und zwar in dieselbe Richtung, bringt also den anterioren und posterioren Quadranten einer Schädelseite nach anterior.

Um eine unphysiologische Läsion zu testen, führt man isoliert einen reinen Lateralshift des Sphenoids zur Seite aus. Der linke Zeigefinger übt eine leichte Kraft auf den linken großen Flügel nach rechts aus. Das Occiput wird dabei stabilisiert. Man wartet bis zum Bewegungsende, geht zurück in die Neutralposition und wiederholt den Test auf der anderen Seite. Bei der Untersuchung einer kombinierten physiologischen und unphysiologischen Läsion rechts rotiert man den rechten vorderen und hinteren Quadranten mittels Zeige- und Ringfinger der rechten Hand nach anterior. Gleichzeitig gibt der linke Zeigefinger dem Sphenoid einen kleinen Bewegungsimpuls nach posterior und rechts. Somit erlaubt man, im Falle einer Läsion, dass das Sphenoid eine Lateralbewegung durchführen kann. Der Test wird auf beiden Seiten durchgeführt.

AK und Lateral Strain

Walther beschreibt in „Synopsis" weder den Lateral Strain noch den Vertical Strain. Diese wurden von Chris Smith in die AK integriert (s. Kap. II.F).
Der CH an der Ala major zu einer Seite und am Occiput zur anderen Seite ist von der Griffanlage sowie von der Durchführung absolut sinnvoll. Eine Atemscreening ist für diese Läsion nicht bekannt.
Bei dem von Smith beschriebenen CH handelt es sich um den Test für einen unphysiologischen Lateral Strain, da ja eine rein seitliche Verschiebung – ohne Berücksichtigung der physiologischen Achsen – durchgeführt wird.

Diskussion: Ist dieser CH negativ, bedeutet das nicht, dass der Patient keinen Lateral Strain hat, sondern lediglich, dass er keinen **unphysiologischen** hat.
Da der physiologische Lateral Strain häufiger als der unphysiologische vorkommt, sollte beim Test der SBS auch mit AK untersucht werden, ob ein Lateral Strain vorliegt: die Griffanlage bleibt dieselbe; der CH erfolgt dynamisch, indem Occiput und Sphenoid einer Seite gleichzeitig nach anterior und contralateral nach posterior gebracht werden. Dann erfolgt der Test auf der Gegenseite.
Wie immer wird im Fall eines positiven Testergebnisses die Atemphase gesucht, die den CH aufhebt.
Da es sich bei einem Lateral Strain immer um eine traumatische Läsion handelt – häufig geburtstraumatisch – wird die rein mechanische Behandlung, die wir von der AK her kennen, nur dauerhaft erfolgreich sein, wenn das Trauma erst kurz zurückliegt.
Bei alten Traumata wird die maximale Spannung des Tentoriums die Läsion aufrecht erhalten. Also sind nicht nur die Knochen, sondern auch die Membranen zu behandeln.

Erinnern wir uns an Goodheart's Worte:
„When muscles and bones fight – bones never win"
und münzen diese um auf das CSS, dann könnte man sagen:

> **„When membranes and cranial bones fight – bones never win"**

Fall 275:
W.J, w, 14 Monate, A: starke Neurodermitis, Nahrungsmittelunverträglichkeiten. Das Kind war schon länger bei einer sehr erfahrenen AK-Kollegin in Behandlung, die trotz guter homöopathischer Therapie kein einziges Nahrungsmittel als verträglich testete und so der Mutter keine Ernährungstipps für die Neurodermitis geben konnte.
Auf ihre Bitte hin und auf Grund der Anamnese wurde das Kind auf Schädelfehler untersucht.
Geburtsverlauf: mit PDA, keine Presswehen, weshalb während der Austreibungsphase massiver Druck auf den mütterlichen Bauch ausgeübt wurde.
Observation: re Ohr abstehend, li Ohr eng anliegend, re Stirnhälfte und li Occiputhälfte prominent.
U: Palpatorisch sowie beim physiologischen Test der SBS fand sich ein physiologischer Lateral Strain rechts.
Schon nach der ersten Behandlung wurden einige verträgliche Nahrungsmittel gefunden. Insgesamt wurden drei Behandlungen durchgeführt, die jedes Mal die Verträglichkeit von Nahrungsmitteln verbesserte. Das Gesamtbild der Neurodermitis besserte sich daraufhin zunehmend.

f. Physiologischer und unphysiologischer Vertical Strain
Definition: physiologischer Vertical Strain
Es kommt zur vertikalen Verschiebung von Sphenoid und Occiput in der SBS. Beide Knochen rotieren um ihre transversalen Achsen **in dieselbe Richtung**; d.h. ein Knochen bewegt sich in Flexion, während der andere in die Extension geht. In diesem Fall handelt es sich um eine physiologische Läsion. Dies kann durch ein direktes oder indirektes Trauma am Sphenoid oder Occiput ausgelöst werden.
Als direkter Auslösefaktor für einen physiologischen superioren Vertical Strain können vermehrte bilaterale Spannungen von folgenden Strukturen angesehen werden:
▶ Oberflächliche Halsfaszie
▶ Faszie des Masseters (führt über Flexion der Temporalia zur Flexion des Sphenoids). Genau diese Symptome finden wir bei CMD!

Ursachen für einen inferioren Vertical Strain:
▶ Bilateral erhöhte Spannung des Trapezius (oft bei bds. Nierenptose; Meridianbezug Niere/Oberer Trapezius).
▶ Erhöhter Tonus der Nackenextensoren (z.B. bei CMD)

Tritt die Läsion vor der Verknöcherung der SBS auf, wird es im Falle der Nichtbehandlung zu einer intraossären Läsion kommen. Diese ist als Deformität am Schädeldach sichtbar und als eine Art „Treppenstufe" dort auch tastbar.

Definition: unphysiologischer Vertical Strain
Findet die Verschiebung der beiden Knochen ohne Rotation statt, also eine Art vertikaler „Shiftbewegung" zwischen Sphenoid und Occiput in entgegengesetzte Richtung, dann handelt es sich um eine unphysiologische Läsion. Diese ist immer traumatisch und respektiert nicht die physiologischen Achsen.
Typische postnatale Ursachen sind z.B. das Anschlagen des Kopfes im vorderen Bereich an einem Balken, wenn man sich aus gebückter Stellung wieder aufrichten möchte (Sphenoid wird in Bezug auf das Occiput nach caudal verschoben) oder ein Sturz auf die Füße (das Occiput wird in Bezug auf das Sphenoid nach cranial verschoben). In solchen Fällen ist eine genaue Anamnese sehr hilfreich.

VI. Schädelbasis und Schädeldach

Physiologischer superiorer Vertical Strain
Bewegungsachsen
Handelt es sich um einen physiologischen Vertical Strain, dann entsprechen die Achsen denen der Flexions- und Extensionsbewegung, da sich ein Knochen in Extension und der andere sich in Flexion befinden.

Definition
Das Sphenoid steht in Flexion und sein Corpus cranial, das Occiput in Extension und die Pars basilaris caudal.
Die Dysfunktion wird nach der Stellung des Corpus des Sphenoids benannt. Im Falle eines superioren Vertical Strain steht der Corpus des Sphenoids oben und die Pars basilaris unten.

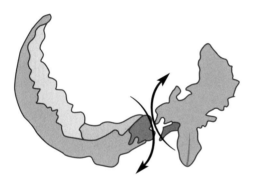

Bewegungsrichtung von Sphenoid und Occiput beim physiologischen superioren Vertical Strain

Stellung der Schädelknochen
▸ Beide anteriore Quadranten in AR
▸ Beide posteriore Quadranten in IR

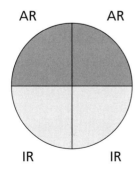

Quadranten-Positionen beim superioren Vertical Strain

Stellung des Sacrums
Das Sacrum steht in Extension, bedingt durch die Extension des Occiputs.

Observation
▸ Charakteristisch ist die nach hinten fliehende und breite Stirn.
▸ Das Occiput ist durch die Extensionsstellung abgeflacht und relativ hoch.
▸ Durch den Flexionszustand der beiden anterioren Quadranten stehen beide Augen hervor.
▸ Die Nasolabialfalten sind beidseits stark ausgeprägt.
▸ Beide Ohren liegen an (IR der Temporalia).
▸ Der Gaumen hat sich dem Flexionszustand angepasst und ist breit, tief und nach posterior verschoben.
▸ Da die Mandibula nach anterior verschoben ist, kann es zu Okklusionsproblemen kommen.

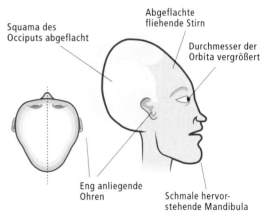

Physiologischer inferiorer Vertical Strain
Definition
Das Sphenoid steht in Extension, sein Corpus somit caudal. Die Pars basilaris des Occiputs befindet sich in Flexion und somit cranial.

Stellung der Schädelknochen
▸ Beide anterioren Quadranten in IR
▸ Beide posterioren Quadranten in AR

VI. Schädelbasis und Schädeldach

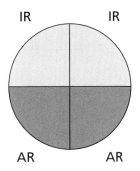

Quadranten-Positionen beim inferioren Vertical Strain

Stellung des Sacrums

Das Sacrum steht, bedingt durch die Flexionsstellung des Occiputs, in Flexion.

Observation

- Schmale, hohe und eher nach vorne stehende Stirn
- Die Augen sind in die Orbita zurückgefallen.
- Die Nasolabialfalten sind wenig ausgeprägt.
- Der Gaumen ist hoch und schmal.
- Die Squama des Occiputs ist deutlich hervorstehend.
- Beide Ohren stehen ab.
- Mandibula nach posterior verschoben, was bei Kindern im weiteren Wachstum zu einer Retrognathie mit Tief- bzw. Deckbiss führt.

Symptome beim superioren und inferioren Vertical Strain

Die Symptome – unabhängig, ob es sich um einen physiologischen oder unphysiologischen Vertical Strain handelt – sind meist sehr stark ausgeprägt:

- Hormonelle Störungen
- Gleichgewichtsstörungen
- Störung der Körper- und Raumwahrnehmung
- Augen- und Sehstörungen
- Migräneartige Kopfschmerzen
- Lernstörungen
- CMD
- Sinusitis, Rhinitis (eher beim inferioren Vertical Strain, da sich das Sphenoid in Extension befindet)
- Hörstörungen (eher beim superioren Vertical Strain, da sich das Temporale in IR befindet)

Test für den physiologischen superioren Vertical Strain

Man induziert mit beiden Zeigefingern eine Flexion des Sphenoids und gleichzeitig mit beiden Kleinfingern eine Extension des Occiputs.

Test für den physiologischen inferioren Vertical Strain

Man induziert eine Extension am Sphenoid und eine Flexion am Occiput.

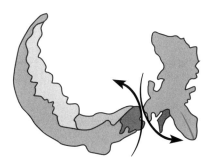

Bewegungsrichtung von Sphenoid und Occiput beim physiologischen inferioren Vertical Strain

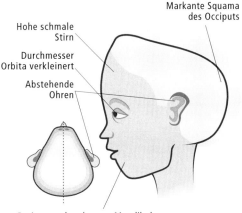

Markante Squama des Occiputs
Hohe schmale Stirn
Durchmesser Orbita verkleinert
Abstehende Ohren
Breite retral verlagerte Mandibula

Man beurteilt das Ausmaß der beiden Bewegungen.

Test für den unphysiologischen superioren und inferioren Vertical Strain

Im Falle einer unphysiologischen Läsion, wird man nur eine reine craniale bzw. caudale Verschiebung, im Sinne einer Abscherung des Sphenoids in Bezug auf das Occiput, testen können. Dabei gibt es keine Rotation um die transversalen Achsen von Sphenoid und Occiput!
Alternativ bietet sich für diese Untersuchung der fronto-occipitale Griff an. Testet man so einen superioren Vertical Strain, wird sich das Occiput mehr in eine caudale und das Sphenoid mehr in eine craniale Richtung verschieben lassen. Für einen inferioren Vertical Strain drehen sich die Parameter um.

CAVE: Rezidivierende Flexions- oder Extensionsläsionen haben ursächlich oft einen versteckten superioren bzw. inferioren Vertical Strain.

AK und Vertical Strain

Auch hier ist – wie beim Lateral Strain – kein Atemscreening bekannt.
Die Griffanlage erfolgt an der Ala major und am Occiput. Für den CH wird das Sphenoid nach caudal und gleichzeitig das Occiput nach cranial geschoben; führt dies zur Schwächung des Indikatormuskels, handelt es sich um einen unphysiologischen superioren Vertical Strain. Vice versa ist der CH für den unphysiologischen inferioren Vertical Strain.
Die Korrektur wird in der Atemphase durchgeführt, die den positiven CH aufhebt.

Diskussion: Auch hier wird – wie beim Lateral Strain – mit dem CH nur der unphysiologische Vertical Strain getestet. Besteht ein physiologischer, der von der Symptomatologie genauso massiv sein kann wie der unphysiologische, findet man ihn mit diesem CH nicht immer. Daher sollte das AK-Schädelscreening für den Test des physiologischen Lateral Strains folgendermaßen erweitert werden:
Griffanlage bleibt dieselbe. Zur Überprüfung eines superioren Vertical Strain wird die Ala major beidseits nach caudal verschoben – aber unter Berücksichtigung der Kreisbahn, die die Ala major während der Flexionsbewegung macht. Gleichzeitig wird das Occiput an der Squama nach inferior in Richtung Extension geschoben. Führt dies zur Schwächung eines starken Indikatormuskels, handelt es sich um einen physiologischen superioren Vertical Strain.
Umgekehrt erfolgt die Testung für einen physiologischen inferioren Vertical Strain.

Abschließende Bemerkung zum Lateral und Vertical Strain: Alle unphysiologischen Strains sind, wie bereits erwähnt, ausschließlich primäre, fast immer traumatische Schädelfehler. Es handelt sich also nicht um Anpassungen!

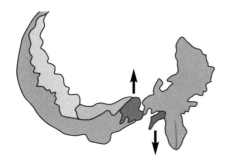

Bewegungsrichtung von Sphenoid und Occiput beim unphysiologischen inferioren Vertical Strain

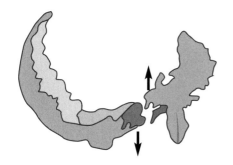

Bewegungsrichtung von Sphenoid und Occiput beim unphysiologischen superioren Vertical Strain

So wichtig wie bei allen anderen Schädelfehler die Suche nach der Primärläsion ist, ist bei den Strains die manuelle Korrektur des Schädelfehlers. Ob die Korrektur mit einer AK-Technik oder mit einer osteopathischen Technik, also über die Membranen durchgeführt wird, ist abhängig davon, wie lange der Strain besteht.

Bei allen physiologischen Strains besteht immer der dringende Verdacht einer CMD!

g. Compression

Definition: Es kommt zur stark eingeschränkten Bewegung bzw. zur völligen Blockierung in der SBS. Die Flexions-/Extensionsbewegung ist stark verringert bis aufgehoben.
Der CSR ist in der Frequenz und Amplitude vermindert bis fast nicht mehr spürbar.
Bei Säuglingen/Kleinkindern ist die Compression fast immer traumatisch – intrauterin oder perinatal – bedingt. Bei Erwachsenen sind die Ursachen in den drei Seiten der „Triad of Health" zu finden (s. Kap. II.F).

Stellung der Schädelknochen

Die posteriore Seite des Corpus steht mit der Pars basilaris des Occiputs in einer anterior-posterioren Kompression.
In AK-Terminologie handelt es sich also um eine Art Fixation der SBS und nicht um eine Fehlstellung.

Stellung des Sacrums

Dies befindet sich ebenfalls in einer Fixation, d.h. die Beweglichkeit ist – ohne Fehlstellung – stark eingeschränkt bis aufgehoben. Dies gilt für den L5-S1 Übergang genauso wie für die beiden SIG.

Symptome

Alle bisher genannten Symptome sind möglich – aber in stärkerer Ausprägung.

Observation

▸ Verkürzter a.-p.-Durchmesser des gesamten Schädels
▸ Abgeflachte Squama des Occiputs
▸ Starrer Blick (durch die Spannung der Falx an der Crista galli)

Test

Die Zeigefinger beider Hände üben an den lateralen Winkeln des Frontale eine leichte Traktion in anteriore Richtung aus; bei Säuglingen und Kleinkindern wird dabei das Occiput fixiert. Bei Erwachsenen ist dies nicht zwingend notwendig, da das Eigengewicht des Kopfes für die Fixation genügt.
Ist die Beweglichkeit eingeschränkt oder völlig aufgehoben, spricht man von einer sphenobasilären Compression.

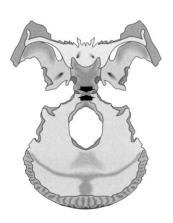

Stellung der Schädelknochen bei Compression

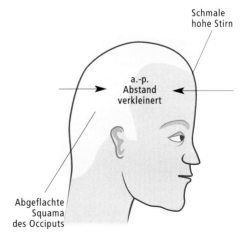

Alternativ für diesen Test kann man sehr gut den fronto-occipitalen Griff anwenden.

AK und Compression

Hier sei auf das Kapitel aus dem Lehrbuch AK zum Thema „Total Compression Syndrome" bzw. „Sphenobasilar Compression" verwiesen. Dort wird in aller Klarheit alles über Ursachen und die biologischen Konsequenzen bei einer Compression der SBS gesagt, sodass wir dem nichts hinzuzufügen haben.

Korrektur aller SBS-Läsionen

Außer bei den Strains und der Compression, also den traumatischen Dysfunktionen, erfolgt die Korrektur der SBS-Läsionen über eine indirekte Technik. Die Prinzipien der indirekten Korrekturen wurden bereits in Kap. III.J beschrieben.

Für alle Korrekturen kann die Atmung zu Hilfe genommen werden. Bei Flexionsläsion die Inspiration, bei Extensionsläsion die Expiration, bei allen anderen immer die Inspiration.

Ebenso kann die Dorsalextension der Füße und Hände, zeitgleich mit der Inspiration, und die Plantarflexion, zeitgleich mit der Expiration, eingesetzt werden.

Bei den Strains und der Compression wird eine direkte Technik angewandt. Bei der Compression ist dies vor allem notwendig, da sich bei einer indirekten Technik die Membranen nicht mehr „unwinden" können und somit auch keine Korrektur stattfinden kann.

Ist der Erfolg der indirekten Technik nicht zufriedenstellend, kann eine direkte Technik angeschlossen werden.

Dysfunktionen bei Kindern unter dem 6. Lebensjahr werden immer mit direkten Techniken korrigiert.

Ist eine zweite Person anwesend, kann die Korrektur des Sacrums dazu synchron erfolgen. Falls nicht, müssen Sacrum, Symphyse und Sternum sowie alle Diaphragmen untersucht und behandelt werden.

D. Temporale

1. Klassische Osteopathie

Das Temporale ist ein paariger Schädelknochen, der zwischen Sphenoid und Occiput in der mittleren Schädelbasis liegt. Da das Temporale zusammen mit der Mandibula das Kiefergelenk bildet, spielt es eine sehr wichtige Rolle in der klassischen Osteopathie. Zusätzlich bildet es die knöcherne Kapsel für das Hör- und Gleichgewichtsorgan.

a. Anatomie

Das Temporale besteht aus vier Teilen:
- Pars squamosa
- Pars petrosa mit dem Proc. styloideus
- Pars tympanica
- Pars mastoidea mit dem Proc. mastoideus

Pars squamosa
- Vertikal gestellte Knochenplatte, die man als Schuppe bezeichnet

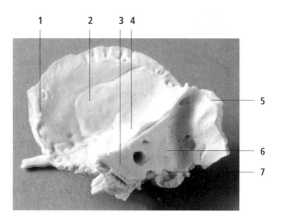

Rechtes Temporale, von medial
1 Ventral → Verbindung zum Sphenoid
2 Pars squamosa
3 Pars tympanica
4 Pars petrosa
5 Dorsal → Verbindung zum Occiput
6 Pars mastoidea
7 Processus mastoideus

- Bildet mit der Fossa mandibularis und dem Mandibulaköpfchen das TMJ
- Facies cerebralis (Innenseite) mit tiefen Einkerbungen für Äste der A. meningea media
- Facies temporalis (Außenfläche) mit dem Proc. zygomaticus (Verbindung zum Zygomaticum)

Pars petrosa
- Verläuft schräg nach vorne/medial
- Apex partis petrosae (Felsenbeinspitze) mit einer kleinen Vertiefung für das Ganglion Gasseri (trigeminale)
- Porus acusticus internus, der in den Meatus acusticus internus übergeht (Verlauf der Nn. facialis, intermedius und vestibulocochlearis und A. und V. labyrinthi)
- Sulcus sinus petrosus inf. und sup.
- Anheftung des Tentorium cerebelli
- Proc. jugularis, liegt medial/posterior und teilt das For. lacerum in einen hinteren und vorderen Anteil.
- Proc. styloideus mit den hier ansetzenden Muskeln und den Ligg. stylomandibulare sowie stylohyoideum

Pars tympanica
- Bildet den Boden und die Seitenwände des Meatus acusticus externus.
- Anulus tympanicus (Befestigung des Trommelfells am äußeren Gehörgang)
- Porus acusticus externus (Öffnung des äußeren Gehörganges)
- Beinhaltet das Mittelohr
- Tuba auditiva (Verbindung zum Nasen-Rachenraum)

Pars mastoidea
- Liegt hinter der Pars tympanica und bildet den hinteren Abschnitt des Temporale.
- Ansatz des SCM und Digastricus
- Sulcus sinus sigmoideus
- Proc. mastoideus – ist beim Neugeborenen und Baby noch nicht vorhanden. Erst durch die Zugwirkung des SCM während der Aufrichtung und freien Lokomotion kommt es zur Ausbildung dieses knöchernen Vorsprungs.

In der Osteopathie entspricht die Bewegung des Temporale der Bewegung des Iliums und es besteht ein funktioneller Zusammenhang. Während der Aufrichtung des Kindes kommt es neben der verstärkten Zugwirkung des SCM auch zur Veränderung der Position des Iliums. Bei Läsionen des Temporale ist immer auf Läsionen des Iliums/Beckens und vice versa zu achten!

Angrenzende Knochen und Suturen
- Occiput (hinten) → S. occipitomastoidea (SOM)
- Sphenoid (vorne) → S. sphenopetrosa und sphenosquamosa
- Parietale (seitlich) → S. parietosquamosa
- Zygomaticum (seitlich/vorne) → S. temporozygomatica
- Mandibula (TMJ)

Bezugspunkte
- Asterion (Verbindungspunkt von Temporale, Parietale und Occiput)
- Pterion (Verbindungspunkt Frontale, Sphenoid, Parietale und Temporale)

Ansetzende Muskulatur
- Masseter (s. Kap. VII.A und C)
- Temporalis (s. Kap. VII.A und C)
- SCM (s. Kap. VII.C)
- Digastricus, Venter posterior
 O + I: Processus mastoideus/Bindegewebsschlinge am Hyoid
- Stylohyoideus
 O + I: Processus styloideus/Hyoid
- Styloglossus
 O + I: Processus styloideus/Zunge
- Stylopharyngeus
 O + I: Processus styloideus, strahlt in den Schlund und Schildknorpel ein

Foramina
- Foramen lacerum – Eingangspforte für die A. carotis interna
- Foramen mastoideum – Durchtrittsstelle für die V. emissaria mastoidea; dient dem zusätzlichen venösen Blutabfluss des Schädeldaches.

VI. Schädelbasis und Schädeldach

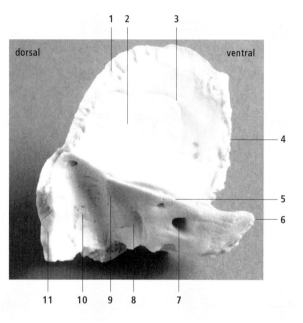

Linkes Temporale, von medial
1. Margo parietalis
2. Pars squamosa
3. Sulcus arteriosus
4. Margo sphenoidalis
5. Impressio trigeminalis
6. Pars petrosa
7. Porus acusticus internus
8. Foramen mastoideum
9. Sulcus sinus petrosus
10. Sulcus sinus sigmoidus
11. Margo occipitalis

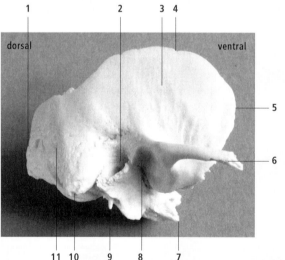

Rechtes Temporale, von lateral
1. Verbindung zum Occiput → SOM
2. Porus und Meatus acusticus externus
3. Pars squamosa
4. Margo parietalis
5. Margo sphenoidalis
6. Processus zygomaticus
7. Apex partis petrosae
8. Fossa mandibularis
9. Processus styloideus
10. Processus mastoideus
11. Pars mastoidea

▶ For. jugulare – Durchtrittstelle für die Nn. vagus, glossopharyngeus, accessorius, Sinus petrosus inf. und V. jugularis
▶ For. stylomastoideum – Durchtrittstelle des N. facialis und der A. stylomastoidea

b. Bewegungsphysiologie

Das Temporale verhält sich während der cranialen Flexion und Extension wie ein paariger Schädelknochen: während der Flexion bewegt es sich in AR, während der Extension in IR.

Sutherland beschrieb die Rotationsachse folgendermaßen:

Man stelle sich ein Linie vor, die ungefähr 1 cm unterhalb der Pars petrosa des Felsenbeines liegt und dann durch den äußeren Gehörgang verläuft, annähernd in einer Richtung von anterior/medial nach posterior/lateral. Sie verläuft beim aufrechten Menschen also fast horizontal.

Während der cranialen Flexion bewegen sich Squama und Proc. zygomaticus des Temporale nach vorne/unten/außen.

Die Bewegungen im Einzelnen während der Flexion:
- Pars petrosa → anterior/lateral/cranial
- Spitze des Proc. mastoideus → posterior/medial/cranial
- Fossa mandibularis → posterior/medial
- Proc. zygomaticus → caudal/anterior
- Die SOM schließt sich.

Die Bewegungen während der cranialen Extension verhalten sich genau umgekehrt:
Die Basis des Occiputs bewegt sich nach posterior/caudal, dadurch wird den beiden Temporalia eine IR erlaubt. Der Abstand zwischen der rechten und linken Pars petrosa wird dabei kleiner, der Kopf erfährt eine größere Ausdehnung in sagittaler Richtung und wird schmal und lang.

c. Pathophysiologie

Da das Tentorium cerebelli am Oberrand der Pars petrosa befestigt ist, wird es bei einer AR-Läsion zur Abflachung und vermehrten Spannung dieser Membran kommen. Dies kann zur Irritation des Sinus rectus führen, der am Rand des Tentoriums verläuft. Auch die Sinus petrosus inferior und superior sowie sigmoideus können in ihrem Abfluss gestört werden – entweder durch vermehrte Spannung am Tentorium selbst oder Einengung des Foramen jugulare.

Alle anatomischen Strukturen, die Verbindungen zum Tentorium haben, insbesondere die Hirnnerven III.–X., können dadurch in Dysfunktion geraten.

Das Ganglion Gasseri kann bei einer Fehlstellung des Temporale irritiert werden und somit zu migräneartigen Kopfschmerzen führen.

Kommt es zur Abflachung des Tentoriums, wird das Occiput durch die Membranspannung mit in die Flexion gezogen. Die Pars basilaris des Occiputs wird dann zwischen die petrösen Anteile der beiden Temporalia „getrieben", wodurch die beiden nach anterior/lateral „rollen". So bewegen sich die beiden Temporalia bei vermehrter AR von der Mitte weg und verleihen dem Gesicht ein breites Aussehen.

Beim kindlichen Strabismus convergens muss das Temporale auf eine AR-Läsion untersucht werden, weil hierdurch das Lig. sphenopetrosum vermehrt gespannt wird, wodurch es zur Funktionsstörung des darunter liegenden N. abducens kommen kann.

Hirnstamm, Medulla oblongata, Pons und Cerebellum mit wichtigen neurophysiologischen Zentren sowie der 4. Ventrikel liegen unter dem Tentorium, welches am petrösen Anteil des Temporale fixiert ist. Dies ist der älteste Teil unseres Nervensystems mit den primären Schaltstellen für alle sensorischen Impulse (Propriozeptoren, auditive und vestibuläre Kerne) und ist von immenser Wichtigkeit für die Körper- und Raumwahrnehmung.

Lernbehinderungen bei Kindern können deshalb mit einer Fehlstellung des Temporale in Zusammenhang stehen.

In diesem Teil des Nervensystems befinden sich die sensorischen Kerne der Hirnnerven V. und VII. Der Trigeminus wiederum hat Verbindungen zu allen anderen Hirnnerven! Unsere motorischen Fähigkeiten werden

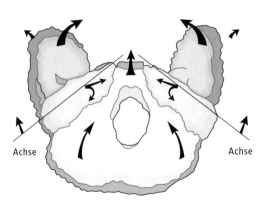

Bewegungsrichtung des Temporale während der Flexion

hauptsächlich durch das Kleinhirn kontrolliert. Bei Kindern mit Gleichgewichtsstörungen oder Aufrichtungsdefiziten sollte das Temporale immer mit untersucht und ggf. behandelt werden.

„Eine Autorin, die die minimale cerebrale Dysfunktion mit anderen strukturellen Defekten in Zusammenhang brachte, wie z.B. asymmetrischen Ohren, hat die Wichtigkeit ihrer Aussage nicht erkannt, da sie nicht auf eine mögliche Läsion des Temporale hinwies."
Magoun

Das Temporale wurde von Magoun als der „trouble maker" im Kopf tituliert.

Dies liegt zum einen daran, dass die Temporalia zwischen Sphenoid und Occiput liegen und dadurch den Einflüssen dieser Schädelknochen unterliegen. Zum anderen passen sie sich Traumen an, die vom Schädeldach ausgehen.
Eine CMD führt durch den erhöhten Tonus von Temporalis und Masseter zur Läsion des Temporale. Bei einseitiger Spannung des Masseters kommt es auf dieser Seite zur AR-Läsion, d.h. das Temporale steht tief auf dieser Seite. Kompensatorisch befindet sich das Temporale auf der anderen Seite in IR. Dies kann zum Kreuzbiss führen!
Genau entgegengesetzt verhält es sich mit den Muskeln, die am Proc. mastoideus ansetzen. Abnorme Spannungen des SCM und des Digastricus werden den Proc. mastoideus nach anterior/inferior ziehen, so dass es zu einer Innenrotationsläsion kommt.
Bei chronischer CMD führt die lang anhaltende Fehlbelastung zur Irritation aller Weichteilstrukturen, die am Proc. styloideus ansetzen. Es kommt zur faserartigen Verknöcherung dieser Weichteile (Styloidsyndrom), was wiederum zu Schmerzzuständen an der HWS und Einschränkungen der Beweglichkeit im TMJ führt.
Durch den Ursprung von Stylohyoideus und Ligamentum stylohyoideus am Processus styloideus werden diese myofaszialen Spannungszustände dann zur Dysfunktion des Hyoids und zu Schluckbeschwerden oder Globusgefühl führen. Bei der manuellen Untersuchung des Schädels können diese kontrakten Strukturen gut palpiert werden. Radiologisch kann die Verdachtsdiagnose gesichert werden.

Somit können wir analog zu Magoun sagen: **Auch er hat unserer Meinung nach die Bedeutung des Temporale nicht voll erkannt, da er nicht auf Okklusionsstörungen, die häufig ursächlich für Temporaleläsionen sind, hingewiesen hat.**

d. Läsionsmechanismen
Primäre Läsionen
Perinatal
Embryologisch besteht das Temporale aus zwei Teilen: Pars squamosa und tympanica sowie Pars petrosa und mastoidea. Bei der Geburt ist diese Teilung noch vorhanden, so dass es prä- oder perinatal zu intraossären Läsionen kommen kann, die die weitere Entwicklung des Knochens erheblich stören werden. Im Falle einer intraossären Läsion des Temporale wird es zur schnellen Anpassung der anderen Schädelknochen kommen.

Traumatisch
Traumen gehen in der Regel mit unphysiologischen Läsionsmustern einher; dies führt zu Läsionen im Bereich des Asterion oder Pterion. Da diese beiden anatomischen Punkte eine Art Drehpunkt für die Suturen des Temporale darstellen, müssen sich die benachbarten Schädelknochen daran anpassen. Zahnextraktionen können zu Läsionen des Temporale führen, ebenfalls langes und weites Mundöffnen, wie es bei langen Zahnarztsitzungen vorkommt.
Im schlimmsten Falle kann es durch o.g. Läsionen zur Irritation des Lig. petrosphenoidale kommen und dadurch zur Reizung des Ganglion Gasseri.
Starker medialer Druck auf das Temporale (perinatal, erhöhte Spannung des Temporalis, Knalltrauma) führt zur medialen Kompression des Temporale.

Sekundäre Läsionen
Occiput und/oder Sphenoid: Adaptationsläsionen
Befindet sich das Occiput in einer Flexionsläsion, wird das Temporale nach außen rotieren, entsprechend umgekehrt bei einer Extensionsläsion.
Bei einer Torsion der SBS wird das Temporale auf der Seite der tiefstehenden Occiputhälfte in AR stehen. Auf der anderen Seite verhält es sich genau umgekehrt. Bei einer Sidebending-Rotation befindet sich das Temporale auf der Seite der Konvexität in AR.

Muskuläre Dysbalancen der Kaumuskulatur
Diese sind häufig bedingt durch Okklusionsstörungen, die bei CMD zu sekundären Läsionen des Temporale führen (s. Kap. VII.A).

Schleudertraumen
Diese führen durch die veränderten Spannungsverhältnisse des SCM häufig zur Läsion des Temporale. Dann muss zuerst die muskuläre Dysbalance aufgehoben werden (s. Kap. VII.C) und danach nochmals das Temporale untersucht und ggf. behandelt werden.

e. Untersuchung
Anamnese
- Tinnitus, Hörstörungen, Taubheit
- Otitis media, Mastoiditis
- Vertigo
- Nystagmus
- Neuralgien
- Migräne
- Lymphatische Stauung im Kopfbereich
- Teilleistungsstörungen, MCD
- Malokklusion
- Facialisparese
- Geburtstraumen
- Zahnextraktionen
- Sturz oder Schlag auf den Kopf
- Schleudertrauma, chron. HWS-Syndrom

Observation
Achte besonders auf folgende Merkmale:
- Auffällige Kopfhaltung (verstärkte Seitneigung und Rotation) und ungleich ausgeprägte Halsmuskeln.
- Position der Symphysis mentalis und damit der skelettalen bzw. facialen Mitte; der Unterkiefer weicht zur Seite des außenrotierten Temporale ab, da die Fossa mandibularis dieser Seite posterior steht.
- Beurteilung der Position der Ohren; es kann zu bds abstehenden Ohren kommen (AR-Läsion) oder zu sehr eng anliegenden Ohren (IR-Läsion) oder zu einem abstehenden und einem enganliegendem Ohr (eine Seite in AR, die andere in IR).
- Stellung des Proc. mastoideus; bei einer AR-Läsion wird dieser posterior/medial, und bei IR anterior/lateral stehen.
- Stellung der Squama und des Proc. zygomaticus; anterior/lateral bei AR, posterior/medial bei IR, unilateral oder bilateral.

Palpation
Zwei unterschiedlichen Grifftechniken sind möglich:
- Die erste Griffmöglichkeit ist mehr global und vermittelt dem Untersucher schnell die Stellung sowie die craniale Beweglichkeit beider Temporalia in Bezug zueinander.
- Die zweite Griffmöglichkeit ist spezifischer; der Untersucher bekommt eine sehr gute Information über die Beweglichkeit eines Temporale in Bezug auf die angrenzenden Knochen.

Man sollte die Untersuchung mit dem ersten Griff beginnen und sich einen globalen Eindruck über die Bewegung beider Temporalia verschaffen. Die auffällige Seite, also die, die einen Bewegungsverlust zeigt, sollte anschließend mit dem zweiten Griff spezifisch weiter untersucht und behandelt werden.

Erste Griffmöglichkeit
Der Untersucher plaziert beide Handflächen unter dem Occiput, so dass die Daumenballen auf der Pars mastoidea liegen, die Daumen in Richtung Proc. mastoideus zeigen und die Daumenspitzen an der Mastoidspitze aufliegen. Man stellt sich die Bewegungsachse vor, um welche die AR bzw. IR der Temporalia stattfindet. Während der Flexion gibt man mit den Daumen an der **Mastoidspitze**

einen leichten Druck in posterior/medialer Richtung und lässt dann die Bewegung weiterlaufen, ohne sie zu beeinflussen.

Während der Extension übt man mit dem Daumenballen einen leichten Druck in Richtung medial/posterior auf den hinteren Teil der **Pars mastoidea** aus und lässt die Bewegung wieder weiterlaufen.

Man vergleicht die Quantität und die Qualität beider Bewegungen, insbesondere im Seitenvergleich. Bilaterale AR-Läsionen kommen selten vor und stehen dann, wie bilaterale IR-Läsionen, immer in Verbindung mit einer Läsion der SBS.

Zweite Griffmöglichkeit (am Beispiel eines linken Temporale)

Die rechte Hand liegt unter dem Occiput, so dass die Fingerspitzen in Richtung linke SOM zeigen und der Daumen auf dem rechten Mastoid liegt. Die linke Hand umgreift mit Daumen und Zeigefinger den Proc. zygomaticus direkt vor dem Gehörgang, um nicht zuviel Einfluss auf das Zygoma auszuüben. Der Mittelfinger befindet sich im Gehörgang, die anderen Finger liegen am Mastoid. Während der Flexion wird das Temporale über die Finger der linken Hand in Richtung AR begleitet; vice versa während der Extension in IR. Beide Seiten werden im Vergleich zueinander auf ihre Mobilität untersucht.

Dabei kann man – gute Palpationsfähigkeit vorausgesetzt – auch genau spüren, mit welchen Nachbarknochen bzw. über welche Suturen sich das Temporale in Läsion befindet.

f. Behandlung

Die Behandlung der myofaszialen Strukturen des Temporale haben einen hohen Stellenwert (s. Kap. VII.C). Zusätzlich sind die folgenden Techniken hilfreich.

Direkte Technik für eine IR-Läsion

Man verwendet die Griffmöglichkeit eins und übt am Proc. mastoideus einen sanften, aber beständigen Druck mit den Daumen nach posterior/medial/cranial aus, bis es zum spürbaren Release kommt und sich das Temporale frei in die Flexion bewegen kann.

Die Technik kann auch bei einer bilateralen IR-Läsion angewandt werden. Bei einer beidseitigen AR/IR-Läsion muss aber vor der Behandlung der Temporalia immer die SBS auf eine Flexions- bzw. Extensionsläsion untersucht und ggf. behandelt werden! Meistens hebt diese Behandlung dann die Läsion der Temporalia auf.

Indirekte Technik bei einseitiger AR-Läsion (Befreiung von SOM und Foramen jugulare)

Man verwendet die zweite Griffmöglichkeit und befreit mit der temporalen Hand, mittels sanfter und weicher Züge, das fixierte Temporale. Dabei folgt man allen freien Bewegungsrichtungen; nach jedem Release werden die noch bestehenden Einschränkungen neu aufgespürt, womit das Temporale in Bezug auf seine Nachbarstrukturen befreit wird. Die occipitale Hand dient zur Fixation und wird nicht bewegt. Danach werden Kraft und Gegenkraft vertauscht, so dass die temporale Hand der Fixation und die occipitale Hand der Mobilisation dienen.

Bewegt sich das Temporale frei in die IR, ist die Technik beendet.

Falls nach Durchführung der indirekten Technik das Resultat noch unbefriedigend (weniger als 50% Verbesserung) ist, kann unmittelbar anschließend eine direkte Technik mit derselben Griffanlage durchgeführt werden.

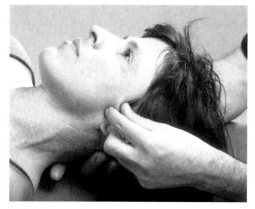

Griffanlage zur unilateralen Untersuchung des Temporale

Nach jeder einseitigen Korrektur des Temporale müssen die Temporalia zueinander ausgeglichen werden, indem ihre Flexions- und Extensionsbewegung so lange unterstützt wird, bis sie sich synchron bewegen. Erfolgt dieser Ausgleich nicht, so kann es zu Schwindel und Übelkeit kommen.

Dazu eignet sich entweder die erste Griffmöglichkeit oder man nimmt bei dem zweiten Griff die Hand unter dem Occiput weg und hält damit das andere Temporale mit dem Daumen-Zeigefingergriff – also beide Temporalia mit der zweiten, mehr spezifischen Grifftechnik.

„Ear-Pull-Technik"

Die Indikation für die „Ohr-Zug-Technik" stellt die unilaterale bzw. bilaterale mediale Kompression dar.

Indikation: Upledger beschreibt sehr gute Behandlungserfolge bei autistischen Kindern.

Griffanlage und Durchführung

Die Daumen befinden sich im äußeren Gehörgang; die anderen Finger umgreifen den Bereich um das äußere Ohr und üben mit zarter Kraft einen Zug in posterior-laterale und leicht superiore Richtung aus. Ausgelöst durch die mit beteiligten duralen Verspannungsmuster werden zusätzliche Bewegungen (z.B. Torsion) auftreten, denen man solange folgt, bis es zum Release kommt. Es ist wichtig, den Zug nicht zu stark auszuführen, da man sonst die zusätzlich auftretenden Bewegungsparameter nicht spüren wird.

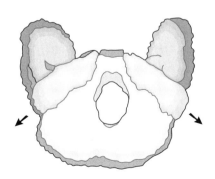

Zugrichtung für Ear-Pull-Technik

2. AK und Temporale

Bei allen Läsionen des Temporale, außer bei Babys und Kleinkindern mit Milchzahngebiss, ist immer an eine Okklusionsstörung zu denken, weswegen eine Untersuchung des Stomatognathen Systems mit AK eingeschlossen werden sollte (s. Kap. VII.A).

Bei Geburtstraumen und anderen traumatisch bedingten Läsionen (Schlag, Sturz, lange Zahnarztsitzungen usw.) führt eine alleinige osteopathische Behandlung oft zu sehr guten Erfolgen.

a. Challenges am Temporale

Der dynamische CH kann isoliert am Proc. mastoideus oder am Frontale und Occiput gleichzeitig (s. Kap. II.F) und auch am Proc. zygomaticus durchgeführt werden. Der CH am Proc. zygomaticus eignet sich unserer Erfahrung nach weitaus besser als der CH über das Frontale und Occiput gleichzeitig, wie beim Temporal Bulge beschrieben. Der Vorteil des CH am Proc. zygomaticus liegt darin, dass man wirklich isoliert das Temporale testet und nicht noch zusätzliche craniale Strukturen wie z.B. die SBS.

Challenge am Processus zygomaticus

Mit der zweiten Griffmöglichkeit wird ein CH nach caudal bzw. cranial in Richtung AR/IR ausgeführt – die Richtung des positiven CH bestimmt die Richtung für eine indirekte Technik. Während des CH sollte man sich die Bewegungsachse des Temporale vergegenwärtigen und somit den CH nicht in eine reine craniale bzw. caudale Richtung durchführen, sondern die Rotationskomponente berücksichtigen.

Challenge am Processus mastoideus

Mit dynamischem CH wird der Proc. mastoideus nach anterior (IR) bzw. posterior (AR) gebracht. Die Richtung, die zur maximalen Schwächung führt, zeigt die Korrekturrichtung für eine indirekte Technik. Wird eine direkte Technik verwendet, so muss in entgegengesetzte Richtung gearbeitet werden.

Diskussion: Diese Untersuchung und Korrektur des Temporale ist identisch mit der AK-Untersuchung des Inspiration/Expiration Assist Fault (s. Kap. II.F). In der AK werden damit Läsionen der SBS behandelt, wobei Walther darauf hinweist, dass durch die Griffanlage am Temporale auch andere Läsionsmuster (Torsion, SBR etc.) mit erfasst werden.
Hier besteht also kein Widerspruch, sondern es wird nur die Tatsache aufgezeigt, dass bei den meisten Läsionen mehrere Knochen beteiligt sind und die AK sich in der Therapie nach der Aussage des positiven CH richtet.
Wichtig bei der Durchführung des CH ist die exakte Positionierung des Fingers am Proc. mastoideus. Ist der Kontakt zu weit cranial an der Pars mastoidea, so kommt es zu falschen Testergebnissen.

Zur Erinnerung: Der Proc. mastoideus bewegt sich während der Flexion nach posterior – die Pars mastoidea nach anterior!

Da Läsionen des Temporale häufig ursächlich mit Okklusionsproblemen im Zusammenhang stehen, ist es sinnvoll, den AK-Test mit einer temporär korrigierten Mandibulaposition, z.B. mit Watteröllchen, zu wiederholen. Folgende Vorgehensweise hat sich unserer Erfahrung nach bewährt:
**Dynamischer CH am Mastoid positiv → Erhöhung der vertikalen Dimension mit Watteröllchen und Einstellung der Mandibula entsprechend der skelettalen Mitte → Patient aufstehen lassen, einige Schritte gehen und schlucken lassen, danach erneuter AK-Test.
Ist der positive CH damit aufgehoben, macht es wenig Sinn, das Temporale osteopathisch zu korrigieren ohne entsprechende Korrektur der Okklusion.**

Wer bei der ersten Behandlung eine bestehende Läsion des Temporale korrigieren will, was bei Schmerzzuständen ja auch angebracht ist, sollte nach der Korrektur überprüfen, ob nach mehrmaligem Schlucken oder festem Zubeißen der CH wieder positiv ist.

Wenn ja, so ist, wie bereits oben gesagt, eine entsprechende zahnärztliche bzw. kieferorthopädische Untersuchung und ggfs. Weiterbehandlung nötig. Die Compliance des Patienten ist in der Regel sehr gut, da er auf Grund des AK-Tests deutlich sieht, dass die Korrektur nur kurzfristig hält und weiterführende Maßnahmen nötig sind.
Reagiert der Patient nach der Behandlung und wiederholtem Schlucken und Zubeißen nicht mehr positiv auf den CH, so reicht es vorerst aus, osteopathisch zu behandeln.
Dabei sollte man allerdings nicht die Palpation und – bei entsprechendem Befund – die Behandlung der Kaumuskulatur vergessen.
Benötigt der Patient eine zusätzliche zahnärztliche/kieferorthopädische Therapie, ist es sehr sinnvoll, den Patienten direkt vor dem Termin beim Zahnarzt/Kieferorthopäden osteopathisch/manuell zu behandeln. Alle Läsionen an Wirbelsäule und Becken sind zu behandeln und – zur Vermeidung weiterer Läsionen durch erneutes Zubeißen – ist der Patient mit einem Gelpad/Aqualizer (s. Kap. VII.C) zu versorgen, bevor er zum Zahnarzt/Kieferorthopäden geschickt wird.

b. Temporale, Kaumuskulatur und TMJ
Wie im vorhergehenden Kapitel bereits angedeutet, ist – von wenigen Ausnahmen abgesehen (akute traumatische Läsionen) – die alleinige Behandlung des Temporale ohne Beachtung der daran ansetzenden muskulären Strukturen (Kaumuskulatur, SCM) und ohne Einbeziehung des Kiefergelenkes sinnlos. Die Thematik wird im Kap. VII ausführlich behandelt.

c. Temporale, SCM und Switching
Der Ansatz des SCM liegt genau in der Region Ni 27 (s. „Lehrbuch AK"). Jegliche Störung des Temporale und damit verbundene Dysfunktion des SCM kann zum Switching führen.

Fall 276:
L.S, w, 46 J; A: seit zwei Monaten Schmerzen im Bereich des SIG re, kurzzeitige Besserung

durch manualtherapeutische Behandlung dieser Region. Schmerzzunahme beim Gehen (versteckter Hinweis für eine Läsion des SCM; bereits Goodheart wies auf die Funktion des SCM für die Kopfausrichtung beim Gehen hin!). Im Liegen nahezu schmerzfrei. Keine Schmerzzunahme am Morgen. Vor zwei Jahren Schleudertrauma der HWS, seitdem chronische HWS-Beschwerden, die für die Patientin schon „normal" geworden sind.
U: im Stand pos. VL-Phänomen re, Spine-Test re pos., in RL pos. VL-Phänomen re, funktionelle Beinlängenverkürzung re
h: Rectus re
w: Rectus li
HC: TL re SIG
Zwischenkommentar: Unsinniger Befund, da alle klinischen Zeichen für einen Cat II-Fehler re sprechen, aber der hypertone Rectus re und der schwache Rectus li nicht zu den klinischen Befunden passen – also Switching-Verdacht.
SC: DTL Nabel/Ni 27 re (Switching!)
∅: DTL Nabel/Ni 27 li
w: SCM re
Palpatorisch schmerzhafter Muskelbauch des SCM und Ansatzschmerz am SCG → Behandlung des SCM mit myofaszialer Technik. Danach kein Switching und Rectus re w, Rectus li n!
Die einmalig durchgeführte Cat II-Korrektur rechts, einige muskuläre Techniken am Becken und die Korrektur der Temporaleläsion re führten zur dauerhaften Schmerzfreiheit im SIG-Bereich und – zum Erstaunen der Patientin – auch an der HWS.
Beobachtungszeitraum: 1,5 Jahre!!

Fall 277:
U. B., w, 38 J; A: seit einigen Monaten, fast nur morgens rez. HWS-Blockaden re, Schmerzen am re TMJ mit deutlichem Knacken bei Mundöffnung.
U: Asymmetrische Mundöffnung mit Abweichung des Unterkiefers nach rechts, DS+++ TMJ re, besonders in der Öffnungsphase, eingeschränkte HWS-Rotation nach re.
n: Rectus bds
w: SCM re
W: Weite Mundöffnung
∅: Fester Biss! (Patientin gibt an, dass sie bereits vor einem Jahr mit demselben Ergebnis getestet worden war und deshalb keine Schiene angefertigt wurde!).
Ab hier bereits Switching-Verdacht, da beim festen Biss das schmerzhafte Mandibulaköpfchen re noch mehr in die Fossa gedrückt wird, also mehr Stress auf das TMJ kommt und es somit positiv testen sollte!
HC: DTL Nabel/Ni 27 re (Switching!)
∅: Entfernung der Uhr, Halskette und Ohrringe – **Aber:** mit DTL zu den STP Nabel/Ni 27 re → SC: fester Biss.
Mit gleichzeitiger TL zu Nabel und Ni 27 wird nun mit Watteröllchen die Mandibulaposition gesucht, die das Switching aufhebt, bei festem Biss NC für den Rectus ist und zur Stärkung des SCM rechts führt.
Danach Erstellung eines Wachsbisses und Anfertigen einer COPA.
Diskussion: Die komprimierte Mandibulaposition rechts führte zur IR-Läsion des Temporale und damit zur Schwäche des SCM re. Diese Muskelschwäche begünstigte einerseits die rezidivierenden HWS-Blockierungen und war andererseits die Ursache für Switching. Dies wurde erst durch die DTL Nabel/Ni 27 re aufgedeckt und führte zur Fehlinterpretation der Kiefergelenksuntersuchung vor einem Jahr. Durch die jetzt angefertigte Schiene wurden alle mit der CMD assoziierten Befunde korrigiert.

d. Diskussion: Temporal Bulge/Temporale

Die in der AK bekannte Temporaleläsion ist der Temporal Bulge und der damit assoziierte Parietal Descent. Magoun hat diese Kopfform als „banana head" bezeichnet.
Der assoziierte Muskelbefund ist der bilateral schwache PMC. Die Diagnose mit CH sowie die Behandlung werden von AK-Therapeuten seit 30 Jahren erfolgreich durchgeführt.
Da der CH für den Temporal Bulge am Frontale (Verbindung über die kleinen Flügel zum Sphenoid) und am Occiput stattfindet, stellt sich die Frage, ob man wirklich primär eine

Läsion des Temporale testet und korrigiert oder ob man – während des CH und der Behandlung – vielleicht mehr Einfluss auf die SBS ausübt.

Da sich der Bulge auf der Seite der Konvexität befindet, müsste aus osteopathischer Sicht eine Sidebending-Rotation der SBS auf dieser Seite vorliegen, denn nur diese führt zur Konvexität der einen und zur Konkavität der anderen Schädelseite. Magoun hat den typischen „banana head" bei der Sidebending-Rotation beschrieben. Eine alleinige Temporalläsion würde nicht zu einer solchen „Beule" führen.

Walther klassifiziert in „Synopsis" den Temporal Bulge als Rotationsfehler des Temporale. Er beschreibt dabei die Außenrotation der Squama des Temporale mit gleichzeitiger Ausbeulung des Parietale der „Bulge-Seite", wodurch seiner Meinung nach die Beule entsteht. Auf der Gegenseite führt das Absinken des Parietale (Parietale Descent) zur Konkavität dieser Schädelhälfte.

Walther beschreibt für den CH mehrere Vektoren mit Kontakt an Frontale und Occiput in Richtung der Verstärkung des Bulge.

Betrachtet man diesen Challengevorschlag aus klassisch osteopathischer Sicht, so handelt es sich eher um einen Challenge für eine Sidebendingläsion.

Nach Magoun entspricht die konvexe Seite dem tiefstehenden Occiput (s. Kap. VI.C): das Occiput sinkt auf dieser Seite ab, was einer Flexionsläsion dieser Occiputhälfte entspricht (immer unter der Berücksichtigung der physiologischen Gegebenheit, dass es keine isolierte Sidebendingläsion gibt).

Das Temporale dieser Seite passt sich dem Occiput an und ist dadurch in AR (Seite der Konvexität!) – also genauso wie Walther auch den Temporal Bulge beschreibt. Auf der konkaven Seite kommt es durch die SBR zur IR des Parietale. Bei Walther wird dies als Parietal Descent beschrieben. Die Korrektur des Temporal Bulge führt in der Regel zur Aufhebung des Parietal Descent.

Unserer Meinung nach wird bei der Behandlung des Temporal Bulge primär eine SBR korrigiert und damit die Anpassungsstörung des Temporale auf der konvexen und des innenrotierten Parietale auf der konkaven Seite aufgehoben.

Die Technik des Temporal Bulge in der AK ist also in Wirklichkeit überwiegend eine Korrektur der SBS!

Für die Praxis ergibt sich daraus folgende Konsequenz:
Wer palpatorisch am Schädel spüren kann, um welchen Temporalefehler es sich handelt und ob zum außenrotierten Temporale zusätzlich eine SBS-Läsion vorliegt, der korrigiert mit direkter oder indirekter Technik das, was er unter seinen Finger spürt.

Walther und die AK lösen das Problem unserer Meinung nach auf geniale Weise, indem mit CH in verschiedene Richtungen untersucht und dann entsprechend korrigiert wird. Eine exakte palpatorische Diagnostik wie in der Osteopathie wird erst gar nicht versucht!

Somit bietet die AK mit den verschiedenen Challengevektoren eine optimale Untersuchungs- und Behandlungsmöglichkeit für alle, deren palpatorisch Fähigkeiten noch nicht perfekt sind.

Ist im AK-Test der Befund nach der Korrektur aufgehoben, der Patient beschwerdefrei und bleibt das Ergebnis nach Provokation durch festen Biss und mehrmaligem Schlucken bestehen, so ist es völlig unerheblich, was während der Behandlung korrigiert wurde.

Weder die so simple erscheinende AK-Erklärung noch die oft sehr kompliziert wirkende osteopathische Erklärung kann eine Aussage darüber treffen, was sich während einer cranialen Korrektur im Kopf des Patienten wirklich abspielt.

Noch eine kleine Anmerkung bezüglich der Atemphase während der Korrektur:
Magoun gibt die tiefe Einatmung als Korrekturhilfe an. Dies entspricht auch Walther, mit der kleinen Änderung, dass das Korrekturmaximum während der halben Inspiration stattfindet.

E. Parietale

1. Klassische Osteopathie

Die beiden Parietalia sind annähernd quadratisch, konvex geformte Platten, die miteinander durch die S. sagittalis verbunden sind. An der Innenfläche dieser Sutur befindet sich der Sinus sagittalis superior und die Ansatzstelle für die Falx cerebri.

Am posterior/inferioren Winkel der Innenfläche eines jeden Parietale befindet sich eine kleine Einkerbung für den Sinus sigmoideus und den Ansatz des Tentorium cerebelli.

Die Parietalia stellen die größten Schädelknochen dar, bilden das seitliche Dach des Schädels und liegen zwischen dem Frontale und dem Occiput.

Die beiden Tubera parietalia stellen die Ossifikationszentren dar. Das Parietale verdichtet sich als letzter und auch am stärksten von allen Schädelknochen.

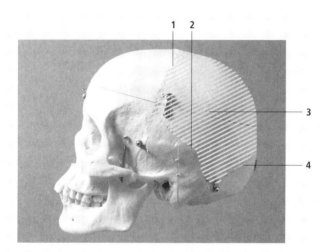

Schädel, von lateral
1 Sutura coronalis
2 Sutura squamosa
3 Parietale
4 Sutura lambdoidea

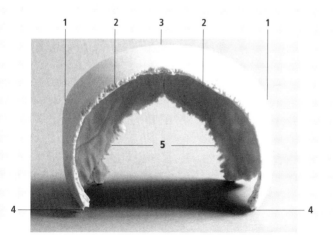

Parietalia, von ventral
1 Tuber parietale
2 Margo frontalis
3 Sutura sagittalis
4 Angulus sphenoidale
5 Margo occipitalis

VI. Schädelbasis und Schädeldach

a. Anatomie
- Tuber parietale
- Margo sagittalis
- Margo frontalis
- Margo occipitalis
- Margo squamosus
- Angulus sphenoidalis
- Angulus frontalis
- Angulus occipitalis
- Angulus mastoideus
- Linea temporalis superior und inferior
- Sulcus arteriosus für A. meningea media
- Sulcus sinus sigmoideus

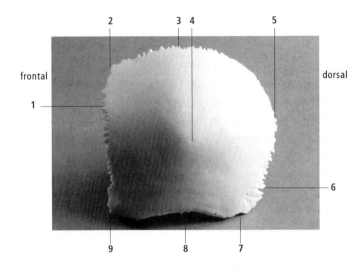

Parietalia, von lateral
1. Margo frontalis
2. Angulus frontalis
3. Margo sagittalis
4. Tuber parietale
5. Angulus occipitalis
6. Margo occipitalis
7. Angulus mastoideus
8. Margo squamosa
9. Angulus sphenoidalis

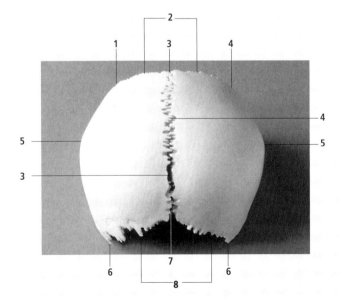

Beide Parietalia, von cranial
1. Anterior-lateraler Winkel
2. Margo frontalis
3. Bregma
4. Sutura sagittalis
5. Tuber parietale
6. Posterior-inferiorer Winkel
7. Lambda
8. Margo occipitalis

Die Fontanellen

An jedem Winkel des Scheitelbeines befindet sich eine Fontanelle, so dass am Schädel insgesamt sechs Fontanellen existieren:

Der anterior/superiore oder frontale Winkel bildet beim Säugling die große Fontanelle, auch **Bregma** (Fonticulus anterior) genannt. Sie schließt sich im zweiten Lebensjahr.

Der posterior-superiore oder occipitale Winkel bildet die Hinterhauptsfontanelle oder kleine Fontanelle, auch **Lambda** (Fonticulus posterior) genannt. Sie schließt sich zwischen dem 6.–12. Lebensmonat.

Der anterior/laterale Winkel am Parietale entspricht dem **Pterion**; dort treffen Sphenoid, Temporale und Frontale mit dem Parietale zusammen, was beim Säugling der sphenoidalen Fontanelle (Fonticulus anterior/lateralis) oder Keilbeinfontanelle entspricht. Sie schließen sich zwischen dem 3.–6. Lebensmonat.

Der posterior/inferiore Winkel am Parietale entspricht dem **Asterion**, dort treffen Occiput und Temporale auf das Parietale; dies entspricht der mastoidalen Fontanelle (Fonticulus posterior/lateralis). Sie schließen sich zwischen dem 6.–12. Lebensmonat.

Angrenzende Knochen und Suturen

Das Parietale steht mit sechs anderen Knochen in Verbindung
- Occiput (hinten) → S. lambdoidea
- Temporale (unten, hinten) → S. parietosquamosa
- Frontale (vorne) → S. coronalis
- Sphenoid (unten, vorne) → S. sphenoparietalis
- Parietale contralateral (oben, Mitte) → S. sagittalis

Bezugspunkte
- Bregma
- Lambda
- Asterion
- Pterion

Ansetzende Muskulatur

Temporalis mit seiner Faszie, deren Fasern bis in die S. coronalis einstrahlen.

b. Bewegungsphysiologie

Da es sich um paarige Schädelknochen handelt, sprechen wir von einer IR und AR. Diese findet um eine Achse statt, die lateral vom Bregma beginnt und dann nach posterior in Richtung der Tubera parietalia zur S. lambdoidea verläuft. Die Achse hat also keinen exakt sagittalen, sondern in a.-p. Richtung einen leicht schräg gerichteten Verlauf nach posterior/lateral.

Die AR findet synchron mit der Flexion in der SBS statt, dabei bewegt sich das Parietale im Bereich des Pterion und Asterion sowie der Margo squamosus nach lateral/anterior. Magoun beschreibt, dass sich der Angulus mastoideus mehr nach lateral, als nach anterior bewegt, was man bei der Palpation auch gut spüren kann. Die sagittalen Ränder des Parietale und damit die S. sagittalis senken sich leicht ab und öffnen sich mehr im posterioren Bereich. Bregma und Lambda senken sich.

Während der IR kehrt sich die Bewegung um.

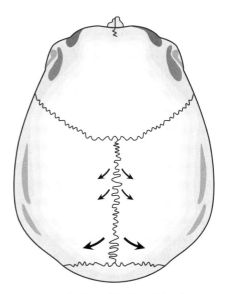

Bewegung der Parietalia während der Flexion

c. Pathophysiologie

Die beiden Parietalia sind besonders empfänglich für Traumen.

Die Arteria meningea media verläuft an der Innenseite des squamösen Teils des Parietale. Durch traumatische Läsionen des Parietale kann es zu Spannungen dieses Gefäßes kommen. Dies kann zu starken Kopfschmerzen führen. Bei älteren Menschen kann es aufgrund mangelnder Elastizität der Gefäße sogar zum Riss der Arterie und dadurch zu motorischen und sensorischen Ausfällen im ZNS kommen.

Fixationen der S. coronalis schränken wiederum die Beweglichkeit der SBS ein.

Läsionen des Parietale behindern den Abfluss des Sinus sagittalis superior und des Sinus sigmoideus erheblich und können Kopfschmerzen und Dysfunktionen des ZNS hervorrufen. Jede schwere Läsion des M. temporalis wird auch die Funktion des Parietale beeinträchtigen.

d. Läsionsmechanismen

Primäre Läsionen

Primäre Läsionen treten prä- oder perinatal aufgrund eines Wachstumsfehlers oder intrauteriner Kompression auf (ungünstige Lage bei Zwillingsschwangerschaft oder früher Eintritt des kindlichen Kopfes ins Becken). Sie gehen mit deutlicher Verformung der Knochen und früher Ossikation der Tubera (uni- oder bilateral) einher, die bei der Palpation eine sehr hohe Dichte aufweisen.

Sekundäre Läsionen

Die Parietalia sind membranösen Ursprungs und somit besonders anfällig für Störungen der Schädelbasis. Sie passen sich Läsionen der SBS, des Temporale und des Occiputs an. In diesen Fällen, z.B. Parietal Descent, müssen zuerst die primären Läsionen behandelt werden. Dadurch hebt sich häufig die sekundäre Läsion des Parietale auf.

Magoun beschreibt folgende Möglichkeiten der Anpassung:

Bei einer Torsion der SBS wird sich auch das Parietale auf der Seite des hochstehenden großen Flügels und des niedrigen Occiputs in relativer AR befinden, auf der anderen Seite in IR.

Im Falle einer SBR ist das Parietale auf der Läsionsseite (entspricht der konvexen Schädelhälfte) in relativer AR, kontralateral in IR. Die S. sagittalis wird in Richtung der konvexen Seite gezogen.

Postnatale traumatische Läsionen

Sie werden von Magoun folgendermaßen beschrieben:

▶ **Schlag oder Stoß auf das Parietale**
▶ **Traumen am Bregma**, mit Krafteinwirkung von cranial, werden die sphenoidalen Winkel nach lateral erweitern und die Occiputcondylen nach posterior in die Atlasgelenkfacetten komprimieren.
▶ **Bei Traumen entlang der S. sagittalis** wird das Parietale eine Kompression nach caudal/lateral auf die Squama des Temporale ausüben; dies führt zur AR des Temporale. Dies ist uni- oder bilateral möglich. Bei bilateraler Läsion wird die SBS in Flexion gebracht! Bei unilateralem Trauma wird eine Occiputcondyle anterior und die andere posterior stehen.
▶ **Traumen an der Lambda** führen zur uni- oder bilateralen Kompression zwischen Parietale und Occiput, die wiederum die Occiputcondylen auf die Atlasgelenkfacetten komprimieren. Bei bilateraler Läsion kommt es zur Kompression der SBS und dadurch zu beidseitiger AR-Läsion der Temporalia. Einseitig führt dies dazu, dass sich eine Occiputcondyle anterior und die andere posterior befindet. Entsprechend wird ein Temporale in IR, das andere in AR sein.
▶ **Indirekte Traumen**, wie ein Sturz auf die Füße oder auf das Gesäß, können ebenfalls zur Läsion des Parietale führen.

Jede Läsion der Parietalia wird zum Spannungsungleichgewicht der duralen Membranen führen und eine Abflussstörung des LCS (Sinus sagittalis superior!) zur Folge haben!

e. Untersuchung

Anamnese
- Schwindel
- Migräne
- Idiopathische Epilepsie
- Direkt am Parietale lokalisierte Kopfschmerzen
- Temporärer Gedächtnisverlust
- TIA
- Neurologische Dysorganisation, Teilleistungsstörungen

Observation
- Auffällige Vorwölbung oder Einbuchtung am Knochen, besonders im Bereich der Tubera parietalia.
- Einsinken/Hervortreten der S. sagittalis
- Pathologische Stellung zwischen rechtem und linkem Parietale

Palpation der Beweglichkeit

Diese erfolgt mit bds breiter Handanlage auf jeweils einem Parietale. Die Daumenspitzen zeigen zur S. coronalis, die Fingerspitzen der übrigen Finger nach caudal, so dass die S. parietosquamosa mit untersucht werden kann. Man evaluiert Stellung und Dichte der Parietalia sowie die Amplitude und die Frequenz des CSR.

Zur Beurteilung der AR werden mit dem Schädeldachgriff die sphenoidalen und mastoidalen Winkel leicht nach lateral/anterior gebracht. Dies sollte in Übereinstimmung mit der Flexionsphase der SBS stattfinden.

Zur Untersuchung der IR werden die Parameter umgekehrt.

Das Ausmaß der AR und IR wird zuerst unilateral, dann bilateral untersucht und das Ergebnis miteinander verglichen.

Bei Babys sollten immer die Fontanellen auf vorzeitigen oder verspäteten Verschluss untersucht werden. Ein palpierbares Hervortreten oder Einsinken der Dura unter den noch offenen Fontanellen ist immer pathologisch und sollte sofort weiter abgeklärt werden.

Mit den Fingerspitzen werden folgende Suturen in Bezug auf Stellung, Beweglichkeit und Dichte sowie Schmerz untersucht:
- Sutura coronalis
- Sutura parietosquamosa
- Sutura lambdoidea

Vor einer Korrektur des Parietale müssen SBS, beide Temporalia und Occiput untersucht und, im Falle einer Läsion, behandelt werden. Erst nach Korrektur dieser Strukturen und weiterem Bestehen der Läsion am Parietale wird diese behandelt.

f. Behandlung
Indirekte Korrektur bei AR-Läsion

Mit einem der bekannten Handgriffe werden während der Flexion der SBS die anterioren (sphenoidalen) Winkel und posterioren (mastoidalen) Winkel mit in AR gebracht und während der nachfolgenden Extension in Flexionsstellung gehalten. Die Übertreibung der Läsion erfolgt so lange, bis es zur Bewegungsverlangsamung und schließlich zum Stillpoint kommt. Setzt dann die Bewegung wieder ein, wird es zu einer vergrößerten Innenrotation kommen.

Magoun gibt an, dass die forcierte Einatmung als Korrekturhilfe benutzt werden kann.

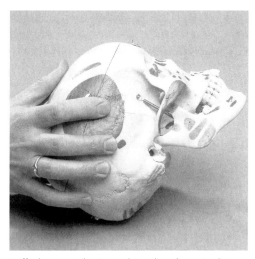

Griffanlage zur Palpation und Korrektur des Parietale

VI. Schädelbasis und Schädeldach

Indirekte Korrektur bei IR-Läsion
Die Handhaltung ist dieselbe wie bei der AR-Läsion. Die Parameter werden umgedreht.

Parietal Lift – direkte Technik
Der Therapeut berührt die beiden Parietalia mit den Fingern II – V entlang der S. parietosquamosa. Die kleinen Finger sind in Kontakt mit dem Asterion, die Zeigefinger mit dem Pterion. Die Daumen werden über der S. sagittalis gekreuzt auf dem jeweils contralateralen Parietale plaziert. Um eine Befreiung des Parietale von Temporale und Sphenoid zu erreichen, übt man mit den Fingerspitzen auf beide Parietalia einen leichten Druck mit medialer Komponente aus. Nimmt man die Befreiung der Suturen unter den Fingern wahr, werden beide Parietalia nach superior gezogen. Die Daumen üben einen leichten lateralen Druck aus, um eine Kompression der S. sagittalis zu verhindern. Diese Technik dient auch der Befreiung des Sinus sagittalis.

V-Spread der Sutura coronalis
AGST: Patient sitzt, Therapeut steht seitlich zum Patienten.
Der Zeigefinger einer Hand wird von oral auf die S. cruciata gelegt. Zwei Finger der anderen Hand legt man mit ca. 2 cm Abstand auf das Bregma. Die orale Hand dirigiert die Flüssigkeiten zur cranialen Hand. Man behält die Position der Hände so lange, bis ein spürbarer Release (Stillpoint oder therapeutischer Puls) wahrgenommen wird.
Dauer: ca. zwei bis fünf Minuten.

2. AK und Parietale

Der Parietal Descent wird von Walther als häufiger „Begleitfehler" des Temporal Bulge beschrieben. Korrigiert man den Temporal Bulge, so verschwindet häufig eine vorher bestehende Läsion des Parietale. In diesem Fall handelt es sich um eine sekundäre Läsion. Magoun beschrieb diese Fehlstellung des Parietale als Anpassungsfehler auf eine SBR.

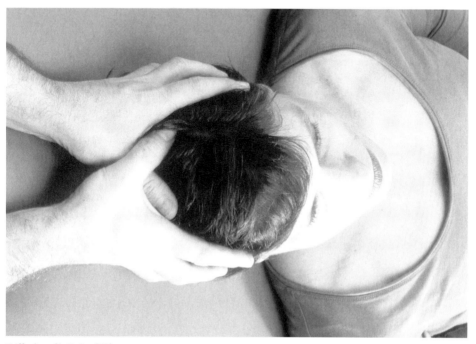

Griffanlage für Parietal Lift

Auf der konvexen Seite der SBR befindet sich das Temporale in AR (Magoun), was dem Temporal Bulge (Walther) und contralateral das Parietale in IR (Magoun), was einem Parietal Descent (Walther) entspricht.
Dies wurde bereits unter „Temporale und AK" ausführlich diskutiert.
Für einen in der osteopathischen Palpation unerfahrenen Therapeuten besteht sicherlich die Schwierigkeit, die Primärläsion zu finden und zu entscheiden, wo die Behandlung beginnen soll. Die Auswege heißen Atemscreening und CH/TL.

Atemscreening
Wird bei halber Einatmung ein starker Indikatormuskel schwach, bzw. bei halber Ausatmung ein schwacher Muskel stark und alle anderen Atemphasen testen negativ, dann handelt es sich um eine isolierte Läsion des Parietale, die in aller Regel auf ein Trauma zurückzuführen ist.

Challenge/Therapielokalisation
Ist beim cranialen Screening ausschließlich der CH am Parietale sowie die TL zu den entsprechenden Suturen positiv, so gibt es keine anderen Primärläsionen, an die sich das Parietale angepasst hat und es genügt, das Parietale sowie seine Suturen mit den oben beschriebenen Techniken zu behandeln.
Findet man jedoch auch andere positive CH an SBS, Occiput oder Temporale, sollten diese Strukturen vorrangig behandelt werden.
Für den erfahrenen Osteopathen ist es kein Problem, die Primärläsion herauszufinden. Der unerfahrene Therapeut muss sich auf den AK-Test verlassen und entsprechend behandeln. Danach wird über CH/TL überprüft, ob noch eine Läsion am Parietale besteht! Falls ja, muss diese anschließend behandelt werden.

Testet bei GHT, multipler Schwäche mit CH/TL oder Atemscreening ein Parietal Descent, ist der Fehler sicher nicht primär, sondern eine Anpassung!
In diesem Fall müssen das gesamte Atemscreening und die unterschiedlichen Challengemöglichkeiten an SBS, Occiput und Temporale getestet werden.

3. Bedeutung des Temporalis bei Läsionen des Parietale

Da, wie bereits beschrieben, die Fasern der Temporalisfaszie in die S. coronalis einstrahlen und große Teile des Muskels das Parietale bedecken, wird sich jede Dysfunktion dieses Muskels auf die Stellung des Parietale auswirken. In diesem Fall muss der Temporalis vorrangig behandelt werden. Meist hebt sich durch die Behandlung des Temporalis die Läsion des Parietale auf.

4. Stellung des Parietale bei Neurologischer Dysorganisation von Kindern

Hierzu ist ein kleiner Exkurs in die Anatomie des Gehirns notwendig, besonders was das Versorgungsgebiet der A. cerebri media betrifft.
Sie ist der stärkste Endast der A. carotis interna, verläuft an der Innenseite des Parietale und versorgt hauptsächlich die laterale Fläche des Großhirns. Beim Rechtshänder liegt das motorische Sprach- und Lesezentrum genau im Versorgungsgebiet der linken A. cerebri media. Bei Linkshänder vice versa!

Aus der Neurologie ist bekannt, dass es bei Verletzungen dieser Arterie zum Ausfall des Sprach- und Hörzentrums und des gesamten sensomotorischen Rindenfeldes kommt.

Außerdem hat die A. cerebri media zahlreiche basale und zentrale Äste, die zum Thalamus,

Nucleus caudatus und den anderen Basalganglien ziehen, die u.a. für Tonus und Koordination der Muskulatur verantwortlich sind. Dort enden die Projektionsfasern, die die Eindrücke aus der Peripherie via Rückenmark zum Gehirn senden und vice versa. Die absteigenden Bahnen enden wiederum an den motorischen Vorderhornzellen. Sie leiten nervöse Impulse für die Willkürmotorik und dämpfen das Reflexgeschehen.

► So erklärt sich die Tatsache, dass bei (fast) allen Kindern mit Teilleistungsstörungen auch Störungen in der Grob- und Feinmotorik (einschließlich Stifthaltung und Schriftbild), gesteigertes Reflexverhalten, Hypo- oder Hyperaktivität, Körper- und Raumwahrnehmungsstörungen und vieles mehr zusätzlich bestehen.
► Deshalb verbessern sich schulische Leistungen nach cranialen Behandlungen, insbesondere der Ss. sagittalis, lambdoidea und occipitomastoidea, oft dramatisch.
► Bei Rechtshändern mit Teilleistungsstörungen finden wir deshalb craniale Befunde häufig linksseitig, bei Linkshändern rechtsseitig.

Fall 278:
H. T., m, 9 J; A: seit Schulbeginn vor drei Jahren Lese-Rechtschreibschwäche; Note 4–5 in Deutsch. Rechtshänder!
Patient ist ein „Bewegungsmuffel". Alle grobmotorischen Fähigkeiten wie freies Gehen, Dreirad- und Radfahren etc. wurden sehr spät erlernt.
Geburt: lange Austreibungsphase, Saugglocke! Mutter berichtet, dass der Schädel des Kindes im Bereich des linken Parietale und Occiput lange sichtbar verformt war. Damals keine Behandlung!
U: Tuber parietale li und S. sagittalis stark hervortretend, Kompression der Ss. lambdoidea und occipitomastoidea li, C0/C1 li posterior, VL li im Stand und RL +, Hyperlordose, funktionelle Beinlängenverkürzung li in RL.
n: Rectus, Piriformis bds
w: Nackenflexoren als Gruppe, Scaleni und SCM li, gerade und schräge Bauchmuskulatur.
Positive TL: S. sagittalis, S. lambdoidea li, Proc. mastoideus li, Gelenkfacette C0/C1 li
NC: halbe Expiration, tiefe Inspiration
W: TL SIG bds, dyn. CH re Ilium/li Ischium (Cat I Fehler), Anheben des Parietale li, Dekompression der Suturen mit positiver TL.
∅: alle anderen Atemphasen, TL SIG re/li einzeln getestet.
Zwischenkommentar: Obwohl die tiefe Inspiration NC testete, wurde aufgrund des bekannten Geburtstraumas und des Palpationsbefundes mit der Behandlung des Parietale begonnen und nicht, wie sonst üblich, mit der Korrektur der SBS!
Nach Befreiung aller o.g. Suturen und C0/C1 li bei gleichzeitiger Blocklagerung für den Cat I-Fehler sind alle Nackenmuskeln sowie die Bauchmuskulatur stark.
Die zweite Behandlung erfolgte drei Wochen später. Die Mutter berichtet, dass auch der Lehrerin die verbesserten Leistungen beim Lesen und Schreiben aufgefallen sind und ihr Sohn „freiwillig" zu einem Buch greift, was er sonst nie tat!
U: ∅ VL im Stand und RL
n: Rectus, Piriformis bds, Nackenflexoren, SCM bds, Scaleni re
w: Scaleni li → NC: halbe Expiration und Anheben des Parietale li
∅: halbe Inspiration
W: Cross Crawl (aktive Durchführung von Überkreuzbewegung der Arme und Beine) → NC: TL Ss. lambdoidea li u. parietosquamosa li, ∅: TL SOM
Nach Behandlung der beiden positiv getesteten Suturen → ∅: Cross Crawl!
Das Kind wurde in zehn Wochen insgesamt fünfmal osteopathisch behandelt. Nach der 4. Behandlung keine Muskelschwächen mehr, nur noch TL und CH am Parietale positiv. Bei der letzten Behandlung kein CH, keine TL und keine Muskelschwächen mehr!
Während des gesamten Behandlungszeitraumes hat sich die Note in Deutsch auf 2 ver-

bessert! Außerdem findet der Patient nun Spaß an Bewegung und hat sich im Fußballverein angemeldet.

Diskussion: Dies ist sicher einer der wenigen Fälle mit Teilleistungsstörung, die ausschließlich mit Osteopathie behandelt wurden. In der Regel ist eine interdisziplinäre Behandlung (KFO, NMT, OM-Substitution, usw.) notwendig. Siehe dazu auch das „Lehrbuch AK".
Hier bestand ein – mit dem Parietal Descent häufig assoziierter – Cat I-Beckenfehler, der nur eine Anpassung über die Dura auf das Becken darstellt. Die Behandlung sollte deshalb möglichst in einer Sitzung mit den cranialen Korrekturen erfolgen.

5. Bedeutung von Sutura sagittalis und Parietale bei lymphatischen Belastungen

Zeigt sich eine positive TL an der S. sagittalis und palpatorisch eine hohe Dichte ohne Hervortreten oder tiefem Einsinken der Sutur, sollte man aufgrund des dort verlaufenden Sinus sagittalis an eine lymphatische Stauungsproblematik denken; ebenso bei CH des Parietale, besonders im posterioren Bereich (Verlauf des Sinus sigmoideus!), oder entsprechend positivem Atemscreening.
Differentialdiagnostisch hat sich folgendes Vorgehen bewährt:
Wird die positive TL an den Ss. sagittalis oder lambdoidea, der CH am Parietale oder ein positives Atemscreening für den Parietal Descent aufgehoben durch z.B

- Lymphmittel (Lymphdiaral®, Lymphomyosot®, usw.)
- Nosoden für: Kieferostitis, Pulpitis, Wurzelgranulom, Silberamalgam, Tonsillen usw.,

so kann die osteopathische Behandlung nur eine Begleittherapie sein. Es muss mit AK-Testung die Ursache gefunden und die entsprechende Behandlung eingeleitet werden.

Abschließende Bemerkung: Die manuelle Behandlung des Parietale in der AK unterscheidet sich nicht wesentlich von der klassisch osteopathischen, wenn man davon absieht, dass der klassische Osteopath immer im craniosacralen Rhythmus arbeitet und der AK-Therapeut mehr mechanisch.
Der Vorteil der AK ist, dass überprüft werden kann, ob der Läsion eine chemische Ursache zugrunde liegt (lymphatische Stauung!) und die Möglichkeit der Nachtestung direkt nach der Behandlung besteht:

- Wie viele Befunde hebt die Korrektur auf?
- Wie lange halten die durchgeführten Korrekturen?
- Handelt es sich um eine primäre oder sekundäre Läsion?

F. Frontale

1. Klassische Osteopathie

Das Frontale ist ein unpaarer Schädelknochen, der allerdings in der osteopathischen Betrachtungsweise als paariger Knochen angesehen wird. Die S. metopica teilt das Frontale in zwei Hälften und ist die einzige Sutur des Schädeldaches, die zu 90% im 6. Lebensjahr verknöchert. In den anderen 10% der Fälle kann sie das ganze Leben weiterhin existieren. Unabhängig davon, findet zwischen den beiden Hälften des Frontale eine Bewegung im osteopathischen Sinne statt.
Der kleine nasale Anteil bedeckt die anteriore Fossa nasalis. Lateral davon bilden die beiden orbitalen Anteile des Frontale das Dach der Orbita. Oberhalb befindet sich die Squama, die den vorderen Anteil des Großhirns bedeckt.

a. Anatomie
- Squama frontalis, geteilt durch die S. frontalis metopica
- Sutura frontalis metopica, verläuft vom Nasion zum Bregma
- Glabella, äußerer Bezugspunkt für die Crista galli
- Tuber frontalis, Ossifikationszentrum
- Incisura ethmoidalis, von der Lamina cribrosa, den Halbzellen und der Lamina perpendicularis des Ethmoids ausgefüllt
- Innenrelief, gezeichnet vom Sinus sagittalis superior.
- Crista frontalis, endet am Foramen caecum, dient der Falx cerebri im anterioren Schädelbereich als Ansatzpunkt.
- Processus zygomaticus, Verbindung zum Zygoma
- Spina nasalis, liegt distal der S. metopica.
- Nasion
- Der Sinus frontalis entwickelt sich erst zwischen dem 6.–10. Lebensjahr; verantwortlich dafür ist der Wachstumsschub des Ethmoids, dabei strahlen Ethmoidalzellen in den Sinus ein und sorgen für ein weiteres Größenwachstum.
- Margo supraorbitalis, Begrenzung des oberen Orbitarandes
- Facies temporalis, Ursprungsgebiet des Temporalis
- Arcus supraciliaris (Augenbrauenbogen)

Angrenzende Knochen und Suturen

Das Frontale steht mit 12 anderen Knochen in Verbindung:
- Sphenoid (hinten) → Sutura sphenofrontalis
- Parietale (hinten) → Sutura coronalis
- Maxilla (unten, Mitte) → Sutura frontomaxillaris
- Lacrimale (unten, Mitte) → Sutura frontolacrimale
- Nasale (unten, vorne) → Sutura frontonasalis
- Zygomaticum (unten, außen) → Sutura frontozygomatica
- Ethmoid (unten) → Sutura frontoethmoidale

Bezugspunkte
- Pterion
- Bregma
- Nasion
- Glabella

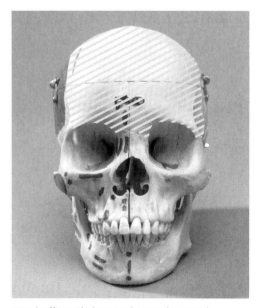

Die schraffierte Fläche zeigt die Lage des Frontale.

VI. Schädelbasis und Schädeldach

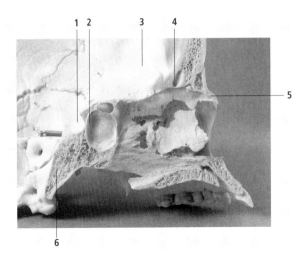

Sinus frontalis, Sagittalschnitt
1 Fossa hypophysalis
2 Sinus sphenoidalis
3 Frontale
4 Sinus frontalis
5 Nasale
6 Pars basilaris ossis occipitalis

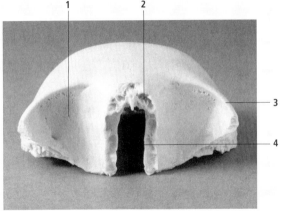

Frontale, von caudal
1 Pars orbitalis, Orbitadach
2 Margo nasalis
3 Margo supraorbitalis
4 Insicura ethmoidalis

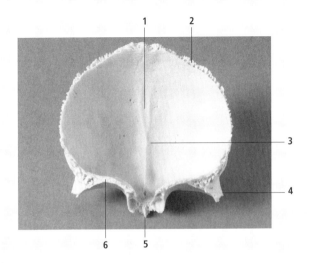

Frontale, von dorsal
1 Relief Sinus sagittalis
2 Sutura coronalis
3 Crista frontalis
4 Processus zygomaticus
5 Spina nasalis
6 Margo sphenoidalis

VI. Schädelbasis und Schädeldach

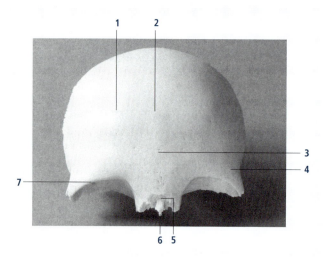

Frontale, von ventral

1. Tuber frontalis
2. Sutura metopica, nicht mehr vorhanden
3. Glabella
4. Facies temporalis
5. Nasion
6. Spina nasalis
7. Margo supraorbitalis

Ansetzende Muskulatur

- Temporalis, setzt mit seiner Faszie auch an der Außenseite des Stirnbeines an, diese strahlt in die S. coronalis ein
- M. obliquus superior mittels einer Bindegewebsschlinge am Orbitarand

Foramina

- **For. supraorbitale** – Durchtrittstelle für N. supraorbitalis (Ast des 5. Hirnnerven)
- **For. frontale** – Durchtrittstelle für den R. medialis des N. supraorbitalis
- **For. caecum** – Eintrittspforte für die V. emissaria

b. Bewegungsphysiologie

Da das Frontale als paariger Schädelknochen angesehen wird, sprechen wir von einer AR während der cranialen Flexion und einer IR während der cranialen Extension.
Die Bewegungsachse verläuft an beiden Frontalehälften annähernd parallel von der Mitte der Orbita nach cranial zu den Tuber frontalis bds.
Die Bewegungen des Frontale sind überwiegend abhängig von der Beweglichkeit des Sphenoids und der Spannung der Falx cerebri.

Während der cranialen Flexion weicht die S. metopica zurück, die Stirn flacht sich ab.
Die Bewegungen im Einzelnen während der cranialen Flexion:

- die Glabella weicht zurück und bewegt sich, gezogen durch die Falx, nach superior.
- die Außenpfeiler des Frontale gehen nach vorne-außen-unten.
- die S. metopica wird eingedrückt und steigt mit der Glabella auf.
- das Bregma sinkt ein.
- die Incisura ethmoidalis weitet sich in ihrem posterioren Abschnitt und senkt sich ab.

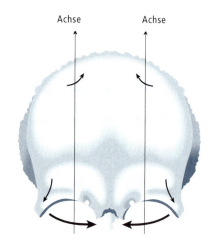

Bewegung des Frontale während der Flexion.

Die Bewegungen während der cranialen Extension verhalten sich genau umgekehrt:
Die S. metopica wölbt sich vor, die Stirn erscheint hoch, steht insgesamt hervor und verleiht dem Gesicht ein schmales Aussehen.

c. Pathophysiologie

Bei vermehrter Spannung der Falx kommt es zur AR-Läsion des Frontale, da sich die Falx während der cranialen Flexion spannt.
Dies führt zur sichtbaren Falte über der Nasenwurzel, zu **chronischer Rhinitis** und oft auch zu **Beschwerden im gastro-intestinalen Bereich** (über die Duraspannung kommt es zur Irritation des N. vagus). Auffällig bei Kindern ist hierbei der starre Blick. Diese Problematik ist nach Geburtstraumen oft verbunden mit einer Occiputkompression, die über die vermehrte Spannung der Falx zur Läsion des Frontale führt.
Weiterhin kann es durch die anatomische Nähe zum Ethmoid zu Problemen mit dem **Geruchssinn** kommen.
Bei **rezidivierenden C0/C1-Problemen**, die trotz guter manueller Therapie immer wiederkehren, sollte die Verbindung Frontale/Ethmoid untersucht werden (Verbindung Frontale – Occiput durch die Falx cerebri!).
Kopfschmerzen, besonders an der Stirn und hinter dem Auge, sind häufig vergesellschaftet mit Frontaleläsionen.
Äste des **N. ophtalmicus** (V1) versorgen sensibel die Dura der Stirngegend sowie die Haut und Bindehaut des Augenlides. Bei einer Läsion des Frontale kommt es zum Impingement dieses rein sensiblen Trigeminusastes und zu starken Kopfschmerzen in seinem Versorgungsgebiet.
Nachdem der **Temporalis** breitflächig auch am Frontale ansetzt und seine Faszie in die S. coronalis einstrahlt, kann eine CMD ursächlich für eine Frontaleläsion sein.
Durch die **Verbindung Nasale/Frontale** kann eine Läsion des Frontale zu einer Behinderung der Nasenatmung führen. Bei Säuglingen und Kleinkindern führt die dann notwendige Mundatmung zur Entwicklungsstörung des orofacialen Bereiches, besonders (durch fehlenden Mundschluss und fehlenden Druck der Zunge) des Gaumens. Diese Fehlentwicklung kann ihrerseits wieder zu späteren Problemen im craniomandibulären Bereich führen.

d. Läsionsmechanismen
Primäre Läsionen

Primäre Läsionsmuster sind perinatale oder traumatische Läsionen.
Perinatale Läsionen führen zur Entwicklungsstörung beider Teile des Frontale mit deutlich sichtbarer Asymmetrie der rechten und linken Hälfte der Squama. Im Falle einer Extensionsläsion kommt es zum deutlichen Hervortreten der S. metopica. Intrauterine Ossifikationsstörungen im Bereich der Tuber frontale führen zum starken Hervortreten und zu einer sehr hohen Dichte in diesem Bereich.
Postnatale traumatische Läsionen durch Sturz und Schlag auf das Frontale führen zu unphysiologischen Läsionen und sollten möglichst früh behandelt werden.

Sekundäre Läsionen

Diese treten in aller Regel auf Grund folgender Dysfunktionen auf:
Befindet sich das Sphenoid in einer Flexionsläsion, so wird es über die S. frontosphenoidale die Außenpfeiler des Frontale nach anterior bringen, was zu einer AR-Läsion des Frontale führt.
Vermehrte Spannung der Falx im anterioren Bereich (Crista galli) führt zur Flexionsläsion des Frontale.
Vermehrte Spannung im anterioren Bereich des Temporalis führt zur Kompression der S. frontosphenoidale. In diesem Falle muss zuerst der Temporalis und dann erst die Sutur bzw. das Frontale behandelt werden.

e. Untersuchung
Anamnestische Hinweise

► Kopfschmerzen hinter den Augen oder an der Stirn
► Probleme mit der Nasenatmung
► Rhinitis

- Irritation des Geruchsinnes
- Psychische Veränderungen, Streß
- Störungen des Verdauungssystems
- Alle Arten von Traumen auf das Frontale
- Rezidivierende C0/C1-Probleme

Observation
- Form und Konturen der Squama des Frontale, fliehende Stirn (AR), hohe Stirn (IR)
- S. metopica, hervorstehend (IR) oder eingedrückt (AR)
- Ausprägung der Tuber frontale
- Position der lateralen Winkel (Proc. zygomaticus), anterior (AR) oder posterior (IR)
- Faltenbildung über der Nasenwurzel
- Starrer Blick
- Lymphatische Stauung im Bereich der Augen (Stauung des Sinus sagittalis superior)

Palpation
Man testet während der Flexions-/Extensionsphase die Beweglichkeit der lateralen Winkel.
Dazu werden beide Daumen in der Nähe des Bregmas plaziert, die Zeigefinger liegen rechts und links der S. metopica dem squamösen Teil des Frontale auf, die Ringfinger im lateralen Bereich des Stirnbeins an den Procc. zygomaticae.
Während der Flexion begleiten die Finger die laterale Bewegung der äußeren Pfeiler des Frontale, bei der Extension entsprechend entgegengesetzt.

Die Ss. metopica, coronalis und frontosphenoidalis werden auf Dichte und Druckempfindlichkeit palpiert.

f. Behandlung
Frontal Lift – direkte Technik
Mit dieser Technik wird das Frontale direkt nach anterior/cranial gezogen und von seinen suturalen Verbindungen befreit. Es ist wichtig, nicht zu viel Kraft bei dieser Technik anzuwenden und abzuwarten, bis sich ein spürbarer Release unter den Fingern einstellt.
Griffanlage und Durchführung: Die Ringfinger jeder Hand liegen beidseits über dem Margo supraorbitalis des Frontale, während die Daumenballen – ohne Druck – anterior der S. coronalis ruhen. Zeige- und Ringfinger berühren das Stirnbein. Mit den Ringfingern wird an den lateralen Rändern des Frontale ein leichter Druck nach medial ausgeübt, um das Frontale vom Sphenoid zu befreien.
Die Korrektur erfolgt im Wesentlichen nach anterior. Zusätzliche während der Behandlung vom Frontale ausgehende Bewegungsparameter wie Seitbewegung, Rotation oder Torsion sollten zugelassen werden, um dadurch eine optimale Entspannung der duralen Membranen, insbesondere der Falx cerebri, zu ermöglichen.
Wenn es sich um starke ossäre oder suturale Läsionen handelt, sollte vor dieser Technik eine V-Spread-Technik angewandt werden.

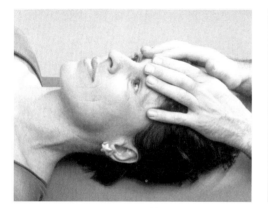 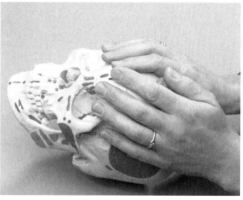

Griffanlage zur Untersuchung und Behandlung des Frontale.

V-Spread-Technik – „Flüssigkeitstechnik"

Diese Technik eignet sich besonders, wenn es durch vermehrte Spannung der Falx cerebri zu Läsionen des Frontale gekommen ist. Zusätzlich wird durch diese Technik der vordere Anteil des Sinus sagittalis superior befreit, was den venösen Abfluss im anterioren Schädelbereich verbessert.

Griffanlage und Durchführung

AGST: Patient sitzt, Therapeut steht dahinter. Zwei Finger einer Hand werden im Abstand von ca. 1 cm rechts und links der S. metopica flach aufgelegt. Die Fingerspitzen berühren dabei das Nasale, die Grundgelenke zeigen in Richtung S. coronalis. Ein oder zwei Finger der anderen Hand liegen auf der Prot. occipitalis externa. Die Energie für die Fluktuation der Flüssigkeiten wird von den Fingern der posterioren Hand zur anterioren Hand gerichtet. Nach ca. zwei bis vier Minuten wird der Therapeut einen therapeutischen Puls unter den Fingern seiner anterioren Hand spüren, ebenso das Entwringen und Befreien der Falx cerebri. Man sollte allen Richtungen folgen, die während der Korrektur entstehen, und die Bewegungen keinesfalls blockieren. Wenn sich das Frontale frei bewegt, ist die Korrektur beendet.

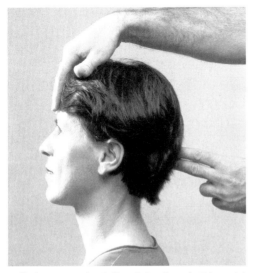

Griffanlage V-Spread-Technik zur Behandlung der Falx cerebri

2. AK und Frontale

Walther beschreibt in „Synopsis" als mögliche Läsionen des Frontale den Internal und External Frontal sowie den Glabella fault. Von Chris Smith wurde der Frontal Compression beschrieben (s. Kap. II.F).
Die Behandlung der Frontal Compression mit dem Frontal Lift entspricht exakt der Technik der klassischen Osteopathie bei einer Läsion des Frontale.

a. Untersuchung und Behandlung mit AK

Posttraumatisch

Für die Diagnostik nach Traumen am Frontale oder seinen suturalen Verbindungen eignet sich die TL oder – besser – der CH.
Häufige Läsionen sind an den Verbindungen Frontale/Zygomaticus (Schlag oder Anstoßen des Kopfes an dieser Stelle) und Frontale/Parietale (Anstoßen des Kopfes beim Hochkommen aus der Hocke an einem harten Gegenstand, wie z.B. einem Balken). Detailliertes Vorgehen bei Läsionen von Suturen s. Kap. IX.

Muskulär

Eine vermehrte Spannung des Temporalis führt zur Läsion des Frontale und der S. sphenofrontalis. In diesem Falle ist die TL zu dieser Sutur positiv.
Differentialdiagnostisch kann bei positiver TL zur S. sphenofrontalis folgendermaßen vorgegangen werden:
→ Mundöffnung hebt positive TL an der Sutur auf → Ursache liegt im Temporalis selbst (im Sinne einer DTL) → Temporalis behandeln.
→ TL wird nicht aufgehoben → Ursache liegt in der Sutur → Sutur behandeln

Nach der Behandlung kann der Erfolg der Korrektur folgendermaßen überprüft werden: sind CH und TL nach mehrmaligem festen Zubeißen erneut positiv, so muss auf CMD überprüft werden!

Psychisch

Das Frontalhirn entspricht dem Sitz der Persönlichkeit. Dadurch erklärt sich der Zusammenhang zwischen psychischen Veränderungen und Stress mit Läsionen des Frontale.
In der AK kennen wir die Zusammenhänge zwischen Magen(meridian), Stress und den zugehörigen neurovaskulären Punkten (ENV = Emotionale Neurovaskuläre Punkte).
Wir haben die Erfahrung gemacht, dass die alleinige Behandlung der ENV-Punkte eine Läsion des Frontale beheben kann.

Fall 279:

M.H., m, 8 J; A: seit Geburt der kleinen Schwester vor sieben Monaten rezidivierende frontale Kopfschmerzen. Die bisherige durchgeführte homöopathische Behandlung brachte nur leichte Linderung.
Positive TL: alle suturalen Verbindungen des Frontale, aber auch ENV bds.
W: CH Kompression des Frontale
Nach Behandlung der ENV keine positive TL und auch kein positiver CH mehr!
Die Mutter führte die Behandlung noch zweimal zu Hause durch. Der Kopfschmerz ist seitdem nicht mehr wieder aufgetaucht.
Beobachtungszeitraum: sechs Monate

b. Internal / External Frontal Fault

Diese Fehler beziehen sich auf die – beim Erwachsenen nicht mehr vorhandene – S. metopica. Walther schreibt, dass sich dabei auch andere Schädelknochen in Läsion befinden. Dies ist zweifellos richtig, weshalb Internal und External Frontal sicher keine reinen Frontaleläsionen sind, sondern mit diesen

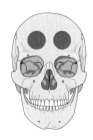

Lage der ENV am Frontale

Techniken wesentlich mehr Schädelknochen korrigiert werden.
Die Griffanlage erfolgt über das Palatinum und die Procc. pterygoidei, wodurch man einen Einfluss auf die SBS und damit das gesamte Cranium hat. Da mit dieser Technik vor allem retrobulbäre Kopfschmerzen sehr gut behandelt werden können, scheint der Einfluss am größten auf die Knochen zu sein, welche die Orbita bilden (Frontale, Lacrimale, Sphenoid, Zygoma, Maxilla, Ethmoid, Palatinum).
Rezidivierende Internal/External Frontal Faults sollten aufgrund des anatomischen Zusammenhanges (Procc. pterygoidei – Ursprung Mm. pterygoidei) auf eine CMD abgeklärt werden.

Obwohl aus osteopathischer Sichtweise ein Erklärungsmodell für diese AK-Technik fehlt, ist der Erfolg dieser Technik so wunderbar, dass sich auch klassische Osteopathen damit auseinandersetzen müssen. Dies zeigt, wie wichtig eine Diskussion und Annäherung beider Richtungen ist.

Aus der praktischen Erfahrung können wir sagen, dass bei Bestehen eines Internal / External Frontal, bei der klassisch osteopathischen Untersuchung, immer mehrere Knochen, die die Orbita bilden, blockiert sind.
Natürlich kann man diese nun einzeln in mühevoller und zeitaufwendiger Behandlung mit osteopathischen Techniken korrigieren.

Ist die Korrektur jedoch auch mit der schnelleren und wesentlich einfacheren AK-Technik möglich, dann sollte jeder Osteopath diese Technik den anderen vorziehen.

Sie ist leicht zu erlernen und der spontane Erfolg für den Patienten verblüffend.
Der Internal Frontal kommt wesentlich häufiger als der External Frontal vor. Oft genügt dabei als Korrektur schon der Druck auf den ipsilateralen harten Gaumen der Schmerzseite. Ist bei chronisch rezidivierenden Internal/External Frontal Faults die Ursache nicht

behandelbar (wie im nachfolgenden Fallbeispiel), wird dem Patienten die Technik zur Selbstdurchführung gezeigt.

Fall 280
F. G, m, 32 J; A: posttraumatisch bestehende obere und untere Plexusparese am li Arm seit 13 Jahren, massive Vernarbung der Dura am CTÜ (Kernspinbefund), Horner-Syndrom li, massive Schmerzzustände des li Armes und migräneartige Kopfschmerzen li, die über Stunden anhalten, besonders bei Wetterwechsel.
Der Patient befindet sich seit dem Unfall in osteopathischer/physiotherapeutischer Behandlung. Ein großes Problem stellen die migräneartigen Kopfschmerzen dar, die immer wieder auftreten und immer vergesellschaftet sind mit einer deutlichen Verschlechterung des Horner-Syndroms.
U: Folgendes Beschwerdebild ist in diesen Situationen regelmäßig feststellbar:
Positive Schmerzpalpation am li Bulbus, aufhebbar durch leichten Druck nach cranial am Palatinum li.
Nach ca. zwei- bis dreiminütiger Behandlung verschwindet der Kopfschmerz völlig.
Mittlerweile kann der Patient die Untersuchung und die Behandlung (Druck mit dem Daumen am Palatinum) selbst durchführen und so seine massiven Kopfschmerzen erfolgreich behandeln.
Dieser Patient wurde früher mit osteopathischen Techniken an allen umliegenden Knochen der Orbita behandelt.
Ergebnis: Der Erfolg war damals geringer und die Behandlung dauerte wesentlich länger!

Bei Babys und Kleinkindern mit einer Läsion der S. metopica und der damit verbundenen Verformung der Stirn reicht diese Technik nicht aus. In solchen Fällen muss eine direkte Arbeit an der Sutur, der Falx und der SBS erfolgen. Die Behandlung muss regelmäßig und solange durchgeführt werden, bis sich die sichtbaren Deformierungen wesentlich verbessert haben.

c. Glabella Fault
Diesem von Walther beschriebenen Fehler liegt unserer Meinung nach primär eine vermehrte Spannung der Falx cerebri zu Grunde, die Auswirkung auf das Frontale hat. Die Griffanlage bei der Behandlung erfolgt an der Glabella, am Occiput und an den HWK 1–3, die (mit Ausnahme des Atlas) zentrale Insertionsstellen der Dura darstellen.
Walther beschreibt, dass während der Behandlung eines Glabella Fault die frontale und occipitale Hand – mit leichtem Druck – aufeinander zu bewegt werden. In der zweiten Phase wird der Druck an der Glabella aufrechterhalten und gleichzeitig wird an HWK 1–3 eine Traktion nach caudal ausgeübt.
Was passiert dabei aus osteopathischer Sicht? Der erste Schritt, das Zusammendrücken von Glabella und Occiput, führt zur Entwringung der vertikalen Membranen im Schädel, nämlich der Falx cerebri. Walther beschreibt, dass mit CH die genaue Richtung des Druckes ermittelt werden kann.

Aus klassischer osteopathischer Sicht können wir bestätigen, dass die Richtung des positiven CH der Richtung entspricht, die man im Falle einer Läsion bei der osteopathischen Untersuchung der Falx findet! Dies zeigt wieder, wie genial Walther's Beschreibung der Untersuchung und Behandlung des Schädels eigentlich ist, wobei sie – verglichen mit der klassischen Osteopathie – wesentlich schneller und einfacher zu erlernen ist.

Während des zweiten Schrittes wird die Behandlung der Falx nach caudal in die spinale Dura fortgesetzt und so das vertikale Membransystem an der oberen HWS korrigiert. Was Walther nicht beschreibt, sich aber in der Praxis bewährt hat, ist eine kleine Komponente von Rotation auf den Axis zu geben, um auch die Fasern der Dura, die spiralförmig verlaufen, zu entspannen. Wer palpatorisch noch nicht sicher ist, kann die Richtung der Rotation mittels CH ermitteln. Die Richtung, die zur maximalen Schwächung des Indikatormuskels führt, entspricht der Korrekturrichtung.

Noch einige Worte zum Atmungschallenge beim Glabella Fault. Walther beschreibt, daß beim Vorhandensein dieses cranialen Fehlers die tiefe Einatmung **nur** durch Mund **oder** Nase zur Schwächung des Indikatormuskels führt; niemals aber beide Atmungsmodalitäten. Meist testet die Mundatmung positiv. Testet die Nasenatmung positiv, handelt es häufig um eine Läsion des Nasale.

Ohne ein osteopathisches Erklärungsmodell für dieses Vorgehen zu haben, kann aus Erfahrung bestätigt werden, dass dieser Atmungschallenge funktioniert.

Mit der AK-Technik für den Glabella Fault hat man einen sehr positiven Einfluss auf die Falx und die nachfolgende Dura. Da die Technik nur vier- bis fünfmal wiederholt wird, ist der Erfolg davon abhängig, wie lange die Läsion schon besteht. Bei länger bestehenden pathologischen Spannungszuständen der Dura wird diese Technik alleine nicht ausreichend sein und muss mit anderen osteopathischen Techniken ergänzt werden.

Ob die alleinige AK-Technik ausreichend war, sollte nicht nur direkt nach der Behandlung über CH oder Atemmodalität, sondern unbedingt nochmals mehrere Tage nach der Behandlung nachgetestet werden!

d. Assoziierte Schwäche der Nackenflexoren bei Läsion des Frontale

Dieser Zusammenhang erscheint aus unserer Sichtweise nicht uneingeschränkt vorhanden zu sein, da beim Test der Nackenflexoren zumindest eine TL, wenn nicht sogar eine Kompression auf das Frontale ausgeübt wird. Bei einem positiven Testergebnis (schwache Nackenflexoren) ist schwierig zu unterscheiden, ob es sich um eine positive TL am Frontale handelt oder um eine tatsächliche Schwäche der Nackenflexoren.

Ausweg: Als Testmuskel den SCM verwenden und dabei sorgfältig auf die Handanlage achten, dass diese keinesfalls über dem Frontale ist!

VII. Stomatognathes System

A. Kiefergelenk

Um mit Goodheart's Worten zu beginnen:

> *„The TMJ is the most important joint in the body."*
> *Das Kiefergelenk ist das wichtigste Gelenk des Körpers.*

Dies können wir an dieser Stelle nur nochmals betonen. Es würde aber den Rahmen dieses Buches sprengen, hier alle Zusammenhänge, Ausblicke und evtuelle Indikationen aufzuzeigen. Für weiteres Studium möchten wir auf das Lehrbuch AK verweisen.

Nicht nur aufgrund seiner anatomischen Verbindungen, sondern auch durch die Kombination aus deutlich überproportionaler sensorischer Repräsentation im Gehirn einerseits und extrem kraftvoller Kaumuskulatur andererseits sind Störungen des Kiefergelenks bei einer Vielzahl von Symptomen und Krankheiten mit beteiligt.

Zur Verdeutlichung sollte man sich folgende weitere anatomische/osteopathische Zusammenhänge bewusst machen:

Engste Wechselwirkung zwischen Okklusion und Cranium durch
- Beeinflussung des Gesichtsschädels durch die Position der Maxilla
- Beeinflussung der Kiefergelenke und Stellung der Temporalia durch die Position der Mandibula und vice versa
- Abhängigkeit der Stellung und Motilität des Sphenoids von den Mm. Pterygoidei
- Abhängigkeit der Stellung und Motilität von Temporale, Parietale und Zygomaticum von den äußeren Kaumuskeln

Der für die Innervation des stomatognathen Systems verantwortliche N. trigeminus hat als einziger Hirnnerv Verschaltungen zu allen anderen Hirnnerven. Eine Störung in diesem Bereich kann sich auf alle anderen Hirnnervenfunktionen auswirken.

Des Weiteren hat die ordnungsgemäße Funktion des Kiefergelenks über die Verbindung durch Muskulatur, Ligamente und Faszien eminente Bedeutung und engsten Zusammenhang mit der HWS, der restlichen WS und prinzipiell allen anderen peripheren Störungen.

Die Vorstellung von einer idealen Stellung des Caput mandibulae innerhalb der Fossa mandibularis hat sich innerhalb der Zahnmedizin in den letzten 50 Jahren grundlegend – und sich teilweise gegenseitig widersprechend – gewandelt.

Die Diskussion, ob Störungen im Kiefergelenk eher primärer oder sekundärer Natur sind, variiert je nach Berufsgruppe deutlich. Bei vielen Auseinandersetzungen wird – auch von Osteopathen – die Tatsache vernachlässigt, dass die Interkuspidation (IKP, also der Zusammenschluss der Ober- und Unterkieferzähne im maximalen Vielpunkt-Kontakt) letztendlich über die Stellung der Mandibula in der Fossa mandibularis entscheidet. Bei aller Bedeutung jedweder osteopathischer oder manualtherapeutischer Maßnahmen für diesen Bereich – die Interkuspidation ist primär durch die Stellung der Zähne bestimmt und deswegen durch manuelle Therapien kaum beeinflussbar. Vielleicht ist dies der Grund dafür, dass diesem Thema in dem ansonsten ausgezeichneten Lehrbuch von Liem lediglich ein winziges Kapitel gewidmet wird.

Eine vollkommen andere Situation haben wir bei der Behandlung von Kindern vor uns. Im Milchzahngebiss und vor dem Durchbruch der Molaren im Wechselgebiss ist das craniosacrale System durch die IKP noch nicht verriegelt, so dass hier durch osteopathische Therapie Korrekturen erreicht werden können. Aus diesen Gründen plädieren wir für eine frühzeitige osteopathische Diagnose und Behandlung von Kleinkindern einerseits und andererseits für eine möglichst frühzeitig einsetzende funktionelle kieferorthopädische Therapie inklusive myofunktioneller Therapie bei Störungen. Hierdurch kann das nötige Ausmaß kieferorthopädischer Intervention später reduziert und aus osteopathischer Sicht eine optimale Entwicklung des Kindes ermöglicht werden.

Die Funktion des Kiefergelenks ist von einer Vielzahl von Faktoren abhängig. Neben strukturellen Zusammenhängen spielen „Psyche" („sich durchbeißen"), Ernährung (das Kiefergelenk gehört samt Muskulatur energetisch gesehen zum Magen- und Dünndarmmeridian), Störfaktoren vor allem aus dem zahnmedizinischen Bereich (Intoxikation bzw. Allergien durch zahnärztliche Werkstoffe und Füllmaterialien) sowie Störherde (chronische Ostitiden etc.) eine große Rolle. Oft führt eine bisher symptomfreie mangelhafte IKP durch eine zusätzlich auftretende Stress- oder Belastungssituation zu behandlungsbedürftigen Symptomen.

Die Behandlung wird dann – je nach Fall – in einer Kombination aus lokalen Muskel-/Faszientechniken mit ggf. neuraltherapeutischen Infiltrationen, craniosacraler Osteopathie, zahnärztlicher Herdsanierung und Schienentherapie und darüber hinausführenden, psychisch und allgemeinmedizinisch stabilisierenden Maßnahmen bestehen.

Die Kombination aus osteopathischer Behandlung und Schienentherapie zeigt unserer Erfahrung optimale Behandlungsergebnisse. Zu vergleichen ist dies mit einer physiotherapeutischen Nachbehandlung nach einer Operation am Bewegungsapparat: das Operationsergebnis wird nur so gut sein wie die Nachbehandlung, d.h. die Schiene wird ihre optimale Wirkung nur mit entsprechender craniosacraler Therapie und Übungsprogramm entfalten!

1. Anatomie

Das Kiefergelenk stellt die gelenkige Verbindung der Mandibula mit dem Temporale dar. Die beteiligten Gelenkpartner sind das Caput mandibulae, das Tuberculum articulare und die Fossa mandibularis des Temporale. Dazwischen befindet sich der Discus articularis. Die bindegewebige Stabilisierung des Gelenkes wird durch die Gelenkkapsel sowie die Ligg. laterale und mediale gewährleistet.

a. Oberfläche des temporalen Gelenks

Die Kiefergelenksoberfläche des Temporale ist üblicherweise kürzer als 2,5 cm.
Die beiden Gelenke sind im Idealfall symmetrisch und in der Gestalt elypsoid. Der größere Bogen wird durch die Fossa mandibularis gebildet, die an der Vorderseite in das Tuberculum articulare übergeht.
Die hintere Begrenzung ist ein Bogen direkt vor dem Meatus acusticus externus.
Die Gelenksoberfläche ist mehr durch dichtes fibröses Gewebe als von hyalinem Knorpel bedeckt. Direkt unter der fibrösen Schicht ist eine Schicht von schnell wachsendem Knorpelgewebe. Dadurch ist die Regeneration der Gelenksoberfläche besser und das Risiko von degenerativen Gelenksveränderungen geringer.

b. Condylus der Mandibula

Der Condylus hat die Gestalt eines liegenden Zylinders, der am Ende des hinteren Astes der Mandibula positioniert ist. Er misst beim Erwachsenen ungefähr 2 cm in der transversen und 1 cm in der a.-p.-Ausdehnung. Die beiden nahezu transvers verlaufenden Achsen treffen sich am Basion. Die Oberfläche besteht aus Schichten von dichtem fibrösen Gewebe und schnell wachsendem Knorpelgewebe, ähnlich der temporalen Oberfläche. Zwischen der proliferativen Schicht und dem tieferen Knochengewebe liegt eine Schicht von querliegendem Knorpelgewebe, die fähig ist, knöcherne Matrix zu produzieren. Die Kiefergelenksregeneration findet v.a. auf der condylaren Oberfläche statt.

c. Intraartikulärer Discus

Der Discus selbst wird als wenig regenerationsfähig angesehen und besteht primär aus fibrösem Gewebe, kann aber bis zu 40% Knorpel enthalten. Er ist oval und hinten dicker als vorne. Dies verhindert eine Dislozierung nach anterior und stützt die rückwärtige Bewegung ab, wenn das Gelenk beim Kauen oder festen Zusammenbeißen komprimiert wird.

Der Discus ist in seinem ganzen Umfang direkt oder indirekt durch Bindegewebe fixiert. Nach anterior ist er mit der Sehne des oberen Anteils des Pterygoideus lateralis verbunden, dessen Kontraktion den Discus nach vorne zieht. Von posterior wird diese Bewegung durch das retrodiscale Gewebe antagonisiert, das bei Entspannung des lateralen Pterygoideus den Discus wie ein elastisches Band zurückzieht.

Medial und lateral wird er durch die Kollateralbänder des Condylus gesichert, die ihm eine Vorwärts- und Rückwärts-Bewegung wie in einer Schlinge erlauben.

Der Discus ist stark beweglich, vaskularisiert, sensorisch innerviert und nicht komprimierbar.

d. Ligamente

► Das Ligamentum temporomandibulare verstärkt den anterolateralen Teil der Kiefergelenkskapsel. Es heftet am Proc. zygomaticus des Temporale an, und teilt sich auf in einen inneren, horizontal verlaufenden und einen äußeren, schräg verlaufenden Teil. Bei der Mundöffnung verhindern beide Teile die Dislokation der Mandibula im TMJ nach posterior und inferior.

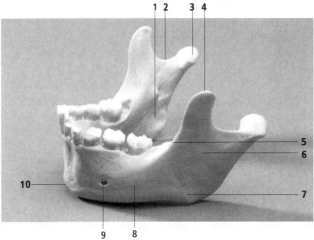

Mandibula, von lateral
1 Tuberositus pterygoidea
2 Incisura mandibulae
3 Caput mandibulae
4 Processus coronoideus
5 Linea obliqua
6 Ramus mandibulae
7 Tuberositas mandibulae
8 Corpus mandibulae
9 Foramen mentale
10 Symphysis et Protuberantia mentalis

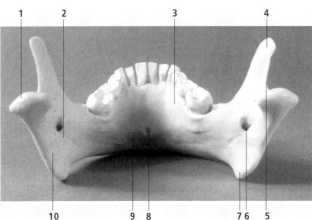

Mandibula, von dorsal
1 Caput mandibulae
2 Linea mylohyoidea
3 Processus alveolaris
4 Processus coronoideus
5 Insicura mandibulae
6 Foramen mandibulae
7 Angulus mandibulae
8 Fovea sublingualis
9 Fossa digastrica
10 Ramus mandibulae

- Das Ligamentum sphenomandibulare ist ein dünnes, flaches, fibröses Band, das vertikal verläuft und die Spitze des Sphenoids mit der inneren Oberfläche der Mandibula im unteren Bereich verbindet. Das Band verläuft zwischen dem medialen und lateralen Pterygoideus. Einzelne Fasern des Ligaments durchdringen die petrotympanische Fissur, gelangen bis zum Mittelohr und heften sich am Malleolus an. Probleme des Bandes können so direkt zu Hörstörungen oder Tinnitus führen.
- Das Ligamentum stylomandibulare verläuft vom Proc. styloideus des Temporale zum posterioren Teil des Kiefergelenkes.

e. Muskeln

Die Kiefergelenksmuskeln spielen eine entscheidende Rolle für die optimale Funktion des Kiefergelenks. Die nachfolgend aufgeführten Muskeln haben für die unmittelbare Bewegungsphysiologie die größte Bedeutung. Eine weitere wichtige Funktionseinheit stellt die supra- und infrahyoidale Muskulatur (s. Kap. VII.C) dar. Auf weitere Muskeln des orofacialen Systems wird hier nicht weiter eingegangen; genaueres ist u.a. bei Walther nachzulesen.

M. temporalis
O + I: Linea temporalis inf., Planum temporale, Fascia temporalis, Proc. coronoideus mandibulae
Funktion: Mundschließer, Feineinstellung der Okklusion. Er ist fähig, nur einzelne Teile seines gesamten Verlaufes zu kontrahieren. Eine Kontraktion der anterioren Fasern bewegt den Proc. coronoideus nach cranial und den Condylus nach anterior gegenüber dem Temporale. Kontraktion der mittleren Fasern schließt den Mund und bewegt Condylus und Ramus gleichzeitig nach oben. Der posteriore Teil zieht die Mandibula nach retral. Bei der Palpation des Muskels ist auf Triggerpunkte und gelotische Verhärtungen zu achten.

M. masseter
- Oberflächlicher Anteil
O: Os zygomaticum, vordere zwei Drittel
Verlauf: schräg von oben vorne nach unten hinten zum Unterkiefer
- Tiefer Anteil
O: Os zygomaticum, hintere zwei Drittel
Verlauf: schräg von hinten oben nach vorne unten zum Unterkiefer
I: Tuberositas masseterica, an der Außenseite des Kieferwinkels und am Ramus mandibulae (für beide Anteile)
Funktion: Mundschließer, bildet zusammen mit dem Pterygoideus med. eine Art Schlinge für den Angulus mandibulae.
Der Masseter ist der Muskel mit der meisten Kraft pro Querschnittsfläche im Körper. Bei Bruxismus sind in aller Regel entsprechende gelotische Veränderungen bereits von außen tastbar. Man achte hier besonders auf Triggerpunkte und maximale Schmerzpunkte.

M. pterygoideus medialis
O + I: Lamina medialis Proc. pterygoidei, Tuberositas pterygoidea mandibulae (Innenseite Kieferwinkel)
Funktion: Mundschließer, Laterotrusion zur Gegenseite, wichtigste direkte Verbindung des craniosacralen (Sphenoid, SBS) mit dem stomatognathen System.

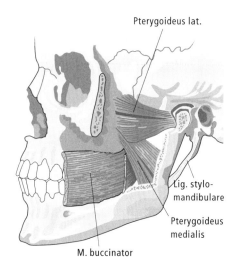

Mm. pterygoidei medialis/lateralis und buccinator

VII. Stomatognathes System

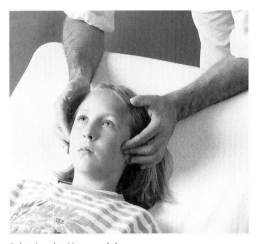

Palpation des Masseter bds

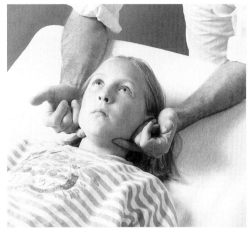

Palpation Pterygoideus medialis am inneren Kieferwinkel bds

Zwischen Pterygoideus medialis und Mandibula verläuft die A. maxillaris, der N. lingualis und das Ligamentum sphenomandibulare. Am oberen Ende dieses Muskels schließt sich die Corda tympani dem Nervus lingualis an.

Der Muskel ist häufig schmerzhaft tastbar: von außen an der Innenseite des Kieferwinkels, von innen im Bereich der Schleimhautfalte vor dem Gaumenbogen.

M. pterygoideus lateralis

O: Lamina lateralis Proc. pterygoidei, Planum infratemporale der Ala major
I: Pars superior: Discus articularis und Kapsel des Kiefergelenks. Pars inferior: Proc. condylaris mandibulae
Funktionell kann man zwei Teile unterscheiden: bei Kontraktion (Mundöffnung) zieht die Pars inferior die Mandibula und – synchron dazu – die Pars superior den Discus articularis nach vorne.

Bei der Retrusionsbewegung (Mundschließung) entspannt sich die Pars sup. langsam und hält den Discus in der korrekten Position. Der Pterygoideus lateralis verläuft in einer sagittal/horizontalen Richtung und schiebt zusammen mit den oberflächlichen Anteilen des Masseters die Mandibula beim Beißen nach vorne. Bei einseitiger Kontraktion dieser Muskeln (und des Pterygoideus medialis) rotiert die Mandibula und es resultiert eine Mahlbewegung zwischen den Molaren. Die Normalisierung des lateralen Pterygoideus ist essentiell in der Behandlung der CMD. Bei Störungen im craniomandibulären System ist der Muskel nahezu immer

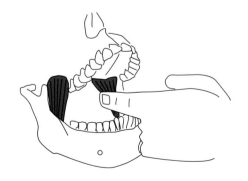

Pterygoideus medialis: Palpation oral

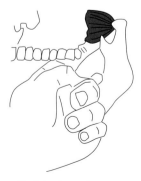

Pterygoideus lateralis: Palpation oral

schmerzhaft im Bereich der Fossa pterygoidea tastbar.
Anmerkung: Die exakte Interaktion beider Anteile des Pterygoideus lateralis wird von verschiedenen Autoren unterschiedlich beurteilt.

2. Bewegungsphysiologie

Bei der Öffnung des Mundes spannen sich beide Anteile des Pterygoideus lateralis (und Digastricus, Pars anterior – s. Kap. VI.D) an und es findet eine rotierende (zwischen Caput mandibulae und Discus) und gleitende (zwischen Tuberculum articulare und Discus) Bewegung statt.
Das Kiefergelenk wird durch den Discus in zwei Funktionseinheiten unterteilt.
Das obere Gelenk (gleitend) ermöglicht eine Bewegung zwischen Discus und Temporale; im unteren Gelenk findet eine schwingend rotierende Bewegung zwischen Discus und Condylus statt.
Die daraus resultierende Gesamtbewegung der Mandibula im Kiefergelenk ist schwingend, gleitend und rotierend.

**Die Bewegung im Kiefergelenk einer Seite kann nicht ohne Mitbewegung der anderen Seite erfolgen und somit kann es funktionell keine rein einseitige TMJ-Störung geben. Nur bei blanker Pathologie (Arthrose, Entzündung usw.) ist eine einseitige Störung möglich.
Dies erklärt auch, warum eine reine TL zum TMJ zur Diagnostik ungenügend ist und nur die verschiedenartigen Challenges dort einen Sinn machen.
Das TMJ hat in Hinblick auf Haltung, Koordination und neurologische Organisation eine zentrale Bedeutung. Störungen des TMJ sind oft ursächlich für Switching.**

3. Untersuchung der Kiefergelenke

a. Anamnese bei Dysfunktion des Kiefergelenks/stomatognathen Systems

▶ Schmerzzunahme gegen Morgen, Verbesserung durch Bewegung tagsüber
▶ Bruxismus
▶ Zeitlicher Zusammenhang des Auftretens der Beschwerden mit zahnärztlichen Arbeiten (neue Füllung, Inlay, Krone etc.)
▶ Kiefergelenks-Knacken oder -Sperre
▶ Vorausgegangene kieferorthopädische Behandlung

Patienten, die von sich aus wegen Problemen im Kiefergelenk zur Behandlung kommen, sind eher selten. In der weitaus größten Zahl der Fälle überwiegen Patienten, die wegen ganz anderer Beschwerden in die Praxis kommen und bereits bei den unterschiedlichsten Facharzt-Disziplinen (siehe CMD) vergeblich untersucht und behandelt wurden.

b. Manuelle Untersuchung

▶ Nach Beurteilung der Mandibulaform und ihrem Verhältnis zu den übrigen horizontalen und vertikalen Gesichtsebenen sowie der Relation der Symphysis mentalis zum oberen Lippenbändchen folgt die TMJ-Palpation.
▶ Mit dem kleinen Finger im Gehörgang des Patienten wird bei langsamer, aber maximaler Öffnung und Schließung des Mundes das Kiefergelenk (von posterior) auf Knacken, Klicken oder Knirschen untersucht. Ebenfalls wird auf eine asymmetrische Bewegung von Condylus und Mandibula sowie auf direkte Druckschmerzhaftigkeit des TMJ von posterior und lateral („lateral pole tenderness") geachtet.
▶ Die Weite der maximalen Mundöffnung wird gemessen. Diese Untersuchung ist bequem mit einem Spatel durchzuführen, der bei maximaler Mundöffnung zwischen die UK- und OK-Schneidezähne angebracht und mit einem Stift die Weite markiert wird; sie beträgt normalerweise ca. 3,5 QF des Patienten. Die Markierung am Spatel ist außerdem eine gute Referenz zur Beurtei-

lung der nachfolgenden Behandlung von Kaumuskulatur und Kiefergelenk.
Eine erfolgreiche Therapie sollte die vorher eingeschränkte Mundöffnung verbessern!
▸ Bei der folgenden oralen Inspektion ist auf fehlende Zähne (Dysbalancen, Verlust der posterioren Abstützung!), Schlifffacetten (Hinweis auf Bruxismus bzw. Parafunktionen) sowie auf den Allgemeinzustand der Zähne, Kronen, Inlays, Art und Menge der Füllungen (Amalgam, Keramik, Kunststoff) und des Zahnfleisches zu achten.
Dies kann und muss, wenn wirklich ganzheitlich untersucht werden soll, in den Grundzügen auch jeder Nicht-Zahnarzt leicht durchgeführen!
▸ Grundsätzlich werden alle Kaumuskeln palpiert, wobei man auf myofasziale Verspannungen, Triggerpunkte, Gelosen und Schmerzhaftigkeit achtet. Aus praktischen Gründen wird die Palpation von Mundbodenmuskulatur und SCM daran angeschlossen.
▸ Palpation der Mandibulaposition in Bezug auf die Temporalia:
Griffanlage: Die Finger umfassen beide Mandibuläste, sodass die Fingerspitzen auf dem Mundboden und die Daumenballen außen am Angulus mandibulae liegen; mit diesem Griff wird die Stellung und der Spannungszustand der beiden Gelenke beurteilt.
Gibt es einen Zug eines oder beider Mandibuläste nach cranial oder/und posterior? Stehen die Mandibuläste symmetrisch? Welche Spannung hat das Gewebe um das TMJ?
▸ Kompressions-/Dekompressionstechnik:
Griffanlage: wie bei der Palpation.
Durchführung: Sanfte Traktion in anteriorcaudaler Richtung; zuerst bilateral, dann unilateral.
Beurteilung: Stehen beide Gelenke oder nur eine Seite in Kompression?
Weicht eine Seite bei der Dekompression mehr zur Seite ab, als die andere?
Gibt es eine Übereinstimmung der Devia-

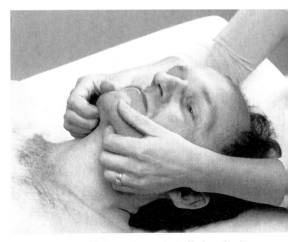

Palpation der Mandibulaposition sowie Griffanlage für die Kompressions- und Dekompressionstechnik

tion des Unterkiefers im passiven Test und der Deviation bei der aktiven Mundöffnung?

c. AK-Testung
▸ Muskeltest von SCM, Nackenflexoren und -extensoren, evtl. oberer Trapezius
▸ Ausgehend vom Indikatormuskel: CH durch festen Biss, weite Mundöffnung, Latero-, Pro- und Retrusion (s. Lehrbuch AK).
▸ Testung auf biochemische und emotionale Belastungsfaktoren (s. Lehrbuch AK)

d. Weitere strukturelle Befunde
Als absolute Minimalanforderung sollte gelten:
▸ Befunderhebung der Körperhaltung (s. Kap. IV.C)
▸ Überprüfung des Beckens (Beckenschiefstand, Vorlaufphänomen, Spine-Test, o.ä.)
▸ Orientierende Untersuchung der Beweglichkeit der HWS

4. Pathophysiologie

Der Arzt Costen beschrieb als erster im Jahre 1936 einen Symptomenkomplex, den er auf Störungen des Kiefergelenks zurückführte. Das nach ihm benannte Costen-Syndrom beinhaltet folgende Symptome:

- Gestörte Kiefergelenksfunktion mit Schmerzauslösung, geringer Beweglichkeit, Geräuschen (Klicken und Reiben) und manchmal Schwellung
- Sekundäre Neuralgien wie Gesichtsschmerz, Schmerz auf der Schädeldecke, Schmerz in der Gegend der Ohren, brennendes Gefühl an den Schleimhäuten der Ohren, des Halses und manchmal der Zunge
- Sekundäre Ohrsymptome wie Tinnitus, Hörverlust und Gefühl des verstopften Ohres, meist durch eine Dysfunktion der eustachischen Röhre
- Seltener herpetiforme Effluoreszenzen im äußeren Gehörgang, der Mundschleimhaut und/oder der Zunge, Schwindelgefühl, trockener Mund und Nystagmus

Costen schätzte, dass 85% der Symptome sekundär zu einem Fehlbiss auftraten. Er schrieb die anderen 15% Bruxismus und emotionalen Ursachen zu.

Bis heute wird stark diskutiert, ob die CMD ein primäres oder sekundäres Problem ist. Das Meinungsspektrum reicht von der Ansicht, dass alle Schädelfehler – außer solchen durch direktes Trauma – am Kiefergelenk ihren Auslöser haben, bis zu der These, dass nahezu jede CMD ein Ergebnis von craniosacraler Dysfunktion und/oder emotionalem Stress ist.

Der derzeitige Standpunkt der craniosacralen Osteopathie ist, dass die meisten Kiefergelenks-Probleme an den Temporalia beginnen (*Liem, Upledger*).

Der Begriff Costen-Syndrom ist heute nicht mehr im Gebrauch und als historisch anzusehen. Der derzeit verbreitete Begriff ist die craniomandibuläre Dysfunktion (CMD), die auch als offizielle Diagnose in Medizin und Zahnmedizin Gültigkeit hat.

Die mögliche Symptomatik einer CMD ist ausgesprochen vielfältig und geht weit über die bloße Störung des Kiefergelenkes hinaus (s. nebenstehende Tabelle).

Bei all diesen Patienten sollte zumindest anamnestisch und im Untersuchungsverlauf auf Zusammenhänge mit Störungen im stomatognathen System eingegangen werden.

Im Folgenden möchten wir eine Übersicht der für uns im Zusammenhang mit einer CMD relevanten Faktoren geben, ohne hier einen Anspruch auf Vollständigkeit zu erheben:

a. Kiefergelenk

- Arthritis des TMJ ist in weniger als 5 % alleinige Ursache für Kiefergelenksprobleme
- Asymmetrische knöcherne Oberflächen der Fossa mandibularis und des Condylus mandibulae, wodurch die Gelenksbewegung massiv gestört werden.
- Traumen auf ein oder beide TMJ beeinflussen die glatte Oberfläche der Gelenke und stören die gleitende Bewegung des Gelenks.
- Discuspathologien (Trauma, Entzündung, Anlagestörung…)
- Unadäquate synoviale Schmierung

Symptome bei CMD
- Abrasionen
- Parafunktionen (Zahnschmerzen „an völlig gesunden Zähnen")
- Zahnlockerung
- Zahnverlust
- Verspannte und schmerzhafte Kaumuskulatur
- Einschränkung der Beweglichkeit des UK
- Reibe- und Knackgeräusche in den Kiefergelenken
- Schmerzen beim Kauen, Sprechen und teilweise auch in Ruhestellung
- Schmerzen in den Kiefergelenken
- Atypische Gesichts- und Kopfschmerzen
- Ausstrahlender Schmerz zum Gesicht, Kopf oder Nacken
- Beschwerden im Bereich der Wirbelsäule und der SIG
- Beschwerden im zeitlichem Zusammenhang mit kieferorthopädischen oder anderen zahnärztlichen restaurativen Maßnahmen etc.
- Konzentrations- und Lernstörungen
- Prinzipiell jedwede Art von peripherer struktureller Störung
- Rezidivierende Schädelfehler
- Schwindelgefühl
- Sehstörungen
- Trigeminusneuralgie
- Nicht erholsamer Schlaf u.a.

- Pathologische propriozeptive Information, die zur übermäßigen Kompression des Discus durch exzessives Zusammenbeißen der Zähne (Bruxismus) führt.
- Entzündung der Gelenkkapsel oder der Bänder
- Steile Flanken am Tuberculum articulare, wodurch es für den Condylus-/Discuskomplex sehr schwierig wird, auf und ab zu steigen.
- Verlust der Elastizität des retrodiscalen Gewebes

b. Okklusion
- Chronische Malokklusion bedingt eine erhöhte Reibung im Gelenk durch Repositionierung der unteren Molaren gegenüber den oberen bei erzwungener zentrischer Okklusion. Malokklusion ist ein entscheidender Faktor bei Abnutzungserscheinungen des Kiefergelenks.
- Verlust der vertikalen Dimension – durch fehlende oder stark abradierte Zähne, sowie durch Deckbisslagen – führt zur Kompression im TMJ und tendenziell zur Läsion der Temporalia und Kompression der S. squamosa.
- Frakturen und Anlagestörungen der Mandibula

c. Craniosacrales System
Sämtliche Strukturen des cranialen (und auch craniosacralen) Systems beeinflussen direkt und indirekt die Funktion des Kiefergelenks. Im direktem Bezug stehen Temporalia, Maxilla und Palatinum und durch die Verbindung über die Kaumuskulatur (Pterygoidei), Sphenoid und SBS. Jedwede periphere Störung (Sacrum!!) kann sich über durale, fasziale und muskuläre Verbindungen auswirken. Insbesondere sind zu beachten:
- Temporaleläsionen und damit assoziierte Störungen des SCM
- Läsionen von Maxilla und Palatinum, z.B. durch Hebelwirkungen bei der Extraktion eines Molaren verursacht (insbesondere von Weisheitszähnen), oder durch Trauma (Schlag, Sturz)
- Sphenoid/SBS
- Sacrum
- Hyoid (s. Kap. VII.B)
- Halsfaszien (s. Kap. VII.C)

d. Kaumuskulatur
Die perfekte Interaktion der Kaumuskulatur ist für eine ungestörte Funktion des Kiefergelenks unabdingbar. Jedwede intramuskuläre Funktionsstörung kann zu einer craniomandibulären Dysfunktion (CMD) führen.

Temporalis
Eine übermäßige Kontraktion des Temporalis führt zur AR-Läsion des Temporale samt IR des Parietale und evtl. zur Kompression der S. squamosa.
Die Kontraktion der posterioren Fasern führt zur Retraktion der Mandibula und damit zu einer Kompressionsstellung im Kiefergelenk. Bei hohem mentalem oder emotionalem Stress ist der Temporalis deutlich angespannt.

Masseter
Eine übermäßige Kontraktion führt zur AR-Läsion von Temporale und Zygoma.

Pterygoideus lateralis
Durch erhöhten Tonus der Pars superior des Pterygoideus lateralis wird der Discus nach vorne verlagert und eine Luxation begünstigt.

Pterygoideus medialis
Seine Hauptfunktion ist die Laterotrusion, häufig ist er bei Bruxismus beteiligt.
Eine Dysfunktion führt zur Läsion der SBS.

e. Systemische Zusammenhänge
Häufig ist beim modernen Menschen eine multifaktorielle Belastungssituation mit Störungen des Grundregulationssystems (*Pischinger, Heine*) mit in Betracht zu ziehen. Häufige Belastungsfaktoren sind:
- Zahnmaterialien (Toxine, Unverträglichkeiten)
- Zahnherde (Ostitiden, Granulome, retinierte Zähne...)

- Herde im Kopfbereich (Tonsillen, NNH) aber auch
- Ernährung (Unverträglichkeiten !!)
- Verdauung (Dysbiosen, Parasitosen)
- Spurenelementversorgung etc.

f. Emotionale Ursachen

- Stress, psychosomatische und psychiatrische Erkrankungen
- Nervöse Gewohnheiten oder Ticks können zu Bruxismus, Zähnepressen und beständigem Kauen auf nur einer Seite etc. führen. Ebenso können Angewohnheiten, wie z.B. „das Kinn in der Hand abstützen", zu Störungen führen.

5. Behandlung

Die Behandlung des Kiefergelenks bzw. der CMD sollte nie isoliert erfolgen, sondern beinhaltet eine Untersuchung des ganzen Körpers nach Ursache und Folge der Kiefergelenksstörung. Die Strategie ist von einer Vielzahl von Einflussfaktoren abhängig und von den persönlichen Anschauungen und Erfahrungen des Therapeuten geprägt. Die Interaktionen sind in diesem Bereich zu komplex, als dass hier eine allgemein gültige Vorgehensweise vorgeschlagen werden kann.

Anhand folgender Überlegungen und Fallbeispiele möchten wir es dem Leser ermöglichen, seine eigene Strategie individuell auf den Patienten abzustimmen.

a. Manuelle und osteopathische Therapie

Vor allem für den in diesem komplexen Gebiet noch unerfahrenen Therapeuten empfiehlt es sich, bei CMD zuerst craniale und periphere Läsionen zu behandeln und dann die Situation am Kiefergelenk neu zu beurteilen. Eine Verbesserung der Kiefergelenksfunktion nach einer Korrektur von faszialen, diaphragmalen, cranialen oder auch peripheren Läsionen bedeutet, dass die CMD eher sekundärer als primärer Natur ist.

Ebenfalls gilt es möglichst viele der o.g. systemischen (und ggf. emotionalen) Ursachen mit zu behandeln. Für weitere Hinweise zum Vorgehen sei der Leser unbedingt auf das Lehrbuch Gerz verwiesen.

Bei der strukturellen Behandlung wird das Hauptaugenmerk auf die Behandlung der Temporalia incl. daran ansetzender Muskulatur (SCM!!), Kaumuskulatur, SBS, Maxilla-Palatinum-Vomer Komplex, Hyoid, Halsfaszien, Sacrum-Becken Komplex und weitere damit zusammenhängender peripherer Läsionen gerichtet. Behandlungstechniken für die einzelnen Strukturen siehe in den entsprechenden Kapiteln.

Störungen der Kaumuskeln werden mit myofaszialen, Ursprung-Ansatz-, Spindelzell- und SCS-Techniken (siehe Lehrbuch AK) behandelt. Ausgesprochen hilfreich ist die Behandlung von Triggerpunkten durch Neuraltherapie oder durch Druckinhibition.

Mit Hilfe der AK kann mit gewisser Erfahrung die Behandlungsstrategie deutlich gestrafft werden. Es gilt hier dasselbe, wie im Kap. VI.D (Temporale) bereits ausgeführt:

Sollten nach einer strukturellen Behandlung (s.o.) die osteopathischen Befunde sowie die positiven AK-Testresultate nach mehrmaligem Schlucken und festem Zubeißen sofort rezidivieren, so sind die behandelten Störungen sekundär und es sollten weiterführende Maßnahmen zur Veränderung der Okklusion (Einschleifen, Schienen, KFO usw.) eingeleitet werden.

Dies gilt auch für rezidivierende periphere strukturelle Probleme, die in diesem Falle auf die Möglichkeit einer primären Störung im stomatognathen System untersucht werden sollten. Siehe hierzu bitte das Lehrbuch AK.

Fall 281:
L.M. w, 45 J; A: therapieresistente Rückenbeschwerden, rez. SIG-Blockierung li. Bereits mehrfache osteopathische Behandlungen, jeweils nur mit kurzzeitigem Erfolg. Beginn der Beschwerdesymptomatik nach Einsetzen eines neuen Inlays.
U: Vorlauf li+ → positive TL SIG li → Cat II li
w: SCM bds

n: Rectus bds → W: fester Biss
Aufheben der IKP durch Watteröllchen Stärke II führt bereits zur Stärkung der SCM, Aufhebung des Vorlaufphänomens (ohne Mobilisierung!) und Verschwinden der TL zum SIG li.
Eine Kontrolluntersuchung beim Zahnarzt zeigt ein schlecht eingepasstes Inlay mit Frühkontakten. Nach kleiner Einschleifarbeit verschwinden die peripheren und AK-Befunde, Patientin ist und bleibt beschwerdefrei.
An dieser Stelle sei nochmals auf die Bedeutung der engen Zusammenarbeit von Zahnarzt-Physiotherapeut-Arzt/Heilpraktiker hingewiesen, da keine der drei Berufsgruppen bei Störungen im stomatognathen System alleine zu befriedigenden Resultaten kommen wird.

b. Schienentherapie

Schienen werden eingesetzt, um die Kompression des Condylus in der Fossa mandibularis zu vermindern, vor allem, wenn ein Verlust der vertikalen Dimension vorhanden ist. Eine individuell angefertigte Schiene (COPA) soll eine optimale Okklusion und damit eine Entlastung und Korrektur des gesamten craniomandibulären Komplexes erreichen.
Zur Herstellung der COPA sei auf das Lehrbuch AK sowie die dentalen AK-Kurse verwiesen. Wichtig ist aber, dass auch Nicht-Zahnärzte die von der IMAK erstellten Richtlinien für die COPA-Therapie kennen. Diese sind am Ende dieses Kapitels aufgeführt.
Schienen sollten, wenn irgendwie möglich, nur auf die Mandibula aufgesetzt werden.

> Oberkieferschienen behindern die Bewegung der Maxilla in ihrer IR und AR, übertragen via Vomer diesen Bewegungsverlust auf die SBS und stören somit den CSR.

Temporär – d.h. bis zur Herstellung der passenden Aufbissschiene – und zur Überprüfung, ob es bei Entlastung des TMJ zur Verbesserung der Beschwerden kommt, bietet sich der Einsatz eines Gelpads oder so genannten Aqualizers an (siehe nebenstehende Abbildung).

Zusammenfassung

▶ Bei CMD spielt die Interaktion mehrerer Bereiche der Triad of Health eine bedeutende Rolle. Die Therapie muss aus diesen Gründen meist interdisziplinär erfolgen.
▶ Es ist unsinnig, craniosacrale und periphere Störungen immer und immer wieder zu behandeln, wenn diese sekundär zu einer mangelhaften Okklusion sind.
▶ Nahezu unabhängig von jeglicher kieferorthopädischen Diagnosestellung sollte unbedingt vor jeder kieferorthopädischen Maßnahme sowohl eine osteopathische Untersuchung und Behandlung wie auch eine Untersuchung mit AK auf vorhandene übergeordnete Störfaktoren stattfinden.
▶ Dasselbe gilt sinngemäß auch vor funktionstherapeutischen oder prothetischen Maßnahmen bei Erwachsenen (Schienenversorgung, Brücken und Kronenersatz sowie Bissumstellungen). So können Störungen aus dem CSS auf das stomatognathe System minimiert werden. Eine kieferorthopädische Behandlung wird erleichtert, bereits bestehende Schädelfehler werden durch zahnärztliche Maßnahmen nicht fixiert.
▶ Im Verlauf von kieferorthopädischen Maßnahmen ist nicht automatisch zu erwarten, dass die dadurch erzwungene Anpassung bzw. Umstellung reibungslos und ohne Hindernisse vom „System Mensch" übernommen wird. Die veränderten Verhältnisse im stomatognathen System müssen sowohl von den Schädelknochen wie auch von HWS und Becken (Hauptanheftungsstellen der Dura) in optimaler Art und Weise integriert werden. Tritt dieser Idealfall nicht ein, evtl. aufgrund von bereits

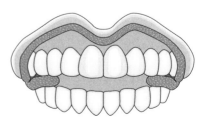

Aqualizer (mit freundlicher Genehmigung der Fa. Dentrade)

vorbestehenden Läsionen, so kann es zu sekundären peripheren Beschwerden bzw. auch zum Sistieren des kieferorthopädischen Behandlungsfortschrittes kommen. Hier ist die CSO als Begleitbehandlung äußerst hilfreich und erleichtert es dem Körper, sich an die KFO-Maßnahmen optimal anzupassen.

6. Unterstützende Übungen bei Störungen im Kiefergelenksbereich

Leider wird dies derzeit in der Osteopathie und Physiotherapie viel zuwenig beachtet. Die Patienten werden nicht oder nur mangelhaft darauf hingewiesen, dass sie sehr wohl selbst zu einer verbesserten Funktion ihres Kiefergelenks beitragen können und auch müssen, um so den Behandlungserfolg zu stabilisieren, der durch Schienentherapie/KFO und physiotherapeutische/osteopathische Behandlung erreicht wird. Bei jeder anderen Gelenksdysfunktion (Kniegelenk, Wirbelsäule, usw.) wird der Patient zum häuslichen Üben angeleitet und bekommt vom Therapeuten ein entsprechendes Übungsblatt. Was spricht dagegen, dies auch beim „most important joint in the body" zu tun?

Jeder Patient mit einer CMD sollte also, zusätzlich zur manuellen/osteopathischen Behandlung, zum selbständigen Üben angeleitet werden. In der Praxis hat es sich als sinnvoll erwiesen, die Übungen zuerst zusammen mit dem Patienten durchzuführen und danach mindestens einen Kontrolltermin zu vereinbaren.

Nachfolgend ein Übungsprogramm, das sich bei vielen Kiefergelenkspatienten sehr erfolgreich bewährt hat und als Sonderdruck bei AKSE angefordert werden kann.

Modifizierte Übungen nach Rocabado

A. Einleitung

Die hier gezeigten physiotherapeutischen Übungen unterstützen die Therapie zur Behandlung einer craniomandibulären Dysfunktion.

Diese Erkrankung entsteht im Kiefergelenk und der dazugehörigen Kaumuskulatur und kann Schmerzzustände und Funktionsstörungen im gesamten Körper auslösen.

Die korrekte und regelmäßige Durchführung dieser Übungen verbessert die Muskelfunktion im gesamten Körper und unterstützt die bei Ihnen durchgeführte Schienentherapie bzw. kieferorthopädische Behandlung.

Diese Übungen bewirken:

1. Das Erlernen einer korrekten Körperhaltung durch eine neurologische Umprogrammierung der gesamten Haltemuskulatur.

2. Die Dehnung verkürzter Muskulatur und damit eine verbesserte Gelenkbeweglichkeit.

3. Eine Verbesserung des Körpergleichgewichts.

Durch diese Maßnahmen haben Sie die Möglichkeit, aktiv zur Wiedergewinnung Ihrer Gesundheit beizutragen.

B. Durchführung

Die Übungen sollten täglich morgens und abends durchgeführt und fünf Mal wiederholt werden. Man beginnt vorsichtig und übertreibt nicht!

Sofern nicht anders bei den Übungen vermerkt, setzen Sie sich bitte in aufrechter Körperposition auf einen Hocker. Die Beine befinden sich in hüftbreiter Position; die Fußsohlen sollen guten Bodenkontakt haben.

VII. Stomatognathes System

I. Ruhelage der Zunge

Drücken Sie die Zunge gegen den harten Gaumen, so als ob Sie ein schnalzendes Geräusch mit der Zunge erzeugen wollten, und atmen Sie dabei ruhig durch die Nase ein und aus. Halten Sie diesen Druck 6 Sekunden.

II. Bewusste Steuerung der Kieferbewegung

Legen Sie die Zunge wie bei Übung I an den Gaumen und öffnen und schließen Sie den Mund, ohne die Zungenposition zu verändern. Achten Sie – vor dem Spiegel sitzend – darauf, dass die Öffnungs- und Schließbewegung so gerade wie möglich ist.
Als Hilfsmittel können Sie sich eine Gerade zwischen Nasen- und Kinnspitze vorstellen oder einen Faden senkrecht am Spiegel befestigen.

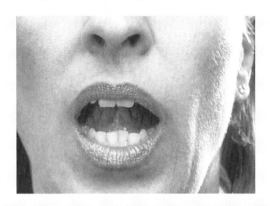

Bewusste Steuerung der Kiefergelenke:
Lage der Zunge am Gaumen

III. Isometrisches Training der Kiefergelenksmuskulatur

Bei diesen Übungen darf es zu keiner Bewegung des Unterkiefers kommen!

Legen Sie die Zunge wie bei Übung I an den Gaumen und achten Sie darauf, dass Sie keinen Zahnkontakt haben:

a. Legen Sie die Fingerspitzen beider Hände von vorne an die Kinnspitze und drücken Sie dann den Unterkiefer gegen den Widerstand der Finger nach vorne.

b. Legen Sie die rechte/linke Hand an die rechte/linke Unterkieferhälfte und drücken Sie den Unterkiefer gegen die Hand nach rechts/links.

Halten Sie die Anspannung jeweils sechs Sekunden aufrecht!

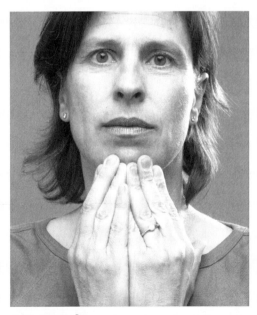

Griffanlage für Übung a

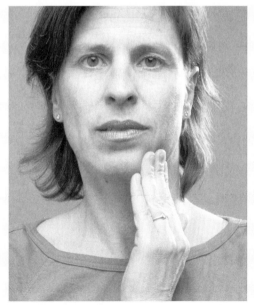

Griffanlage für Übung b

VII. Stomatognathes System

IV. Isotonisches Training der Mundöffner und Nackenbeuger

Legen Sie die linke Faust vorne ans Kinn und stabilisieren den Ellbogen mit der rechten Hand. Schieben Sie nun gegen den gleichbleibenden Widerstand Ihrer Faust den Unterkiefer leicht nach vorne und öffnen Sie dann den Mund, soweit es Ihnen bequem möglich ist.

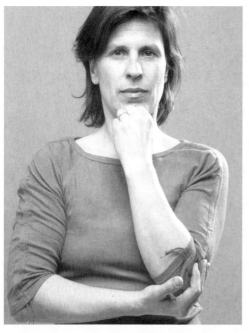

Isotonisches Training der Mundöffner: Beginn

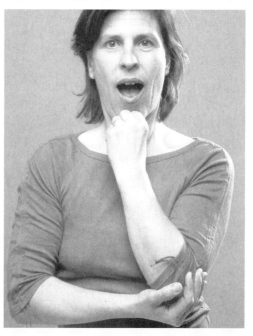

Isotonisches Training der Mundöffner: Ende der Bewegung

V. Lockerung der Halswirbelsäule

Neigen Sie den Kopf nach vorne (Kinn auf die Brust) und drehen Sie ihn aus dieser Position im Wechsel nach rechts und links. Die Bewegung sollte völlig ohne Kraftaufwand – wie die langsame und gleichmäßige Bewegung eines Uhrpendels – durchgeführt werden.

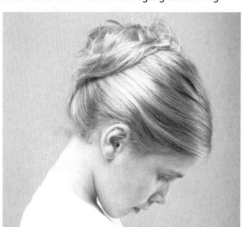

Lockerung der HWS: Ausgangstellung

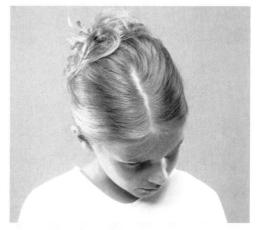

Lockerung der HWS: Endposition

VII. Stomatognathes System

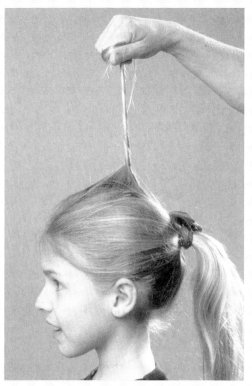

Korrekte Position beim Strecken der HWS.

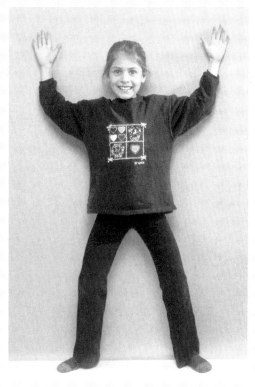

Streckung der Wirbelsäule: Korrekte Ausgangsstellung

VI. Streckung der Halswirbelsäule

Ziehen Sie das Kinn leicht in Richtung Brustbein (ohne dabei den Kopf nach vorne zu neigen) und strecken Sie Ihre Halswirbelsäule. Stellen Sie sich dabei vor, wie eine Marionettenpuppe am Scheitel aufgehängt zu sein und dabei zu wachsen.

VII. Streckung der Wirbelsäule

a. Stellen Sie sich mit dem Rücken zur Wand, die Beine hüftbreit gespreizt, die Fersen circa 30 cm von der Wand entfernt, beugen Sie leicht die Knie und achten darauf, dass die gesamte Wirbelsäule flächenhaften Kontakt hat.

Winkeln Sie die Ellenbogen an und legen die Handrücken an die Wand (U-Form der Arme). Drücken Sie nun die Arme und den Hinterkopf gegen die Wand. Ziehen Sie dabei die Schulterblätter an die Wirbelsäule.

b. Ausgangstellung wie unter a.
Schieben Sie langsam die Ellbogen – unter Beibehaltung des Wandkontaktes – nach unten und wieder nach oben zurück in die Ausgangstellung.

VIII. Entlastung des Kiefergelenks und Eigenmassage eines wichtigen Kaumuskels

Legen Sie Ihre Finger oder Daumenballen vorsichtig seitlich am Kopf vor dem Ohr auf. Führen Sie nun langsam einen sanften Zug am Unterkiefer nach vorne/unten aus, in dem Sie mit Ihren Händen entlang des Knochens nach vorne/unten streichen.

C. Abschließende Bemerkungen

Lassen Sie sich vor dem selbständigen Üben von Ihrem Therapeuten anleiten!

Vermeiden Sie unbedingt eine extreme Mundöffnung!

Während der Übungen dürfen keinerlei Schmerzen auftreten!

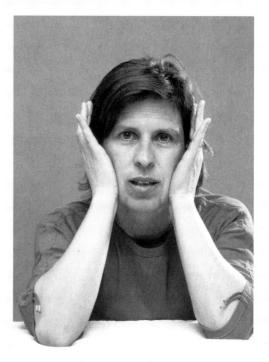

Entlastung des TMJ und Eigenmassage des Masseters

B. Hyoid

Der Komplex von Hyoid sowie supra- und infrahyoidaler Muskulatur wird leider in der Behandlung von stomatognathen Dysfunktionen noch immer vernachlässigt, obwohl die hyoidale Muskulatur innerhalb der Funktionskette Cranium-Kaumuskulatur-HWS-Thorax von großer Bedeutung ist. Eine Vielzahl von Störungen beim Schlucken, Sprechen und der Unterkieferbewegung kann so erfolgreich behandelt werden.
Walther beschreibt zusätzlich die Bedeutung des Hyoids bei der Regulierung und gyroskopartigen Balancierung beider Körperhälften (Vol II, S. 383).

1. Anatomie

Es sprengt den Rahmen dieses Buches hier in die anatomischen Details zu gehen. Vereinfacht beschrieben ist das Hyoid eine dünne Knochenspange ohne direkten Kontakt zu anderen Knochen.

Folgende Muskeln inserieren am Hyoid:

Suprahyoidal:	Infrahyoidal:
Digastricus	Sternohyoideus
Stylohyoideus	Sternothyreoideus
Mylohyoideus	Thyreohyoideus
Geniohyoideus	Omohyoideus

2. Funktion

Die infra- und suprahyoidale Muskulatur bestimmt die Position und Beweglichkeit des Hyoids. Ihr Spannungszustand wirkt sich über die myofaszialen Verbindungen auf die Stellung der HWS aus.
Bei muskulär stabilisiertem Hyoid wirkt der vordere Bauch des Digastricus als Mundöffner.
Eine einseitige Verkürzung der infra- bzw. suprahyoidalen Muskulatur zieht das Hyoid zu dieser Seite, eine beidseitige Läsion führt zur Fixation des Hyoids. So kann ein- oder beidseitiger Hypertonus verantwortlich sein für Schluckstörungen, Globusgefühl und –
aufgrund der myofaszialen Verbindungen bis zur Schädelbasis – für rezidivierende Schädelfehler.
Ein verspannter Mundboden wirkt sich negativ auf die Zungenmotorik aus. Dies führt zu Sprachstörungen. Der Druck der Zunge gegen den harten Gaumen ist beim Schluck- und Saugvorgang ein wichtiger Impuls für das CSS.

3. Untersuchung der Beweglichkeit

Griffanlage und Durchführung: Eine Hand liegt flächig unter der HWS; die andere Hand umgreift mit dem Zeigefinger und Daumen jeweils ein Horn des Zungenbeins und führt

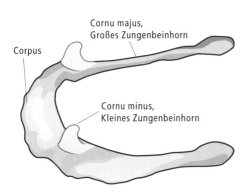

Zungenbein von anterior/cranial

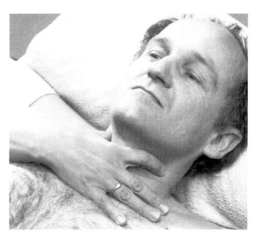

Manuelle Untersuchung des Hyoids

eine laterale Verschiebung zur einen und zur anderen Seite aus.
Beurteilung:
- Ist die Bewegung frei oder eingeschränkt?
- Lässt sich das Hyoid besser zu einer Seite bewegen?
- Ist die Bewegung des Hyoids beidseits eingeschränkt (Fixation!)?

4. AK-Test

Per Indikatormuskel wird untersucht, welcher CH zur maximalen Schwächung führt. Schwächt z.B. der CH zur rechten Seite (linksseitige hyoidale Muskulatur wird gedehnt), dann muss die linke Seite behandelt werden. Durch Variation der genauen Richtungsvektoren und Kenntnis der anatomischen Verlaufsrichtung der hyoidalen Muskulatur lässt sich der verkürzte Muskel leicht auffinden; zusätzlich ist die TL zum betroffenen Muskel meist positiv.

5. Behandlung der infra- und suprahyoidalen Muskulatur

a. Globale Technik

Ausgangstellung und Griff wie beim Test. Entsprechend der Läsion wird mit einer direkten Technik das Zungenbein vorsichtig in die blockierte Richtung gebracht und solange gehalten, bis es zur Entspannung der Gewebe kommt. Bei einer Fixation müssen beide Seiten nacheinander behandelt werden.

b. Myofasziale Technik für den Mundboden

Bei vermehrter Retraktion der Mandibula und Kompression im TMJ ist diese Muskulatur maximal kontrahiert. Um eine optimale Condylenposition zu erreichen, müssen diese Muskeln unbedingt relaxiert werden.
Griffanlage und Durchführung: Die Hände liegen, von lateral kommend, mit dem Thenar auf den Mandibulaästen; die Fingerspitzen liegen auf der Mundbodenmuskulatur.
Die Fingerspitzen üben einen leichten Zug nach cranial/anterior/lateral aus, solange bis man die Restriktion unter den Fingern spürt. Der Zug wird solange aufrechterhalten, bis ein Release spürbar ist und die myofaszialen Strukturen frei beweglich sind.

c. Spindelzelltechnik

Hat man durch Palpation oder AK-Test einzelne verkürzte Muskeln diagnostiziert, so können diese auch mit der Spindelzelltechnik behandelt werden.

d. Triggerpunktbehandlung

Vorhandene Triggerpunkte werden entweder mit Neuraltherapie oder Druckinhibition behandelt.

e. Orale Technik

Griffanlage und Durchführung: Therapeut legt von außen die Fingerspitzen einer Hand auf den Mundboden medial der Mandibula auf. Mit zwei Fingern der anderen Hand tastet er vorsichtig hinter den unteren Schneidezähnen vorbei, langsam tiefer in Richtung

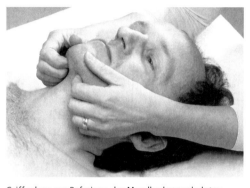

Griffanlage zur Befreiung der Mundbodenmuskulatur

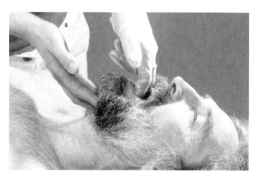

Griffanlage zur oralen myofaszialen oder energetischen Behandlung des Mundbodens.

Mundboden, bis er die außen anliegenden Finger spüren kann. Verhärtungen bzw. schmerzhafte Areale im Mundboden werden mit der Energietechnik oder myofaszialer Technik behandelt.

C. Myofasziale Strukturen

Wie bereits in Kap. VI.D angesprochen, ist die Behandlung des Craniums (hierbei v.a. SBS und Temporale) ohne Einbeziehung der Kaumuskulatur und ggf. Behandlung einer CMD meist insuffizient. Ebenso spielen alle myofaszialen Verbindungen, die den Schädel mit der Halswirbelsäule verbinden, eine wichtige Rolle im stomatognathen System. Bei Läsionen dieser Strukturen werden Dysfunktionen auf den gesamten Körper übertragen und vice versa.

Die Faszien des Halses sind so angeordnet, dass der von einem Muskelmantel umgebene Eingeweideschlauch bei geringster Reibung die größte Beweglichkeit besitzt. Teils sind dies sehr feste, teils aber auch lockere Membranen, die für die Muskeln als Führungsröhren dienen und für die Organe eine Art Umhüllung darstellen. Die Gleitfähigkeit dieser Hüllen ist für eine optimale Funktion des Schluckens, Kauens, Sprechens und vor allem für die freie Beweglichkeit von HWS und Hyoid von größter Wichtigkeit.

Die im Folgenden beschriebenen faszialen Techniken stellen lediglich eine von uns häufig angewandte Auswahl dar. Grundsätzlich eignen sich je nach Befund und Lokalisation alle bekannten Muskeltechniken: Spindelzell-, Strain-Counterstrain-, Faszien-, Ursprung-Ansatz-Technik und die Triggerpunktbehandlung.

1. Lamina superficialis fasciae cervicalis

Die oberflächliche Halsfaszie liegt direkt unter der Haut und dem Platysma, entspringt an der Mandibula und setzt an den lateralen Anteilen der Claviculae und am Sternum an. In ihrem Verlauf geht sie eine Verbindung mit dem Hyoid ein. Sie umhüllt beide SCM und Trapezii; dorsal strahlt sie in das Lig. nuchae ein. An einigen Stellen bildet sie Verbindungen mit der mittleren Halsfaszie.

a. Untersuchung
Aktiver manueller Spannungstest
► Durchführung für den medialen Anteil: Patient sitzt mit aufgerichteter Wirbelsäule und bewegt den Kopf nach hinten = Hyperextension der HWS.
Beurteilung:
Wie weit kann die Bewegung ausgeführt werden? Kommt es während der Bewegung zu Schmerzen oder einem starken Spannungsgefühl?
► Durchführung für die lateralen Anteile: Der Kopf wird zuerst maximal zu einer Seite rotiert und aus der Rotationsstellung in eine Hyperextension gebracht. Dann wird der Test auf der anderen Seite wiederholt.
Beurteilung: Wie beim medialen Anteil.

Passiver manueller Spannungstest
Griffanlage und Durchführung für den medialen Anteil: Der Kopf wird mit einer kleinen (Handtuch-) Rolle in Hyperextension gebracht. Dies darf auf keinen Fall unangenehm oder schmerzhaft für den Patienten sein.
Die craniale Hand „hakt" sich mit den Fingern II–V unterhalb der Symphysis mentalis an der Mandibula ein (weicher, aber guter Tiefenkontakt notwendig!).

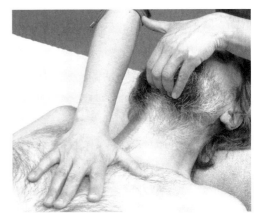

Griffanlage für die Untersuchung der oberflächlichen Halsfaszie; medialer Anteil.

VII. Stomatognathes System

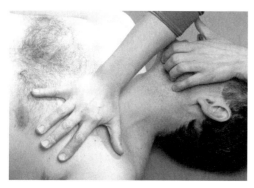

Griffanlage für die Untersuchung und Behandlung der oberflächlichen Halsfaszie; lateraler Anteil

Die caudale Hand liegt mit dem Thenar und Hypothenar auf dem Manubrium sterni und den beiden SCG, die Fingerspitzen zeigen nach caudal. Die craniale Hand dient als Fixationshand, die caudale Hand übt einen leichten Zug nach caudal und sanften Druck nach posterior aus.
Griffanlage und Durchführung für die lateralen Anteile (im Beispiel linke Seite): Der Kopf wird maximal zur rechten Seite rotiert.
- Der Therapeut hakt sich mit der linken Hand an der Mandibula ein; der rechte Thenar befindet über dem rechten SCG, der Hypothenar auf der rechten Clavicula.
- Die caudale Hand übt einen Druck nach posterior und einen Zug nach caudal aus, während die craniale Hand als Fixationshand dient.
- Danach erfolgt die Untersuchung der anderen Seite.

Beurteilung:
- Wie ist die Elastizität der Weichteile?
- Kommt es beim Test zu Schmerzen?
- Kommt es zu Schluckbeschwerden während des Tests?

Cave: es dürfen keine Schmerzen entstehen! Falls die Rotation nicht frei ist, muss der Kopf entsprechend unterlagert werden!

b. AK-Test
Der Indikatormuskel wird mit dynamischem CH untersucht, ob und welche Seite behandelt werden muss. Dabei haken sich die Finger der cranialen Hand an einer Mandibulaseite ein; die caudale Hand liegt auf dem SCG und der Clavicula derselben Seite. Zwischen den Händen wird ein dynamischer CH - im Sinne einer Dehnung – ausgeführt und auf Schwäche des Indikatormuskels untersucht. Ein positives Testergebnis ist ein Hinweis auf eine Verkürzung der Faszie.

c. Behandlung
Bilaterale Läsion
AGST: Griffanlage wie beim Dehntest.
Der Zug wird zuerst gerade in Bezug auf die Körperachse ausgeübt, dann mehr auf der rechten bzw. linken Seite. Zusätzlich können kleine Parameter von Torsion oder Rotation mit eingefügt und so die Zone der stärksten Restriktion gesucht werden. Hat man diese gefunden, verweilt man – immer unter ständigem Aufrechterhalten des Zuges und des nach posterior gerichteten Druckes – so lange, bis es zum Release kommt.

Unilaterale Läsion
AGST: Wie beim Dehntest. Durchführung: Der Kopf des Patienten wird in Rotation, entgegengesetzt der Läsionsseite, gebracht. Die Rotation sollte nur so weit ausgeführt werden, wie es für den Patienten angenehm ist. Tipp: Ein kleines Kissen hilft zur Unterstützung des Kopfes.
Mit zunehmender Entspannung des Gewebes wird der Kopf des Patienten weiter rotiert; falls nötig kann auch eine Lateralflexion des Kopfes mit der Rotationsbewegung kombiniert werden. Die weitere Durchführung folgt den gleichen Prinzipien wie oben.

2. Lamina praetrachealis fasciae cervicalis

Die mittlere Halsfaszie verläuft vom Zungenbein zur Innenfläche von Sternum und Claviculae. Im Wesentlichen umhüllt sie die infrahyoidale Muskulatur, den Kehlkopf, die Schilddrüse, die Speise- und Luftröhre. Lateral steht sie mit der Faszie des SCM und dorsal mit der tiefen Halsfaszie in Verbindung.

a. Untersuchung
Passiver manueller Spannungstest
Griffanlage und Durchführung: Kopf in leichter Hyperextension; eine Hand fixiert mit Daumen und Zeigefinger das Hyoid. Die andere Hand liegt auf dem Sternum und den beiden SCG und übt einen Zug nach caudal und einen sanften Druck nach posterior aus. Beurteilung: Wie bei der oberflächlichen Halsfaszie

b. AK-Test
Über einen Indikatormuskel wird mit dynamischem CH zwischen Hyoid und Sternum untersucht, ob eine Läsion der mittleren Halsfaszie vorliegt. Die Richtung, die zur maximalen Schwächung führt, weist auf die Fasern hin, die behandelt werden müssen. (s. auch Kap. VII.B)

c. Behandlung
Ausgangstellung und Griff wie bei der Untersuchung; der Zug nach caudal und der Druck nach posterior werden solange aufrechterhalten, bis es zur spürbaren Entspannung der Gewebe kommt.

3. Lamina praevertebralis fasciae cervicalis

Die tiefe Halsfaszie verläuft direkt ventral der Halswirbelsäule, umhüllt die Scaleni und den Levator scapulae, um dann dorsal in die oberflächliche Faszie einzustrahlen. Von ihrer Beweglichkeit hängt maßgeblich das freie Auf- und Abwärtsgleiten der Halseingeweide ab.

a. Untersuchung
Passiver manueller Spannungstest
Griffanlage und Durchführung: Kopf in Neutralstellung. Eine Hand liegt unter der HWS; die andere Hand liegt auf dem Sternum, so dass Thenar und Hypothenar jeweils ein SCG berühren.
Die Hand an der HWS führt einen leicht nach cranial gerichteten Zug aus, während die caudale Hand einen Druck nach posterior und einen Zug nach caudal durchführt.
Beurteilung: Wie bei der oberflächlichen Halsfaszie.

b. AK
Die tiefe Halsfaszie kann nicht direkt mit AK untersucht werden. Eine Aussage über die Spannung der tiefen Halsfaszie kann man am ehesten über den AK-Test der Scaleni und des Levator scapulae treffen. Ist einer von beiden Muskeln oder sogar beide Muskeln – uni- oder bilateral – schwach, dann liegt meist auch eine Läsion der tiefen Halsfaszie vor.

c. Behandlung der tiefen Halsfaszie
AGST: wie beim Dehntest. Der Zug nach caudal und der Druck nach posterior werden solange aufrechterhalten, bis es zur spürbaren Entspannung der Gewebe kommt. Der Zug

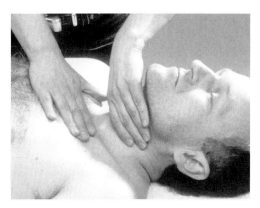

Griffanlage für Untersuchung und Behandlung der mittleren Halsfaszie

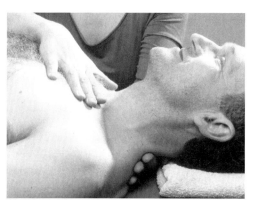

Griffanlage für Untersuchung und Behandlung der tiefen Halsfaszie

muss dabei nicht in rein caudaler Richtung erfolgen, sondern wird – je nach Spannungszustand der Faszie – mit einer seitlichen Komponente kombiniert. Es wird in die Richtung behandelt, die mehr Spannung aufweist.

d. Behandlung des Levator scapulae und seiner faszialen Umhüllung

Durchführung und Griffanlage: Eine Hand liegt unter der HWS und die Fingerspitzen haken sich sanft an den QF von C1–C4 (Ursprung!) ein; die andere Hand liegt flächig unter dem Schulterblatt, so dass der Daumenballen Kontakt mit dem Ansatz am Angulus superius medialis scapulae hat. Die craniale Hand dient der Fixation, die Hand am Schulterblatt führt einen Zug nach caudal aus, bis die Spannung an der cranialen Hand ankommt. Der Therapeut kann unterstützend eine leichte Lateralflexion der HWS zur Gegenseite durchführen. Der Zug wird so lange aufrechterhalten, bis es zur Entspannung der Gewebe unter den Fingern kommt.

4. Temporalis

Der Temporalis ist aufgrund seiner großen Ursprungsfläche über der gesamten Squama sehr häufig assoziiert mit Läsionen des Temporale. Das gleiche gilt für den Masseter mit seinem Ursprung am Proc. zygomaticus des Temporale. Beide Muskeln werden bei einer übermäßigen Anspannung das Temporale in eine AR-Läsion zwingen.

Bei CMD kann es im gesamten Bereich des Muskels zu entsprechenden Dysfunktionen kommen.

a. Untersuchung
Aktiver Dehntest
Mit einem Mundspatel wird die Weite der maximalen Mundöffnung gemessen. Diese sollte ca. 3,5 Patientenquerfinger betragen. Als Referenz sollte dies vor und direkt nach der Behandlung gemessen werden.

Palpation
Bei der Palpation findet man sowohl Triggerpunkte als auch gelotisch verhärtete Muskelfasern und Knötchen, die gut mit der Spindelzelltechnik behandelt werden können.
Die Indikation für die Faszientechnik sind Schmerzen im anterioren Bereich des Muskels insbesondere, wenn eine größere Fläche (über der S. sphenosquamosa) betroffen ist.

b. AK
Schwächung des Indikatormuskels durch Mundöffnung weist auf eine Verkürzung eines oder mehrerer Mundschließer hin. Durch Modifikation der Richtung der Mandibulabewegung lassen sich weitere Hinweise auf die betroffene muskuläre Struktur gewinnen. Positiver CH durch Laterotrusion der Mandibula nach rechts ist z. B. ein Hinweis auf Störung im Pterygoideus lat. und med. rechts sowie Temporalis links (post. Bereich). Entscheidend für die Behandlung ist jedoch der

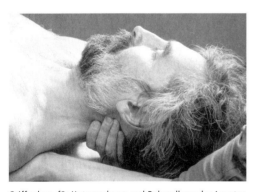

Griffanlage für Untersuchung und Behandlung des Levator scapulae und seiner faszialen Umhüllung.

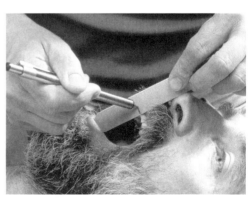

Messung der Mundöffnung mit Holzspatel

VII. Stomatognathes System

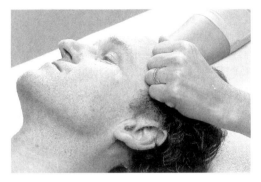

Behandlung der Temporalisfaszie

Palpationsbefund, da die Mundöffnung einen CH für alle Mundschließer darstellt und letztendlich nur die Palpation zeigt, welcher Muskel behandelt werden soll. Die TL zu den einzelnen Muskelbereichen kann positiv sein, ersetzt aber nicht die Palpation.

c. Behandlung der Temporalisfaszie

Griffanlage und Durchführung am Beispiel der linken Temporalisfaszie: Die rechte Hand fixiert mit der Handfläche den Kopf auf der rechten Schläfenseite in Mittelstellung; die linke Hand wird gefaustet und die mittleren Metacarpalknochen werden im Bereich der maximalen Verspannung auf die Schläfe gelegt; mit kleinen, vorsichtigen kreisenden Zug- und Druckbewegungen wird die Faszie des Temporalis gelöst.

Die Technik ist beendet, wenn der Patient keinen Schmerz mehr angibt und unter den Fingern die Entspannung des Muskels und der Faszie registriert wird.

5. Masseter

a. Untersuchung

Aktiver Dehntest: Entspricht dem Test des Bewegungsausmaßes wie unter 4a.

Schmerzpalpation

Diese ist aum Unterrand des Zygomaticums und am Angulus mandibulae durchzuführen: Schmerzen oder erhöhte Empfindlichkeit im vorderen Bereich sprechen für eine Läsion des tiefen Anteils (Ansatz!), im hinteren Bereich für eine Läsion der oberflächlichen Fasern (Ansatz!)

Passiver Dehntest

Griffanlage und Durchführung: Der Kopf wird leicht zur kontralateralen Seite gedreht und mit der Schulter des Therapeuten fixiert. Die craniale Hand hakt sich mit den Fingerspitzen am Zygomaticum ein; die caudale Hand liegt mit dem Daumenballen oder Fingerspitzen auf dem Ansatz am Unterkiefer. Die craniale Hand dient der Fixation, die Hand an der Mandibula übt einen sanften Zug nach caudal aus, bis die Spannung an der cranialen Hand ankommt. Zur Differenzierung der zwei Masseteranteile kann der Zug einmal nach caudal/anterior (Test des oberflächlichen Anteils) und nachfolgend nach caudal/posterior (Test des tiefen Anteils) durchgeführt werden. Beide Seiten werden getestet, das Ergebnis miteinander verglichen und entsprechend behandelt.

b. Behandlung
Einseitige myofasziale Releasetechnik

Griffanlage: Wie beim Test.
Durchführung: Es werden die Fasern mit der größten Einschränkung behandelt. Die caudale Hand hält den Zug solange aufrecht, bis keine Spannung mehr spürbar ist. Nach der Behandlung sollte bei der Palpation kein Schmerz mehr auslösbar sein.

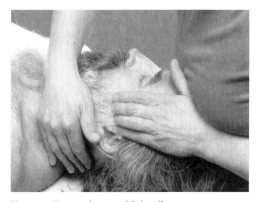

Masseter: Untersuchung und Behandlung

VII. Stomatognathes System

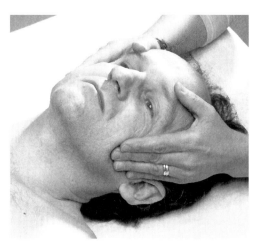
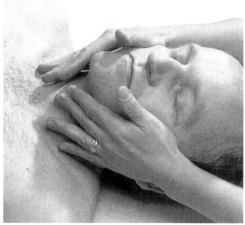

Grifflage für myofasziale Releasetechnik am Masseter

Beidseitige myofasziale Releasetechnik mit gleichzeitiger Traktion des Kiefergelenkes
Griffanlage: Die Daumenballen oder Fingerspitzen werden rechts und links in der Höhe des Proc. zygomaticus des Temporale bds. aufgelegt und führen einen Zug entlang der Mandibula in caudale und leicht anteriore Richtung aus. Neben dem Massageeffekt für den Masseter, führt man gleichzeitig eine Traktionsbehandlung des TMJ aus. Diese Technik ist sehr effektiv und für den Patienten äußerst angenehm.

Ursprungs-/Ansatztechnik
Es erfolgt eine Massage quer zum Muskelfaserverlauf am Zygoma oder am Angulus mandibulae. Diese Technik ist angebracht, wenn lokal am Ursprung/Ansatz knotenartige Verhärtungen des Muskels zu palpieren sind. Die Massage sollte so durchgeführt werden, dass es für den Patienten noch gut erträglich ist.

c. AK und Masseter
- Bei einem beidseits schmerzhaften Masseter ist primär an eine Fixation der S. palatina mediana zu denken. Oftmals führt die Befreiung dieser Sutur (s. Kap. VIII.B) zur völligen Schmerzfreiheit der Masseter.
- Die myofasziale Behandlung des Masseter bds unter gleichzeitiger Traktion des TMJ eignet sich häufig zum „Knacken" eines

GHT und ist bei CMD immer einen Probeversuch wert, um Normotonus zu erreichen.

6. Pterygoideus medialis et lateralis

Beide Muskeln sind leider nur sehr eingeschränkt in ihrem Verlauf palpierbar und einer manuellen Behandlung schwer zugänglich. Dies steht in starkem Gegensatz zu ihrer Bedeutung als direktes Verbindungsglied zwischen Sphenoid und Mandibula.

a. Pterygoideus medialis
Die Palpation (s. S. 159) ist im Prinzip von innen und außen möglich; nach Leaf führen wir in der AK im Regelfall die Palpation von außen durch und korrigieren bei einseitig auffälligem Befund mit Schmerzhaftigkeit sofort mit der Strain-Counterstrain-Technik. Hierbei wird unter fortwährender Palpation der Kopf des Patienten möglichst weit in Anteflexion gebracht, soweit möglich unter gleichzeitiger Beugung der BWS. Dann wird die Rotations- und/oder Seitneigungsposition mit der größten Schmerzreduktion gesucht. Unter weiterhin konstantem Druck auf den Schmerzpunkt (der nun natürlich nicht mehr so schmerzhaft sein soll !!) wird der Patient für 90 Sekunden oder 20 Atemzüge oder eine maximal lang gehaltene Inspiration in der gefundenen Position gehalten.

VII. Stomatognathes System

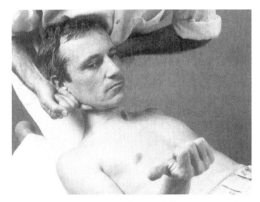

SCS für den rechten Pterygoideus medialis. Der waagrechte Daumen zeigt an: keine Besserung am Schmerzpunkt.

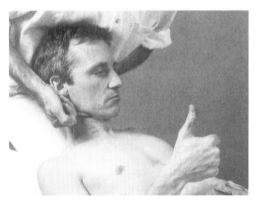

Jetzt in Flexion und Linksrotation: Deutliche Verringerung des Schmerzes. Der Daumen zeigt nach oben.
Wichtig bei dieser Therapie: der Patient darf natürlich nicht sprechen und soll deshalb die Schmerzangabe durch vorab vereinbarte Signale per Hand geben!

Danach wird der Patient aufgefordert, gegen den Widerstand des Behandlers Kopf und Oberkörper zurück auf die Liege zu drücken. Die Behandlung dieses Muskels ist am besten vor allen anderen Korrekturmaßnahmen am Stomatognathen System durchzuführen!
Oral wird der Muskel vor dem Gaumenboden in Richtung Mandibula palpiert und mit einer Faszientechnik entlang des Muskels behandelt.
Zu denken ist auch an Querverbindungen zur Mundakupunktur nach Gleditsch: die Nadelung oder Pharmapunktur des 9er-Gebietes behandelt ›nebenbei‹ sicher oft den Pterygoideus medialis mit!

b. Pterygoideus lateralis

Er ist palpatorisch erreichbar (s. S. 159), wenn man einen Finger entlang der Außenseite möglichst weit nach hinten bis in die Fossa pterygoidea führt. Der Mund sollte dabei nur leicht geöffnet sein.
Vorsicht: Der Muskel ist oft extrem schmerzhaft; subjektiv für den Patienten wird der Schmerz meist als ›im Gelenk‹ erfahren. Triggerpunkte im Pterygoideus lateralis entstehen häufig sekundär als Folge von Triggerpunkten im Oberen Trapezius und SCM (s. *Schupp*).

Therapie
Strain-Counterstrain oder Massage, wegen der Schmerzhaftigkeit elegant mit Gel oder Spray eines Lokalanästhetikums. Aus der Chiropraktik kommt noch eine sehr elegante, aber für den Patienten kurzzeitig maximal schmerzhafte Version der Ursprung/Ansatz-Technik: während einer Ausatmung wird mit dem Finger am Maximalschmerzpunkt eine möglichst schnell ausgeführte Rotations-Friktionsbewegung durchgeführt!
Diese Technik sollte unbedingt in Seminaren erlernt werden!
Ebenfalls ist für den Geübten eine Neuraltherapie zu Triggerpunkten im Pterygoideus lateralis möglich (siehe Travell).

7. SCM

Der SCM nimmt durch seinen Ursprung, Verlauf und Ansatz eine ganz besondere Stellung ein. Er ist im Falle einer Läsion des Temporale immer mit AK, Palpation und Dehntest zu untersuchen. Die Mastoidspitze wird im Falle einer zu hohen Spannung des SCM nach anterior/caudal gezogen, was eine IR-Läsion des Temporale und Bewegungseinschränkung im SCG zur Folge hat.
Eine Dysfunktion des SCM wird sich unter anderem negativ auf den Lymphabfluss auswirken, da im Bereich dieses Muskels die Lymphbahnen zur Entsorgung des gesamten Kopfbereichs liegen.

VII. Stomatognathes System

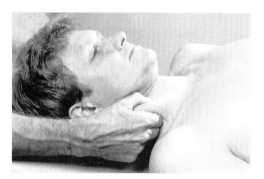

Untersuchung des SCM mit Zangengriff

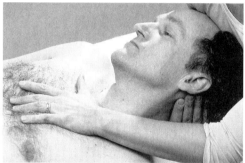

Untersuchung und myofasziale Behandlung des SCM

Folgende Ursachen kommen für Dysfunktion und Schwäche des SCM in Frage:
- Posttraumatisch, besonders nach Schleudertrauma
- SCG-Blockierungen (Ansatzstelle!)
- Starke lymphatische Belastung des Kopfes (z.B. Materialunverträglichkeit, Schwermetallintoxikation, Zahn-, NNH- bzw. Tonsillenherd).
- Einengung des N. accessorius im Foramen jugulare oder an der oberen HWS
- Meridianbezug Magen
- Orthomolekular: Denke primär an B3/6!

a. Untersuchung

AK-Test des Muskels auf Schwäche

Dabei ist äußerste Vorsicht geboten; eine Hand sollte immer unter dem Kopf liegen, um im Falle einer maximalen Schwäche einen sofortigen Schutz bieten zu können. Handanlage möglichst breitflächig.
Falls der SCM im AK-Test keine Schwäche zeigt, aber dennoch eine Läsion des SCM vermutet wird: SCM dehnen → führt dies zur Schwächung → Indikation für Faszientechnik.

Schmerzpalpation
- Im Muskelbauch selbst mittels Zangengriff
- Am Ursprung und/oder Ansatz

Manueller Spannungstest

Durchführung am Beispiel eines SCM re: Die linke Hand liegt unter dem Occiput, mit den Fingerspitzen am Mastoid. Der Thenar der rechten Hand liegt auf der gleichen Seite des Manubriums und der Hypothenar auf dem rechten SCG. Die Hand am Occiput führt einen nach cranial, die Hand am SCG einen nach caudal gerichteten Zug durch.
Beurteilung: Es wird die Beweglichkeit der beiden Seiten miteinander verglichen und die Elastizität der Muskelfasern beurteilt.

b. Behandlung

Myofasziale Releasetechnik

Indikation: Positive Schmerzpalpation im Muskelbauch selbst.
Durchführung am Beispiel des rechten SCM:
Griffanlage: Wie beim manuellen Dehntest.
Die craniale Hand dient als Fixationshand; mit der caudalen Hand wird ein leichter Druck nach posterior und ein Zug nach caudal ausgeführt, bis die Spannung an der cranialen Hand zu spüren ist. Der Druck/Zug wird solange aufrechterhalten, bis es zu einer spürbaren Entspannung der Fasern kommt. Um einen Dehneffekt auf den Muskel zu bewirken, kann man den Kopf in leichte Lateralflexion links und Rotation rechts einstellen.

Ursprung/Ansatz-Technik

Indikation: Positive Schmerzpalpation oder TL am Ursprung/Ansatz. Durchführung: Querfriktion an der schmerzhaften Anheftung des SCM. Zur Erinnerung: der Ursprung des SCM erstreckt sich vom Mastoid bis zur Linea nuchae superior des Occiput. Ansatz: an Manubrium sterni und Clavicula.

Neuraltherapie

Bei Triggerpunkten sollte möglichst eine Behandlung mit NT erfolgen. Falls dies nicht möglich ist, kann auf manuelle Techniken zurückgegriffen werden. Eleganter ist die NT, da die manuelle Behandlung in der Regel sehr schmerzhaft und weniger erfolgreich ist!

Neben den bisher genannten manuellen Behandlungsmöglichkeiten intramuskulärer Störungen des SCM ist es insbesondere bei diesem Muskel wichtig, andere kausale Faktoren (s.o.) bei der Behandlung mit in Betracht zu ziehen:

- Läsion des Sternoclaviculargelenkes (SCG). Bei positivem dynamischem CH auf das sternale Ende der Clavicula (an alle Richtungen denken!), sollten die Ansatzstellen des SCM an der Clavicula und am Sternum auf Schmerzpunkte untersucht und ggf. behandelt werden. Danach wird das SCG mit einer strukturellen Technik korrigiert. Die Bewegungsparameter, die zur maximalen Schwächung des Indikatormuskels geführt haben, zeigen die Korrekturrichtung.
- Läsion des N. accessorius am For. jugulare (Temporale!!) oder im Bereich der oberen HWS
- Chemische Seite der Triad of Health
  In diesem Bereich finden wir häufig entscheidende Hilfe bei SCM-Dysfunktionen. Neben der AK-Testung orthomolekularer Substitutionsmöglichkeiten sind folgende TL's für eine Übersichtsdiagnostik wertvoll (s.a. Lehrbuch Gerz)
- TL zu Lymphe 1, 2 der gleichen Seite
- TL zu Tons 1, 2, 3 der gleichen Seite
- TL zu verdächtigen Zähnen oder Unterkieferbereichen der gleichen Seite
- Testung von Lymphmitteln (Lymphdiaral®, Cefalymphat®, usw.)
- Testung von Tonsillen-, Kieferostitis-, Pulpitis-, Wurzelgranulom-, Silberamalgam- oder sonstiger Nosoden etc.
  Bei positivem Testergebnis ist die entsprechende Behandlung einzuleiten. In diesen Fällen macht es wenig Sinn, rein strukturell vorzugehen.

Fall 282

M.H. w, 32 J; A: seit Jahren rez. HWS-Probleme bei Hypermobilität, alle bisher durchgeführten Maßnahmen (Massage, Physiotherapie, gezielte Trainingstherapie, Osteopathie) blieben ohne dauerhaften Erfolg. Verschlechterung durch Manipulation der oberen HWS. Weitere Befunde: röntgenologischer Herdverdacht bei 22 (wurzelbehandelt).
U: h: Deltoideus bds, w: Nackenflexoren und -extensoren als Gruppe, Scaleni li, SCM bds. (bei Testung des li SCM kann die Patientin den Kopf kaum in der Testposition halten, Kopfrotation nach re eingeschränkt), Iliopsoas li, Subscapularis bds
NC: TL Sternum
SC: TL regio 22 → NC: Procain
HC: TL und dynamischer CH von C2
W: CH des li Mastoid nach anterior
Osteopathisch:
- IR-Läsion Temporale li
- Rotationsläsion C1/C2
- Sternumfixation
- Sternocostale Läsion der Rippen 3–4 li
- 1. Rippe li cranial
- Talusläsion li (med. Kompression in Bezug auf die Tibia) bei endgradiger Einschränkung der Flexion/Extension.

Therapie

Neuraltherapie der Regio 22 mit Procain führte zu folgender Befundänderung:
Alle Nackenmuskeln einschließlich SCM stark, CH Mastoid li neg., normotoner Deltoideus bds, Kopfrotation nach rechts frei
Talusmanipulation und Sternum- sowie Rippenbehandlung → Normotonus Iliopsoas li und Subscapularis bds.
W: CH C1/C2 → postisometrische Relaxation → Normotonus

Weiteres Procedere

Ein CT der Region zeigte eine Längsfraktur der Zähne 11 und 21 sowie eine apikale Beherdung von 22. Die eigentlich unumgängliche operative Sanierung wird bisher von der Patientin verweigert – anscheinend ist der Leidensdruck noch nicht groß genug!

Diskussion

Ohne die Möglichkeit der differentialdiagnostischen Untersuchung mit AK hätte man in der klassischen Osteopathie alle gefundenen Läsionen behandelt, ohne die Aufmerksamkeit auf den herdverdächtigen Zahn richten zu können. Um in der „Osteopathienomenklatur" zu bleiben: Der Zahnherd war in diesem Fall die primäre Läsion! Der therapeutische Erfolg wäre, wie auch die bisher durchgeführten Maßnahmen, unbefriedigend für Patient und Therapeut gewesen.

Mit der AK haben wir die einmalige Möglichkeit, eine Verbindung zwischen Temporaleläsion, SCM, Lymphsystem und damit Zähnen herzustellen und entsprechend der Ergebnisse zu behandeln.

Dieser Fall zeigt exemplarisch auch einen weiteren Aspekt, der unserer Meinung nach seit langem in der Osteopathie zu kurz kommt: Die wechselseitigen Zusammenhänge zwischen einzelnen Zähnen bzw. Zahnregionen und einzelnen Organen, Meridianen, Muskeln, Wirbelsäulensegmenten, peripheren Gelenken usw.

Diese Thematik wird im Lehrbuch AK und in der AK-Ausbildung für alle Berufsgruppen genauer besprochen. Stellvertretend sei auf die nachfolgende Abbildung verwiesen:

Zwei perfekte Fallbeispiele für die interdisziplinäre Zusammenarbeit zwischen Osteopathie und Kieferorthopädie unter spezifischer Beachtung der Zusammenhänge zwischen dem Frontzahnbereich, Niere/Blase und damit wiederum allen damit zusammenhängenden Störungen sind in folgenden Artikeln nachzulesen:

▶ Baier-Wolf, U. + Marat, G.: Interdisziplinäre Behandlung eines 8jährigen Buben mit Enuresis, MJAK 12, 2001
▶ Baier-Wolf, U. + Marat, G.: CMD und Neurologie mit AK, MJAK 19, 2003

Diese Artikel können über ICAK-D oder AKSE angefordert werden!

Leitsätze zur COPA-Therapie

Herausgegeben von IMAK; Stand Juni 1999

1. COPA – Definition und Indikationsstellung

Als Craniomandibulär-orthopädische Positionierungsapparatur (COPA) bezeichnen wir jede intraorale Apparatur, die die Mandibulaposition im Sinne der Oralen Orthopädie korrigiert. Die Indikationsstellung hat nach einer eingehenden zahnärztlichen, oral-orthopädischen und gesamtorthopädischen Diagnostik zu erfolgen.

2. Ziele der COPA-Behandlung

a. Behebung oder zumindest Verbesserung von craniomandibulären Dysfunktionen durch Behandlung des stomatognathen Systems mit intraoralen Apparaturen.

Beachte: Diese Mandibula-Position ist eventuell zahnärztlich nicht umsetzbar, d.h. nur als relativ kurzfristige primär therapeutische Position zu betrachten.

b. Dies geschieht unter Berücksichtigung und Optimierung der Wirkung auf periphere Strukturen und Regelkreise.

c. Dabei wird versucht, vorhandene orthopädische Fehlbefunde durch Neupositionierung der Mandibula zu beheben.

3. Mögliche Therapie-Szenarien

a. Die dentale Situation erlaubt nach Neupositionierung der Mandibula mit der COPA eine einfache zahnärztliche Maßnahme zur Stabilisierung der Unterkieferlage (z.B. Einschleifen, Aufbau von Funktionsflächen u.a.). Danach sind alle vorhandenen pathologischen Befunde dauerhaft behoben.

b. Es liegt eine Dominanz der aszendierenden Störfaktoren vor.

Diese aszendierenden Störfaktoren kommen einzeln oder in Kombination vor:
▶ Strukturell-mechanisch (Füße, Knie, Hüftgelenke, SIG, Wirbelsäule, Muskulatur usw.)

- Biochemisch-toxikologisch-internistisch (Allergien, Candida, Parasiten, Nahrungsmittelunverträglichkeiten, verschiedenste Organbelastungen und Intoxikationen)

Die entsprechenden Maßnahmen sollen möglichst vor der COPA-Therapie erfolgen (Behandlung mit Chirotherapie, Osteopathie, Physiotherapie, Craniosacraltherapie u.a.).

c. Die manuelle Funktionsanalyse ergibt Triggerpunkte und schmerzhafte Muskeln oder Sehnenansätze im stomatognathen System.

Vor der Festlegung des endgültigen Konstruktionsbisses sind die Triggerpunkte, schmerzhaften Muskeln oder Sehnenansätze je nach Fall mit neuraltherapeutischen Injektionen oder manualmedizinischen bzw. physiotherapeutischen Methoden zu behandeln und somit die Mandibulaposition sowie der Konstruktionsbiß zu optimieren.

d. Während einer COPA-Behandlung treten aszendierende Probleme auf.

Die Korrektur aller Faktoren, die aszendierende Störungen auslösen, ist durchzuführen. Anschließend ist meist eine Korrektur der COPA notwendig.

e. Während der Tragedauer einer COPA sind alle Befunde zunächst stabil, dann instabil.

Durch gravierende Änderungen der Begleitumstände (Schwangerschaft, strikte Diät/Fasten, allopathische Therapie, neuauftretende Allgemeinerkrankungen u. a. m.) kann es zu Störungen kommen, die den stabilen mandibulären Ausgleich durch die COPA stören. Diese Änderungen sind zu berücksichtigen und ggfs. die COPA zu korrigieren.

f. Gelegentlich ist eine Schienentherapie nur symptomatisch möglich.

In diesem Fall hat eine Aufklärung zu erfolgen, daß das Tragen der COPA auf Dauer nicht die optimale Therapie ist. Eine Beurteilung über Therapiemöglichkeiten hat nach 6 bis 12 Monaten zu erfolgen.

Sollten externe Begleitumstände bzw. in der Person des Patienten begründete Umstände eine endgültige Stabilisierung der Unterkieferlage durch eine Restauration oder kieferorthopädische Behandlung verhindern, so sind regelmäßige Kontrolluntersuchungen in Abhängigkeit von Schwierigkeit und Verlauf der Behandlung erforderlich.

4. Dringend zu beachten

a. Vorsicht ist bei Patienten geboten, die an einem hohem Belastungsgrad an psychischem Stress leiden, v.a. wenn dies mit allgemeiner psychischer Labilität gepaart ist. Bei wechselnden Befunden auch von Seiten der AK-Testung ist äußerste Sorgfalt und vorsichtiges Procedere geboten, um weitere Entgleisungen zu vermeiden.

Wird Distress durch fehlende Aggressionsverarbeitung zum psychischen Primärfaktor für die Funktionsstörung des Kiefergelenks, so ist die rein zahnärztliche Therapie ohne Mithilfe der Psychotherapie nicht erfolgversprechend!

b. Physiotherapeutische Begleitbehandlungen und häusliche Übungen sind notwendig, um die Behandlung mit der COPA zu optimieren. Dabei sind regelmäßige Kontrollen der Bisslage und eventuelle COPA-Korrekturen notwendig, um die muskuläre Situation zu stabilisieren.

5. Risikoaufklärung

a. Während und nach einer COPA-Therapie können zur optimalen Versorgung umfangreiche zahnärztliche/kieferorthopädische/prothetische Maßnahmen erforderlich sein.

b. Während der COPA-Therapie kann die Kaufähigkeit und Kauleistung deutlich eingeschränkt sein.

c. Nach Einstellen der Mandibula-Lage ist in seltenen Fällen eine Rückkehr in die Ausgangsposition nicht mehr möglich.

d. Im Rahmen der COPA-Therapie kann es vorübergehend zu therapiebedürftigen funktionellen Veränderungen peripherer Strukturen und Regelkreise kommen, die dann eventuell ärztlicher/zahnärztlicher Behandlung bedürfen.

VII. Stomatognathes System

SINNESORGANE	Innenohr	Kieferhöhle	Siebbein-zellen	Auge	Stirnhöhle		Stirnhöhle	Auge	Siebbein-zellen	Kieferhöhle	Innenohr
GELENKE	Schulter Ellbogen	Kiefer	Schulter Ellbogen	Knie hinten	Knie hinten		Knie hinten	Hüfte	Schulter Ellbogen	Kiefer	Schulter Ellbogen
	Hand ulnar Fuß plantar Zehen u.1.*	Knie vorn	Hand radial Fuß Großzehe	Hüfte	Kreuzsteißbein		Kreuzsteißbein		Hand radial Fuß Großzehe	Knie vorn	Hand ulnar Fuß plant. Zehen u.1.*
RÜCKENMARK-SEGMENTE	Th1 C8 Th7 Th6 Th5 S3 S2 S1	Th 12 Th 11 L 1	C7 C6 C5 Th4 Th3 Th2 L5 L4	Th 8 Th 9 Th 10	L 3 L 2 Co S5 S4		L 2 L 3 S4 S5 Co	Th 8 Th 9 Th 10	C5 C6 C7 Th2 Th3 Th4 L4 L5	Th 11 Th 12 L 1	C 8 Th1 Th5 Th6 Th7 S1S2S3
WIRBEL	B1 H7 B6 B5	B 12 B 11 L 1	H 7 H 6 H 5 L 5 L 4	B 9 B 10	L 3 L 2 Co S5 S4 S3		L 2 L 3 S3 S4 S5 Co	B 9 B 10	H 5 H 6 H 7 B 3 B 4 L 4 L 5	B 11 B 12 L 1	H 7 B 1 B 5 B 6 S 1 S 2
ORGANE	Herz rechts	Pancreas	Lunge rechts	Leber rechts Gallen blase	Niere rechts Blase rechts urogenitales Gebiet		Niere links Blase links urogenitales Gebiet	Leber links Gallen gänge links	Dickdarm links	Milz Magen links	Herz links Jejunum Ileum links
	Duodenum	Magen rechts	Dickdarm rechts								
				R 8	7	6 5 (V) 4 (IV) 3 (III) 2 (II) 1 (I)	1 (I) 2 (II) 3 (III) 4 (IV) 5 (V)	6	7	8 L	
				Zchn R							
ORGANE	Ileum rechts Ileocoecales Gebiet	Dickdarm rechts	Magen rechts Pylorus	Gallen blase	Blase rechts urogenitales Gebiet		Blase links urogenitales Gebiet	Gallen gänge links	Magen links	Dickdarm links	Jejunum Ileum links
	Herz rechts	Lunge rechts	Pancreas	Leber rechts	Niere rechts		Niere links	Leber links	Milz	Lunge links	Herz links
WIRBEL	B1H7 B6 B5 S2 S1	H 7 H 6 H 5 B 4 B 3 L 5 L 4	B 12 B 11 L 1	B 9 B 10	L 3 L 2 Co S5 S4		L 2 L 3 S4 S5 Co	Th 8 Th 9 Th 10	B 11 B 12 L 1	H 5 H 6 H 7 B 3 B 4 L 4 L 5	H 7 B 1 B 5 B 6 S 1 S 2
RÜCKENMARK-SEGMENTE	Th1 C8 Th7 Th6 Th5 S 3 S 2 S 1	C7 C6 C5 Th4 Th3 Th2 L5 L4	Th 12 Th 11 L 1	Th 8 Th 9 Th 10	L 3 L 2 Co S5 S4		L 2 L 3 S4 S5 Co	Th 8 Th 9 Th 10	Th 11 Th 12 L 1	C5 C6 C7 Th2 Th3 Th4 L 4 L 5	C 8 Th1 Th5 Th6 Th7 S1S2S3
GELENKE	Schulter – Ellbogen	Hand radial Fuß Großzehe	Kiefer	Hüfte	Kreuzsteißbein		Kreuzsteißbein	Hüfte	Kiefer	Hand radial Fuß Großzehe	Schulter – Ellbogen
	Hand ulnar Fuß plantar Zehen u. 1.*		Knie vorn	Knie hinten	Fuß		Fuß	Knie hinten	Knie vorn		Hand ulnar Fuß plant Zehen u.1.*
SINNESORGANE	Ohr	Siebbein-zellen	Kieferhöhle	Auge	Stirnhöhle		Stirnhöhle	Auge	Kieferhöhle	Siebbeinzellen	Ohr

Die Wechselbeziehungen der Zähne zum Organismus nach Voll und Kramer

---

* Diese Abbildung ist dem Buch „Gleditsch: Mundakupunktur" mit freundlicher Genehmigung des WBV Biologisch-Medizinischer Verlag, 73614 Schorndorf, entnommen.

VIII. Gesichtsschädel (Viscerocranium)

A. Vorbemerkungen

Der Gesichtsschädel besteht aus 15 Knochen, die sich zwischen dem Frontale und dem anterioren Teil des Sphenoids befinden. Folgende Knochen sind daran beteiligt: Maxilla, Palatinum, Zygomaticum, Lacrimale, Nasale, Conchae nasales inferiores (jeweils aus zwei Knochenanteilen bestehend) sowie Vomer, Ethmoid und Mandibula.

In diesem Bereich sind eher primäre traumatische oder intraossäre Läsionen zu finden. Ursächlich kommen dafür in Frage: Zahnextraktionen, Stürze auf das Gesicht, Schläge (Boxer), schlecht sitzende Brillen usw.

Durch seine große Flexibilität ist der Gesichtsschädel in der Lage, Traumen lokal abzumildern und die einwirkenden Kräfte auf Schädelbasis bzw. Schädeldach zu übertragen. Deshalb findet man nach Traumen der Gesichtsschädelknochen häufig Läsionen an Schädelbasis und Schädeldach. Während des Wachstums passen sich die Gesichtsschädelknochen den SBS-Läsionen an.

Eine craniofaciale Asymmetrie kann also durch primäre SBS-Läsionen, aber auch durch lokale Läsionen der Gesichtsschädelknochen (hauptsächlich Maxilla, Zygomaticum und Ethmoid) während des Wachstums entstehen. Wichtig ist es, die primäre Läsion zu finden und zuerst zu behandeln. Ist die Anpassung des Gesichtsschädels durch eine SBS-Läsion bedingt, so muss diese vorrangig behandelt werden. Falls nach dieser Korrektur weiterhin noch eine Läsion eines Gesichtsschädelknochens besteht, wird diese ebenfalls behandelt.

Im Falle einer traumatischen Läsion werden primär die betroffenen Schädelknochen behandelt. Danach wird das gesamte craniosacrale System auf Anpassungsstörungen hin untersucht und behandelt.
Bei Babys und Kleinkindern neigen vor allem Ethmoid und Maxilla zu Läsionen.

AK und Gesichtsschädel

In der AK sind nicht für alle Gesichtschädelknochen assoziierte Muskelschwächen oder sinnvolle CH beschrieben. Die alleinige TL zum entsprechenden Knochen kann, muss aber nicht positiv sein. Bei einigen Gesichtsschädelknochen ist aufgrund der Lage keine TL möglich. Da aber, vor allem bei traumatischen Läsionen, Untersuchung und Behandlung dieser Knochen dringend durchgeführt werden muss, ist die klassische osteopathische Palpation und Untersuchung unerlässlich.

B. Maxilla
1. Klassische Osteopathie

Die Maxilla ist ein paarig angelegter Schädelknochen, der den Boden der Orbita und das Dach der Mundhöhle bildet. Sie beherbergt die Oberkieferzähne und begrenzt nach unten und lateral das Cavum nasi. Restriktionen der Maxilla können die Beweglichkeit der SBS stark stören. Bei wiederholten Flexions- oder Extensionsläsionen der SBS sollte man an Läsionen der Maxilla denken.

a. Anatomie

Die Maxilla besteht aus einem hohlen Körper und vier Fortsätzen:
Processus frontalis – aufsteigender Maxillaast
Processus palatinus – Gaumenfortsatz
Processus alveolaris – zahntragender Fortsatz
Processus zygomaticus – Jochbeinfortsatz

Angrenzende Knochen und Suturen

▶ Maxilla der gegenüberliegenden Seite → Sutura palatina mediana (am harten Gaumen) und die Sutura intermaxillaris (anteriore Verbindung an der Spina nasalis ant.)
▶ Zygomaticum (außen)
 → Sutura zygomaticomaxillaris
▶ Frontale (oben/vorne)
 → Sutura frontomaxillaris

VIII. Gesichtsschädel (Viscerocranium)

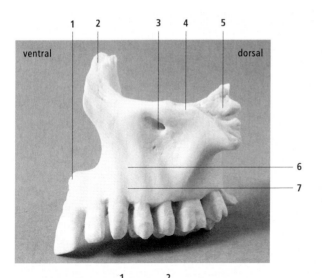

Maxilla, von lateral/anterior
1 Spina nasalis anterior
2 Processus frontalis
3 Foramen infraorbitale
4 Boden der Orbita
5 Processus zygomaticus
6 Fossa canina
7 Processus alveolaris

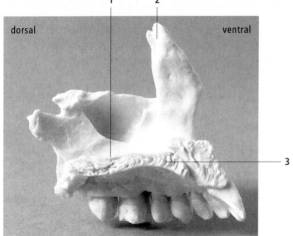

Maxilla, von medial
1 Processus palatinus
2 Processus frontalis
3 Sutura palatina mediana

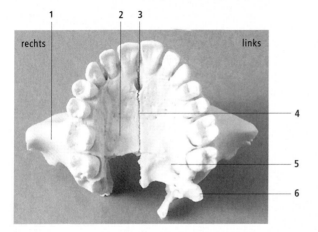

Maxilla, von caudal
(links mit Os palatinum, rechts ohne)
1 Processus zygomaticus maxillae
2 Processus palatinus
3 Foramen incisivum
4 Sutura palatina mediana
5 Sutura palatina mediana transversa
6 Processus pyramidalis ossis palatini

- Vomer (oben)
- Ethmoid (oben/hinten)
  → Sutura ethmoidomaxillaris
- Palatinum (hinten)
  → Sutura palatina transversa
- Conchae nasales inferiores (innen)
- Nasale (außen/oben)
  → Sutura nasomaxillaris
- Lacrimale (außen/oben)
  → Sutura nasomaxillaris
- Sutura cruciata (Kreuzung von Sutura palatina mediana und transversa)

Foramina und Sinus
- Foramen infraorbitale, Durchtritt des N. maxillaris
- Foramen incisivum, Öffnung des Canalis incisivus in die Mundhöhle, Durchtritt des N. nasopalatinus
- Sinus maxillaris, ist ca. ab dem 6. Lebensjahr voll ausgebildet.

Muskuläre Verbindung
Neben den dort ansetzenden zahlreichen Gesichtsmuskeln sind vor allem die beiden Pterygoidei von Bedeutung.

Bewegungsphysiologie
Die Bewegung findet um eine leicht schräg vertikal verlaufende Achse vom Orbitaboden schräg nach caudal/medial statt. Da es sich um einen paarig angelegten Schädelknochen handelt, kommt es während der Flexion zur AR, während der Extension zur IR.
Bei der AR bewegt sich der Proc. zygomaticus nach lateral/anterior, die Procc. palatini senken und entfernen sich in ihrem posterioren Bereich, im anterioren nähern sie sich an, die S. palatina mediana senkt sich und bewegt sich nach posterior. Dies verleiht dem Gaumen ein breites Aussehen.
Der Oberkiefer wird so in Richtung a.-p. kürzer, genauso wie der gesamte Schädel während der Flexion. Die Procc. frontales nähern sich an, die Naht zwischen den beiden Ossa incisiva weicht zurück, die Schneidezähne des Oberkiefers rotieren an ihrer distalen Begrenzung nach außen und bewegen sich nach retral.
Während der cranialen Extension drehen sich die Bewegungsparameter um.

Läsionsmechanismen und Pathophysiologie

Primäre Läsionen
Primäre Störungen kommen häufig während der Entwicklung vor. Der größte Unterschied zwischen dem Schädel eines Neugeborenen und eines Erwachsenen ist der Abstand zwischen der Lamina horizontalis des Palatinums und der Facies orbitalis des Frontale. Die Vergrößerung dieses Abstandes geht hauptsächlich auf das Wachstum der Maxilla zurück.
Während der kindlichen Entwicklung kommt es durch Störungen der SBS häufig zu Läsionen in dieser Gegend. Daraus resultiert dann entweder ein breiter und tiefer Gaumen (Flexionszustand) oder ein schmaler und hoher

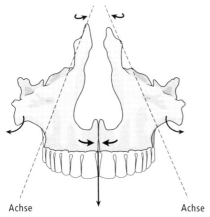

Achse für die Flexions- und Extensionsbewegung. Hier: Bewegung der Maxilla während der Flexion

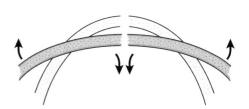

Bewegung der S. palatina mediana und der Procc. alveolares während der Flexion

Gaumen (Extensionszustand). Kinder mit einem hohen Gaumen sind aufgrund der zu engen Fossa nasalis typische „Mundatmer"; dies ist mit Störungen des Lymphabflusses, der Be- und Entlüftung der Nebenhöhlen und allergischen Problemen vergesellschaftet.

Kommt es intrauterin zu einer Läsion zwischen dem vorderen und hinteren Anteil der Maxilla (Verknöcherung zwischen diesen Anteilen findet ca. im 7./8. Schwangerschaftsmonat statt), resultiert daraus eine intraossäre Läsion. Diese Tatsachen machen verständlich, wie wichtig die Behandlung der Maxilla bei Kindern ist. Intrauterine Läsionen führen bei Nichtbehandlung zu späteren kieferorthopädischen Problemen. Werden solche Läsionen nicht sofort im Säuglingsalter behandelt, reicht eine alleinige osteopathische Behandlung nicht aus. Es ist von größter Wichtigkeit, dass diese Patienten schon im frühen Alter eine entsprechende funktionelle KFO-Versorgung erhalten.

Osteopathische und KFO-Behandlung sollten dann Hand in Hand gehen. Eine möglichst früh einsetzende osteopathische Behandlung kann das Tragen von KFO-Geräten verkürzen und vice versa.

Äußere Traumen führen meist zu IR-Läsionen, Zahnextrationen im OK können AR-Läsionen der Maxilla verursachen.

Fall 283:
A.B. m, 4 J; A: seit zwei Jahren Asthma bronchiale, beschwerdefrei nur mit Cortison.
Geburt: langdauernde, häufige und starke Presswehen, Gesichtslage.
Osteopathische Untersuchung: Gesamter Schädel in Extension, stärkste Bewegungseinschränkung im Bereich C0/C1 (Kompression bds.) und der Maxilla. Aufgrund des deutlichen osteopathischen Befundes wird auf die AK-Untersuchung verzichtet.
Behandlung: Dekompression C0/C1 und allgemeine direkte Techniken zur Unterstützung der Flexion. Nach zwei Behandlungen deutliche Besserung und Cortisonreduktion um 50%. In der 3. Behandlung wurde die Maxilla mit direkten Techniken an der S. palatina mediana und S. zygomaticomaxillaris und einer allgemeinen Flexionsmobilisation therapiert. Nach der 4. Behandlung war das Kind beschwerde- und cortisonfrei.
Beobachtungszeitraum: vier Jahre

Sekundäre Läsionen
Diese sind abhängig von der Mobilität des Sphenoids.
Die Maxilla hat keine direkte Verbindung mit dem Sphenoid. Das Palatinum dient als Bewegungsüberträger zwischen Sphenoid und Maxilla. Deswegen ist die Palpation des harten Gaumens eines der besten Kriterien, die Position des Sphenoids zu bestimmen. Jegliche CMD, die mit einer übermäßigen Spannung der Pterygoidei verbunden ist, wird über das Palatinum zur Fehlstellung der Maxilla führen. Abnormale Kaugewohnheiten, fehlende Zähne oder unsachgemäße zahnärztliche Behandlungen, wie z.B. zu hohe Füllungen, führen ebenfalls zur Läsion der Maxilla.
Zahnversorgungen, die die Okklusion stören, müssen natürlich primär zahnärztlich korrigiert werden; danach sollte der Patient noch einmal osteopathisch untersucht und ggf. behandelt werden.
Bei Kleinkindern kommt es häufig durch „Daumennuckeln" oder bei langem Gebrauch eines Schnullers zu Läsionen in diesem Bereich.

Observation
▸ Nasolabialfalten (tief und stark markiert im Falle einer AR-Läsion)
▸ Veränderte Zahnstellung der oberen Front: Schneidezähne stehen retral bei der AR-Läsion. Bei einer SBS-Torsion wird der Incisivus auf der Seite des oben stehenden großen Flügels posterior und der Incisivus auf der Seite des tiefen großen Flügels anterior stehen.

Anamnese
▸ Druckschmerzhaftes Foramen infraorbitale (Trigeminus!)
▸ Rez. Kieferhöhlenentzündungen
▸ Mundatmung
▸ Allergien

VIII. Gesichtsschädel (Viscerocranium)

Palpation

Test für die Maxilla beidseits

AGST: Therapeut steht am Kopfende des Patienten.
Griff: Beide Zeigefinger werden in den Mund eingeführt und soweit nach hinten auf den lateralen Teil des rechten und linken Proc. palatinus abgelegt, wie es für den Patienten noch angenehm ist. Die Daumen liegen auf den Procc. frontales. Für den Test der Flexion führen die Zeigefinger eine leichte Drehung nach lateral/cranial aus, zusätzlich spreizt man die Zeigefinger, um so die S. palatina mediana zu separieren. Die Daumen spüren, ob sich während der Flexion die Procc. frontales medial annähern. Die Beweglichkeit der rechten Seite wird mit der linken verglichen. Für den Test der Extension werden die Parameter umgedreht.

Test für die Maxilla einseitig

Beispiel rechts: Der linke Zeigefinger liegt im Mund entlang des Proc. alveolaris, der rechte Zeigefinger am Proc. frontalis, der rechte Ringfinger auf dem Zygomaticum, lateral der S. zygomaticomaxillaris.
Für die Flexion zieht der Finger im Mund den Proc. alveolaris leicht nach caudal und führt eine Drehung der Maxilla in Richtung AR aus. Zeige- und Mittelfinger befreien durch leichten Zug die S. frontomaxillaris und zygomaticomaxillaris. Für die Extension werden die Parameter umgedreht. Der Test erfolgt erst auf der einen, dann auf der anderen Seite, das Bewegungsausmaß beider Seiten wird verglichen und die Läsion entsprechend benannt.

Test auf sphenomaxilläre Kompression

Eine Hand wird zur Stabilisation des Sphenoids mit Zeigefinger und Daumen einer Hand auf die großen Flügel gelegt. Der Daumen der anderen Hand liegt labial auf einer Seite im vorderen Bereich des oberen Zahnbogens, Zeige- und Mittelfinger umfassen von palatinal im Eckzahnbereich den harten Gaumen. Während die eine Hand das Sphenoid stabilisiert, übt die andere einen leichten, aber stetigen Zug an der Maxilla in anteriorer Richtung aus. Der Gaumen sollte dabei in einer sanften und gleichmäßigen Art nach vorne gleiten. Man beurteilt die Amplitude und die Qualität der Bewegung und wiederholt den Test auf der anderen Seite. Zum Schluss führt man den Test genau in der Mitte aus.
Falls dort eine Einschränkung besteht, ist dies ein Hinweis auf eine Kompression des Vomer in Bezug auf das Sphenoid. Gibt es nur eine einseitige Bewegungseinschränkung, handelt es sich unter Beteiligung des Palatinums um

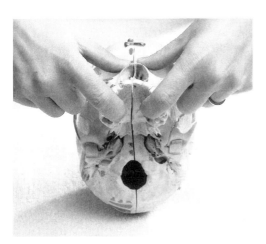

Griffanlage für Test der Maxilla bilateral

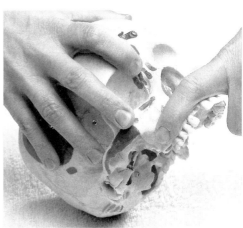

Griffanlage für Test der Maxilla unilateral

VIII. Gesichtsschädel (Viscerocranium)

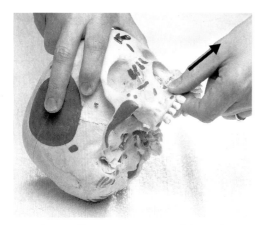

Test sphenomaxilläre Kompression. Der Pfeil zeigt die Zugrichtung.

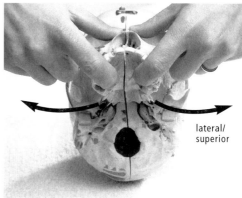

lateral/superior

Korrektur S. palatina mediana. Die Pfeile zeigen die Richtung der Korrektur.

eine Kompression zwischen Maxilla und Sphenoid dieser Seite.

Behandlung

Da die Dura – außer am Ethmoid - keine Ansätze an den Gesichtschädelknochen hat, werden direkte Techniken in diesem Bereich bevorzugt.

Korrektur einer einseitigen AR/IR-Läsion – direkte Technik

Griffanlage wie beim einseitigen Test für die Maxilla. Beispiel einer AR-Läsion rechts: Die rechte Hand befreit die Ss. frontomaxillaris und zygomaticomaxillaris. Der Finger im Mund übt einen posterior-medialen Druck auf den hinteren Teil des Proc. alveolaris aus und verstärkt so die IR. Dies sollte im Einklang mit der Extension der SBS erfolgen. Danach wird das Ergebnis mit dem beidhändigen Griff überprüft.

Korrektur einer sphenomaxillären Läsion – direkte Technik

Griff: wie Test der sphenomaxillären Läsion. Man übt auf der Läsionsseite langsam einen nach anterior gerichteten Zug aus, nimmt alle Bewegungsparameter auf, die während der Korrektur entstehen (z.B. Torsion), bis es zu einem deutlichen Release kommt.

Korrektur der S. palatina mediana – direkte Technik

Diese Technik wird bei allen Kompressionszuständen dieser Sutur, die meist mit einer Extensionsläsion einhergehen, angewandt.
Griff: Wie bei der beidseitigen Untersuchungstechnik für die Maxilla.
Die Ringfinger üben einen, auf einer Kreisbahn gedachten, nach lateral gerichteten Zug aus, um den posterioren Bereich zu befreien. Während der Dekompression kann man die tiefe Einatmung des Patienten zur Unterstützung einsetzen. Die Technik ist beendet, wenn beide Maxillaanteile sich frei und synchron im Flexions-/Extensionsrhythmus bewegen.
Bei starken Läsionen im Kindesalter ist es aufgrund der langen Wachstumsdauer des Gesichtsschädels notwendig, die Eltern zur Behandlung anzuleiten. Größere Kinder können nach Anleitung die Dekompression der Sutur selbständig durchführen.

2. AK und Maxilla

In der AK-Literatur ist in Bezug auf die Maxilla lediglich die Dekompression der S. palatina mediana beschrieben. Der Zugang ist eine bilaterale Schwäche des Coracobrachialis und die Unfähigkeit, mit halb geöffnetem Mund schlucken zu können. Für den Schluckakt muss die Zunge gegen den harten

Gaumen gedrückt werden, was in Folge einer meist zusätzlich bestehenden kontrakten Mundbodenmuskulatur nicht möglich ist. Leaf beschreibt zusätzlich zwei Symptome, die einfach und deutlich zu palpieren sind und für eine Imbrication (Fixation) der S. palatina mediana sprechen:
▶ Beidseitiger Druckschmerz im Masseterbereich (mit Hypertrophie) und
▶ Hartspann der Muskulatur im mittleren HWS-Bereich

Nach einer Dekompression der Sutur reduziert sich die Druckschmerzhaftigkeit im Masseter deutlich. Zu chronischem Hartspann des Masseters kommt es in fast allen Fällen von CMD, Bruxismus und Malokklusion, weshalb in diesen Fällen eine Untersuchung des stomatognathen Systems und entsprechende Weiterbehandlung erfolgen sollte.

Bei bilateral schwachem Coracobrachialis wird die TL zur Sutur mindestens einen dieser Muskeln stärken. Die TL kann der Patient selbst mit seiner Zunge durchführen.

Die Behandlung entspricht exakt der Korrektur der S. palatina mediana (s. S. 187). Wichtig ist die zusätzliche Untersuchung und ggf. Behandlung des kontrakten Mundbodens (s. Kap. VII.C).

Ein neurologischer Zahn, besonders im OK, kann durch Malokklusion zu einer Kompression der Sutur führen. In diesem Fall wird eine positive TL zur Sutur einen in Korrekturrichtung gehaltenen CH am Zahn aufheben. Der CH wie die TL wird am besten vom Patienten selbst durchgeführt.

Achtung: Fehlermöglichkeit beim NMT!
Besteht eine Läsion der S. palatina mediana, kann dies zu völlig falschen Testergebnissen beim NMT führen.

Fall 284:
A.D. w, 39 J; A: rez. Allergien, CMD. Auf Grund der Allergien wurde ein NMT durchgeführt.
U: n Rectus bds
W: auf jedes Nahrungsmittel, deshalb Untersuchung auf Switching.
∅ TL: alle STP
Aber: W: TL zur S. palatina mediana
Nach Befreiung der Sutur konnte der NMT durchgeführt werden, mit dem Ergebnis, dass die Patientin nur fünf von 22 mitgebrachten Lebensmitteln nicht vertrug!

C. Palatinum

1. Klassische Osteopathie

Das Palatinum ist ein paariger Schädelknochen, der als sogenannter „Löcherstopfer" angesehen wird und ein Verbindungsstück zwischen der Schädelbasis und dem Gesichtsschädelknochen darstellt. Es ist zwischen der Maxilla (anterior) und dem Sphenoid (posterior) eingebettet. Alle Bewegungen der SBS werden automatisch auf das Palatinum übertragen. Es bildet den posterioren Bereich der Orbita und der Nasenhöhle.

Das Palatinum hat keine eindeutige knöcherne Abgrenzung zu den benachbarten Knochen; die Verbindungen sind eher ligamentärer als ossärer Natur.

Das Palatinum hat annähernd die Form eines Dreiecks und besteht aus einer Lamina horizontalis und aus einer Lamina perpendicularis, die die mediale Wand des hinteren Teils der Fossa infratemporalis bildet. Die obere Seite der Lamina horizontalis bildet den hinteren Boden der Nasenhöhle; die Unterseite den hinteren harten Gaumen. Der anteriore Rand ruht auf der entsprechenden Schrägkante der Maxilla.
▶ Spina nasalis posterior → posteriores Ende der Lamina horizontalis
▶ Crista ethmoidalis: Anheftung der Concha nasalis media
▶ Crista conchalis, setzt sich in die Maxilla fort
▶ Proc. pyramidalis, artikuliert mit dem Proc. pterygoideus
▶ Proc. orbitalis superior, Verbindung zur Orbita und zum Ethmoid

VIII. Gesichtsschädel (Viscerocranium)

- Proc. sphenoidalis, Verbindung zum Sphenoid
- Incisura sphenopalatina, Teil des Foramen sphenopalatinum
- Foramen palatinum majus (Durchtritt von N./A./V. palatinus majus)

Angrenzende Knochen und Suturen

Das Palatinum steht mit 7 anderen Knochen in Verbindung:
- Palatinum der gegenüberliegenden Seite → S. palatina mediana (hinterer Anteil)
- Maxilla (vorne) → S. palatina transversa
- Sphenoid (hinten) → S. sphenopalatina
- Vomer (oben/vorne)
- Ethmoid → die Concha nasalis media
- Concha nasalis inf.
- Vomer (oben)

Ansetzende Muskulatur

- M. pterygoideus med. und lat. (Ausläufer dieser beiden Muskeln setzen am Proc. pyramidalis an)
- M. tensor veli palatini (O+I: Spina ossis sphenoidalis und Rückseite der Lamina perpendicularis, strahlt in die Gaumenaponeurose ein)

Bewegungsphysiologie

Während der cranialen Flexion passt sich das Palatinum der Bewegung des Sphenoids an und vollzieht eine AR. Somit wird sich der Proc. pyramidalis, getrieben durch den Proc. pterygoideus, nach lateral/posterior/inferior bewegen. Die S. palatina transversa und damit die Lamina horizontalis bewegen sich nach posterior/inferior. Die Procc. orbitales und sphenoidales bewegen sich wie der Corpus des Sphenoids nach inferior. Global bewegt sich das Palatinum während der cranialen Flexion nach unten/außen/hinten. Während der cranialen Extension drehen sich die Bewegungsparameter um.

Läsionsmechanismen und Pathophysiologie

Die Läsionen passen sich Fehlstellungen der SBS an. Magoun sieht die Procc. pyramidales in Bezug auf die Processus pterygoidei als

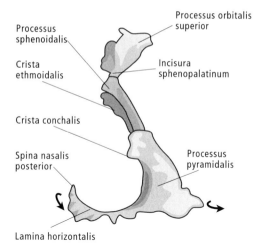

Palatinum von dorsal und Bewegungsrichtung während der Flexion

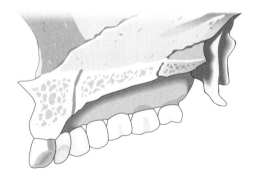

Suturale Verbindung Maxilla/Palatinum

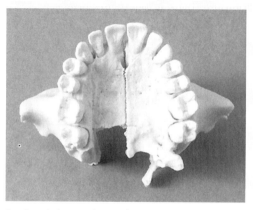

Das Os palatinum rechts wurde wegpräpariert

VIII. Gesichtsschädel (Viscerocranium)

„Bewegungsverlangsamer": die Bewegungen des Sphenoids werden mit einer reduzierten Geschwindigkeit auf das Palatinum übertragen. Bei physiologischer Flexion und Extension werden die miteinander artikulierenden Knochen gut „in der Schiene" laufen. Im Falle einer SBR- oder Torsionsläsion der SBS wird sich das Palatinum auf der Seite des hochstehenden großen Flügels (Flexionszustand) in AR befinden.

Eine CMD führt über die Dysfunktion der Pterygoidei ebenfalls zur Fehlstellung des Sphenoids und dadurch zu Läsionen des Palatinums. Vorrangig müssen immer die primären Läsionen, also SBS-Läsion, TMJ-Probleme und die Tonusstörungen der Pterygoidei behandelt werden. Sollte die Läsion des Palatinums danach immer noch bestehen, erfolgt eine lokale Behandlung.

Observation

Durch Observation kann die Diagnose nicht unterstützt oder bestätigt werden. Dies erfolgt alleine durch Anamnese und Palpation.

Anamnese

- Z.n. Zahnextraktion eines oberen Molaren
- Unklare Augensymptomatik

Test der Stellung der beiden Palatinae zueinander

AGST: Therapeut steht am Kopfende
Die Fingerbeeren beider Zeigefinger liegen auf den Laminae horizontales (ca. 0,5 cm medial der molaren Begrenzung), der rechte Zeigefinger auf der rechten Lamina, der linke Zeigefinger auf der linken. Um keinen zu starken Druck auf die Laminae auszuüben (durch die Schrägkante mit der Maxilla bietet das Palatinum keinen Schutz gegen zu starken Druck), stützt man die Zeigefinger an den vorderen Schneidezähnen ab. Man beurteilt die Stellung der beiden Laminae zueinander.
Um eine physiologische Läsion handelt es sich, wenn sich ein Palatinum oben und innen (entspricht der IR) oder unten und außen (entspricht der AR) befindet.

Eine unphysiologische Läsion liegt vor, wenn sich ein Palatinum oben und außen oder unten und innen befindet und damit nicht die physiologische Achse respektiert.

Test der Beweglichkeit

Hat man beim ersten Test einen Unterschied der Stellungen gefunden, wird der Test der Beweglichkeit durchgeführt.
Ein Zeigefinger wird wieder auf die Lamina horizontalis eines Palatinums gelegt; das Metacarpophalangealgelenk des Zeigefingers wird auf die Schneidezähne gelegt. Die andere Hand stabilisiert mit Daumen und Zeigefinger einer Hand das Sphenoid. Für den Test der AR führt man mit der Fingerbeere eine laterale Drehbewegung durch (Richtung Molaren, dabei geht das Palatinum nach unten und außen), für die IR eine mediale Drehbewegung (Richtung S. palatina mediana, dabei geht das Palatinum nach oben/innen).

Behandlung

Griff: wie beim Test; wichtig ist ein guter Stützpunkt des Zeigefingers an den Schneidezähnen. Man führt zuerst eine Drehung des Zeigefingers Richtung Molaren und einen leichten, aber bestimmten Zug in anterior-lateraler Richtung aus. Dies wird zur Befreiung des Proc. pyramidalis in Bezug auf den Proc. pterygoideus führen. Dann geht man in die Richtung der Leichtigkeit, übertreibt die Läsion bis zum Stillpoint.
Danach begleitet man die Bewegung von IR und AR durch einige Zyklen hindurch, bis eine harmonische Bewegung spürbar ist.

2. AK und Palatinum

Hier ist weder ein CH noch eine assoziierte Muskelschwäche bekannt. Ein CH ist auch nicht sinnvoll, da sich das Palatinum einerseits der Maxilla anpasst und andererseits sich die Bewegungen des Sphenoids auf die Maxilla übertragen. Ohne positiven CH für die SBS bzw. positive TL zur S. palatina mediana und transversa ist eine Läsion des Palatinum weitgehend auszuschließen.

D. Ethmoid

1. Klassische Osteopathie

Das Ethmoid ist ein unpaarer Schädelknochen, befindet sich unterhalb des horizontalen Teils des Frontale und ist mit seiner Lamina horizontalis in der Incisura ethmoidalis ossis frontalis eingebettet. Es gehört als einziger Gesichtsschädelknochen auch der Schädelbasis an und bietet der Falx cerebri an seiner Crista galli einen Ansatzpunkt. Dies bedeutet, dass die Stellung und Beweglichkeit des Ethmoids von entscheidender Bedeutung für die Spannung der Falx cerebri ist.

Die Rückseite der Lamina perpendicularis ist mit der Vorderseite des Sphenoids verbunden; durch diese Verbindung kann die Lamina perpendicularis als Kraftüberträger von der Schädelbasis auf den Gesichtsschädel gesehen werden.

a. Anatomie

Die vier Elemente des Ethmoids können zum besseren Verständnis mit dem Körperbau des Menschen verglichen werden:
- Lamina perpendicularis ≙ Rumpf und Beine
- Crista galli ≙ Kopf
- Lamina horizontalis ≙ Schultern
- Procc. labyrinthi ethmoidales ≙ Arme
- Lamina perpendicularis, vertikal gestellte dünne Knochenplatte, bildet den oberen Bereich des Nasenseptums.
- Lamina cribrosa, entspricht der Lamina horizontalis (Durchtritt der Riechfäden des N. olfactorius), bildet die Grenze zwischen Nasenhöhle und vorderer Schädelbasis.
- Crista galli, Ansatzpunkt der Falx cerebri; sie artikuliert mit ihrem unteren Rand mit dem Vomer, an ihrem posterioren Ende mit dem Corpus des Sphenoids und an ihrem anterioren Rand mit der Nasenscheidewand.

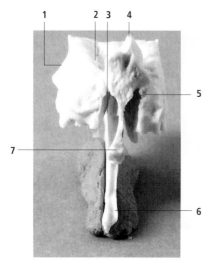

Ethmoid, von frontal
1 Lamina orbitalis
2 Lamina cribrosa
3 Conchae nasalis sup./med. + Processus uncinati
4 Crista galli
5 Labyrinthi ethmoidales mit den Cellulae ethmoidales
6 Vomer
7 Lamina perpendicularis

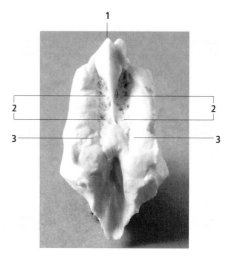

Ethmoid, von dorsal/cranial
1 Crista galli
2 Lamina cribrosa
3 Labyrinthi ethmoidales

- Labyrinthi ethmoidales, befinden sich bds der Lamina cribrosa und liegen somit zwischen der Orbita und dem Cavum nasi, beinhalten die Siebbeinzellen.
- Conchae nasales superiores und mediae, die an der Innenseite der Labyrinthi ethmoidales verwurzelt sind.
- Lamina orbitalis, dünne Knochenlamelle, bildet die mediale Wand der Orbita.
- Processus uncinatus, Hakenfortsatz, Verbindung zur Concha nasalis inferior.

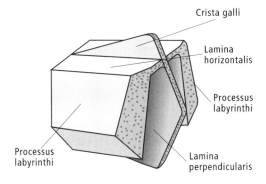

Die vier Elemente des Ethmoids

Angrenzende Knochen

- Sphenoid (hinten)
- Frontale (vorne)
- Lacrimale (vorne)
- Nasale (vorne)
- Maxilla (unten)
- Vomer (unten)
- Palatinum (unten)
- Concha nasalis inf.

Foramina

- Foramen caecum: Durchtritt V. emissaria
- Foramina ethmoidales anterior/posterior: Durchtritt der gleichnamigen Nerven und Gefäße.

Bewegungsphysiologie

Durch die unterschiedlichen Achsen der einzelnen Anteile müssen die entsprechenden Bewegungen differenziert werden. Die Lamina perpendicularis bewegt sich während der cranialen Flexion/Extension um eine transversale Achse, die sich ungefähr im anterior-superioren Bereich des Ethmoids befindet. Da die Lamina perpendicularis von der Beweglichkeit des Sphenoids abhängig ist, wird sie sich während der Flexion mit ihrem posterioren Anteil nach inferior/anterior bewegen. Dies erlaubt dem anterioren Ende aufzusteigen. Konsequenterweise wird auch die Crista galli, unterstützt durch den Zug der Falx cerebri, diese Bewegung vollziehen. Dadurch wird die Glabella nach posterior-superior gezogen und die beiden Anteile des Frontale rotieren so nach außen.

Die Labyrinthi ethmoidales werden dieselbe Bewegung vollziehen wie alle anderen Knochen, die an der Lamina cribrosa befestigt sind (Nasale, Frontale, Lacrimale und Maxilla). Sie vollziehen eine AR/IR um eine vertikale Achse. Während der Flexion geht der hintere Teil mehr auseinander als der vordere, d. h. die Labyrinthi bewegen sich nach lateral/caudal, in der Extension dreht sich die Bewegung um.

Läsionsmechanismen und Pathophysiologie

- Intrauterine Läsionen des Sphenoids führen zu einer intraossären Läsion des Ethmoids.
- Sekundäre Läsionen: Diese sind abhängig von Läsionen des Sphenoids und allen Knochen, mit denen das Ethmoid eine Verbindung eingeht.

Da das Ethmoid auch einen Teil der Schädelbasis darstellt, hat es einen entscheidenden Einfluss beim Wachstum des kindlichen Schädels. Die Sinus frontales und maxillares entwickeln sich aus den Ethmoidalzellen, die

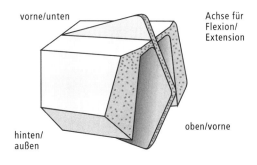

Bewegungsrichtungen während der Flexion

wiederum aus den Conchae nasales stammen. Die Ethmoidalzellen dringen erst ab dem 4. Lebensjahr in das Frontale und die Maxilla ein, um dort die entsprechenden Nasennebenhöhlen zu bilden.

Befindet sich das Ethmoid in einem dauerhaften Läsionszustand, kann dies zu chronischer Sinusitis bzw. Rhinitis führen. Lang anhaltende Läsionen der Lamina perpendicularis können über den Vomer zu einem Torus palatinus (tastbare Erhebung an der Sutura cruciata) führen.

Anteile des N. trigeminus (Nn. ethmoidalis anteriores und posteriores) versorgen die Schleimhäute der Nasennebenhöhlen. Sie ziehen durch die gleichnamigen Öffnungen, die in der Lamina cribrosa liegen. Läsionen der Lamina cribrosa können zur Reizung der Nasenschleimhaut und chronischer Rhinitis führen.

Anamnese

▶ Chron. Rhinitis, Sinusitis
▶ Allergische Disposition
▶ Geruchs- und Geschmacksverlust

Palpation der Beweglichkeit

Der Ringfinger einer Hand wird auf den Kreuzungspunkt der S. cruciata gelegt, der Daumen dieser Hand auf die Glabella. Zeigefinger und Daumen der anderen Hand liegen auf den großen Flügeln und stabilisieren so das Sphenoid. Um die Flexion zu testen, übt der Daumen einen leichten Druck auf die Glabella in posterior/superiore Richtung aus. Der Finger im Mund spürt, ob sich der harte Gaumen nach caudal bewegt. Für die Extension führt der Finger im Mund einen leichten Druck in craniale Richtung aus und beurteilt, ob der Gaumen sich nach oben bewegen lässt. Die Amplitude der Flexions- und/oder Extensionsbewegung wird miteinander verglichen und die Läsion entsprechend benannt.

Bei allen direkten Traumen des Frontale muss, wegen der Verbindung Frontale/Ethmoid an der Incisura ethmoidalis, das Ethmoid mit untersucht und bei positivem Befund behandelt werden.

Behandlung

Indirekte Technik: bei Flexions-/Extensionsläsion

Griff: Wie für die Untersuchung. Man geht in die Richtung der Leichtigkeit, übertreibt die Läsion, wartet den Stillpoint ab und nimmt den neuen Rhythmus auf. Es handelt sich um eine Ausgleichstechnik der Lamina perpendicularis in Bezug auf den Vomer und die Lamina horizontalis.

Direkte Technik: für die Labyrinthi ethmoidales

Die lateralen Pfeiler des Frontale werden mit dem Daumen und dem Zeigefinger einer Hand kontrolliert, womit man über die kleinen Flügel Einfluss auf das Sphenoid hat. Daumen und Mittelfinger der anderen Hand liegen auf den Procc. zygomatici der Maxilla und haben dadurch einen indirekten Einfluss auf die Labyrinthi. Die Hand am Frontale hebt die lateralen Anteile des Frontale an und induziert so eine Flexion. Die Finger an der Maxilla üben einen Zug in caudale Richtung aus, was ebenfalls einer Flexion entspricht. Danach werden die Parameter umgedreht, bis ein Release spürbar ist. Der Patient soll während der Behandlung tief durch die Nase ein- und ausatmen; häufig kommt es dabei zum Freiwerden von einem oder beiden verstopften Nasenlöchern.

2. AK und Ethmoid

Auch hier sind, aufgrund der Lage, weder direkter CH noch TL möglich; eine assoziierte Muskelschwäche ist nicht bekannt.

Alle Challenges an den angrenzenden Knochen liefern keine genaue Aussage für die Beweglichkeit des Ethmoids. Nur durch Palpation kann die Läsion erkannt werden.

Kommt es aufgrund von chemischen, strukturellen oder mentalen Stressfaktoren zur vermehrter Spannung der Dura bzw. der Falx cerebri, so kann dies einen starken Einfluss auf die Beweglichkeit des Ethmoids haben. Die Riechfäden werden von der Dura umhüllt, weshalb eine Duraspannung zur Einschränkung des Geruchs- und Geschmackssinnes führt.

Fall 285:
J.T. m, 42 J; A: Nach zwei Schädeltraumen (vor vier Jahren Hirnblutung li parietal ohne Neurologie; vor 1,5 Jahren Sturz auf Parietale re) Geruchs- und Geschmacksverlust, Verstärkung durch Räuspern und Schneuzen; verstopfte Nase mit dumpfem Gefühl in Ohren und Kopf. HNO-Untersuchung: Nasenschleimhauthyperplasie bds, sonst unauffällig.
U: GHT
∅: Silberamalgam KUF-Reihe, Histamin KUF-Reihe, fester Biss, weite Öffnung
NC: tiefe Inspiration/Expiration → Sphenobasiläre Kompression; halbe Expiration → Parietal Descent.
SC: TL Narbe re Parietale → NC: APM-Salbe
Osteopathischer Befund: PRM im gesamten Schädel eingeschränkt (Frequenz und Amplitude), Kompression SBS und S. parietosquamosa re, keine Läsion des Ethmoids (welche für den Geruchs- und Geschmackverlust verantwortlich sein könnte).
Nach cranialer Behandlung normoton, aber keine Veränderung in Bezug auf die Symptomatik.
Beim zweiten Termin gab der Patient an, dass die Behandlung sehr angenehm war, sich aber nichts verändert habe.
U: wieder GHT; da aber, nach Amalgamentfernung vor ca. drei Jahren, der Verdacht auf Schwermetallbelastung bestand, sich jedoch beim ersten Termin keine Reaktion auf Silberamalgampotenzen gezeigt hatte, wurde folgende Testung durchgeführt:
NC: Mercurius D200 → Durchführung eines DMPS-Tests, der, sehr zum Erstaunen des Patienten, sofort zu normalem Geruchs- und Geschmackssinn und Normotonus führte.
W: Halbe Inspiration → Parietal Descent, tiefe Inspiration und Expiration → sphenobasiläre Kompression.
W: TL: Kopfnarbe und S. parietosquamosa → Narbenmassage und Befreiung der Sutur. Beim dritten Besuch völlige Beschwerdefreiheit bei Normotonus, keine positive TL zur Narbe und Sutur, kein positiver CH an den Schädelknochen, Atemscreening negativ, osteopathische Palpation: guter Rhythmus und freie Beweglichkeit aller Schädelknochen!
Diskussion: Die Ursache für die sphenobasiläre Kompression war hier auf der chemischen Seite und nicht auf der strukturellen Seite des Dreiecks zu finden.
Die craniale Behandlung führte nur kurzzeitig zum Normotonus und veränderte auch die Symptomatik nicht. Erst nach Therapie der wirklichen Ursache (Schwermetallbelastung) war die craniale Behandlung erfolgreich.

E. Vomer

1. Klassische Osteopathie

Der Vomer ist ein sehr dünner, unpaarer Schädelknochen, der vertikal in der Sagittalebene zwischen Maxilla, Palatinum und Sphenoid plaziert ist. Er bildet den posterioren Anteil des Septum nasi.

Anatomie

Der platte Knochen zeigt zwei Oberflächen mit vier Rändern. Das posterior/superiore Ende ist etwas verdickt und artikuliert mit dem Rostrum sphenoidale. Die inferiore Begrenzung steht mit Maxilla und Palatinum in Verbindung. Der superiore Rand artikuliert mit dem posterior/inferioren Anteil der Lamina perpendicularis des Ethmoids. Der inferior/anteriore Anteil verbindet sich mit dem Nasenknorpel.

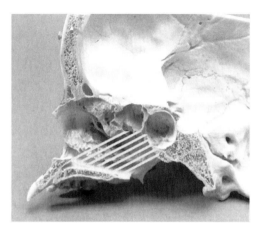

Die schraffierte Fläche zeigt im Sagittalschnitt die Lage des Vomers.

Bewegungsphysiologie

Der Vomer bewegt sich während der cranialen Flexion, geschoben vom Rostrum sphenoidale, um eine transversal verlaufende Achse mit seinem superioren Anteil nach posterior/inferior. Der inferiore Anteil folgt dieser Bewegung, während der anteriore Anteil etwas angehoben wird. In der Extension drehen sich die Bewegungen um.

Durch die Verbindung mit dem Sphenoid überträgt der Vomer alle Bewegungen und damit auch alle Läsionen des Sphenoids auf Palatinum und Maxilla.

Läsionsmechanismen und Pathophysiologie

Meist handelt es sich um sekundäre Läsionen als Anpassung an Läsionen der SBS oder nach traumatischen Einwirkungen auf andere Gesichtsknochen.

Observation

▸ Gesichtsasymmetrien
▸ Torus palatinus

Palpation der Beweglichkeit

Für die Untersuchung der Extension wird der Ringfinger einer Hand an der S. cruciata plaziert, so dass die Zeigefingerspitze kurz vor dem Palatinum zu liegen kommt; Zeigefinger und Daumen der anderen Hand liegen auf den großen Flügeln des Sphenoids. Die orale Hand achtet zusätzlich auf einen möglichen Torus palatinus. Durch einen leichten Druck mit der Fingerkuppe nach cranial löst man über den Vomer eine Extension des Sphenoids aus. Die Hand am Sphenoid registriert die Antwort.

Für den Test der Flexion wird der Finger im Mund direkt hinter die Schneidezähne in der Mitte des harten Gaumens plaziert. Durch einen leichten Zug nach anterior/cranial induziert man eine Flexion des Sphenoids; die Hand am Sphenoid registriert wieder die Antwort.

Ist der Vomer frei beweglich, so kommt die Bewegung ungehindert am Sphenoid an und kann dort gut palpiert werden. Im Falle der Läsion wird die induzierte Flexions- oder Extensionsbewegung nur eingeschränkt am Sphenoid spürbar sein.

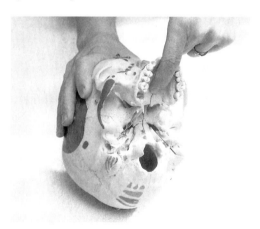

Griffanlage für Test des Vomers

Behandlung

Da es sich beim Vomer fast ausschließlich um sekundäre Läsionen handelt, müssen zuerst die zugrunde liegenden SBS-Läsionen korrigiert werden. Danach wird die Beweglichkeit des Vomers nochmals untersucht und im Bedarfsfall auf funktionelle Art und Weise behandelt.

Indirekte Technik: bei Flexionsläsion

Das Sphenoid wird mit dem Zeigefinger-Daumen-Griff stabilisiert. Der Finger im

Mund wird direkt hinter den Schneidezähnen in der Mitte des harten Gaumens plaziert. Durch einen leicht nach anterior/cranial gerichteten Zug geht man in Richtung der Leichtigkeit, übertreibt die Läsion, wartet bis zum Stillpoint und nimmt dann die neu gewonnene Bewegung der Extension auf.

Indirekte Technik: bei Extensionsläsion
Das Sphenoid wird wie bei der Flexionsläsion stabilisiert. Der Zeigefinger der anderen Hand liegt auf der S. cruciata und übt einen leichten Druck nach cranial aus und hält diesen solange, bis es zum spürbaren Release kommt; danach nimmt man die neu gewonnene Bewegung in Richtung Flexion auf.
Sollten während der Korrekturen Torsionsbewegungen entstehen, folgt man diesen und bewegt so den Vomer in Richtung der Leichtigkeit.

Bei den Techniken für Vomer und harten Gaumen ist es sehr wichtig, das Sphenoid zu stabilisieren und die Veränderungen nur an den Gesichtsschädelknochen auszuführen. Eine gleichzeitige Mobilisierung des Sphenoids während einer solchen Behandlung kann unbeabsichtigte, inadäquate Kräfte hervorrufen, die sich negativ auf die Schädelbasis auswirken und diese in Läsion bringen können.

2. AK und Vomer

Es sind weder CH noch assoziierte Muskelschwächen bekannt. Die TL ist aufgrund der Lage nicht möglich.
Jegliche CMD kann zu Läsionen des Vomer führen.

F. Zygomaticum

1. Klassische Osteopathie

Das Zygomaticum ist ein paariger Gesichtsschädelknochen. Es befindet sich unterhalb der Orbita, bildet das Relief der Wangenknochen und fügt sich zwischen Temporale und Maxilla ein. Seine craniale Fläche nimmt an der Bildung der Orbita teil. Es empfängt und übermittelt Einflüsse von Schädelbasis, Schädeldach und den Gesichtsschädelknochen. In der Osteopathie stellt es daher, genauso wie Clavicula und Fibula, eine Art Schlüsselknochen dar. Durch den Ursprung eines der wichtigsten Kaumuskeln, dem Masseter, und dem Ansatz der Faszie des Temporalis ist es sehr empfänglich für sekundäre Läsionen.

Anatomie
▶ Processus frontalis   ▶ Facies temporalis
▶ Processus temporalis   ▶ Margo orbitalis
▶ Processus maxillaris   ▶ Facies orbitalis
▶ Margo temporalis   ▶ Facies lateralis

Angrenzende Knochen und Suturen
Das Zygomaticum steht mit vier Knochen in Verbindung:
▶ Maxilla (vorne) → S. zygomaticomaxillaris
▶ Temporale (lateral) → S. temporozygomatica
▶ Frontale (oben) → S. frontozygomatica
▶ Sphenoid (hinten) → S. sphenozygomatica

Ansetzende Muskulatur
▶ Masseter, am unteren Rand des Proc. temporalis
▶ Temporalis, an der Facies temporalis
▶ Zygomaticus major/minor, an der Facies lateralis

Foramina
▶ For. zygomaticoorbitale, an der orbitalen Oberfläche, Durchtritt N. zygomaticus
▶ For. zygomaticofaciale, an der lateralen Fläche, Durchtritt R. zygomaticofacialis
▶ For. zygomaticotemporale, an der Facies temporalis, Durchtritt R. zygomaticotemporalis

Beide Nerven sind Endäste des Trigeminus/N. maxillaris und versorgen die Haut

VIII. Gesichtsschädel (Viscerocranium)

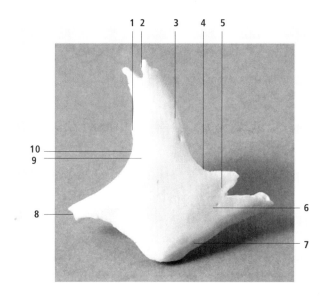

Zygomaticum, von lateral
1 Facies orbitalis
2 Processus frontalis
3 Verbindung zum Sphenoid
4 Margo temporalis
5 Processus temporalis
6 Facies temporalis
7 Unterrand
8 Processus maxillaris
9 Facies lateralis
10 Margo orbitalis

über dem Jochbein und der vorderen Schläfengegend.

Bewegungsphysiologie

Während der cranialen Flexion bewegt sich das Zygomaticum in AR. Induziert wird die Bewegung durch das Sphenoid, welches die Bewegung auf das Zygomaticum überträgt. Dabei bewegt sich sein anteriorer Rand nach außen, er senkt sich ab und vergrößert somit den Durchmesser der Orbita in cranio/caudaler Richtung. Der Proc. temporalis dreht sich mit seiner lateralen Seite nach caudal und senkt sich dabei nach unten. Die Ebene der S. zygomaticomaxillaris geht mit ihrem vorderen Teil nach anterior, der Proc. frontalis nach anterior/lateral. Dabei bekommt das Gesicht ein breiteres Aussehen. Während der cranialen Extension bewegt sich das Zygomaticum in die IR, die Parameter drehen sich um. Aufgrund der Beschaffenheit seiner Suturen wird die Beweglichkeit hauptsächlich von den Nachbarknochen diktiert.

Es ist schwierig, von einer einzigen Bewegungsachse zu sprechen. Es handelt sich eher um zwei Achsen, an deren Schnittpunkt sich die Bewegung von IR und AR vollzieht. Eine Achse verbindet den anterioren Winkel mit dem posterioren (schräg horizontaler Verlauf), die andere Achse verbindet den oberen Winkel mit dem unteren (vertikaler Verlauf). Der Schnittpunkt entspricht dem Bereich der dicksten Zone. Eine gedachte gemeinsame Bewegungsachse würde ungefähr von der

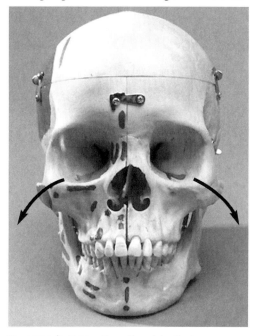

Bewegung der Zygomatica während der Flexion

Glabella bis zum Angulus mandibulae verlaufen.

Magoun beschreibt die Bedeutung der freien Beweglichkeit des Zygomaticums in Bezug auf die Maxilla für eine unbehinderte Nasenatmung mit einem einfachen Experiment, das man sehr gut an sich selber demonstrieren kann. Es ist ein wunderbares Beispiel für das Vorhandensein der cranialen Bewegung. Man komprimiert die Zygomatica mit den Daumenballen vorsichtig nach medial, hält dies für einige Sekunden, atmet dabei tief ein und spürt in der Regel eine deutliche Restriktion der Nasenatmung. Dann übt man für einige Sekunden einen lateral-posterioren Zug auf die beiden Knochen aus, atmet wieder tief ein und nimmt die jetzt wieder erhaltene Freiheit der Nasenatmung wahr.

Läsionsmechanismen und Pathophysiologie

Es handelt sich hauptsächlich um sekundäre Läsionen durch Einflüsse anderer Schädelknochen sowie des Spannungszustandes von Masseter und Temporalisfaszie.

Primäre Läsionen entstehen bei äußerer Krafteinwirkung (Fahrradsturz aufs Gesicht, Boxer, usw.). Eine chronische Sinusitis maxillaris kann auf einer Blockade des Zygomaticums in Bezug auf die Maxilla beruhen.

Eine Extensionsläsion verengt die Nasenhöhle und behindert die Nasenatmung.

Observation

Bei einer Flexionsläsion stehen die Zygomatica hervor, bei einer Extensionsläsion erscheinen sie zurückgefallen. Asymmetrisches Aussehen spricht für eine Torsion oder SBR der SBS mit Adaptation der Zygomatica.

Palpation

Fehlstellungen können gut palpiert werden, indem der Therapeut vor dem Patient steht und mit Daumen-Zeigefinger-Mittelfinger-Zangengriff das Zygomaticum von medial nach lateral palpiert. Unregelmäßigkeiten bezüglich Höhe oder Dichte werden notiert.

Test der Beweglichkeit

Der Daumen liegt am oberen Rand eines jeden Zygomaticums, die Zeige- und Ringfinger am unteren Rand, so dass der Knochen gut umgriffen werden kann.

Während der Flexion begleitet man das Zygomaticum in die AR, indem man es leicht nach caudal/lateral bewegt. Während der Extension bewegt man es in IR nach cranial/medial. Der Test wird bilateral und unilateral ausgeführt, die Befunde verglichen. Um spezifischer zu untersuchen, kann man mit den Fingern einer Hand das Zygomaticum umfassen, während die andere Hand den jeweiligen Nachbarknochen in eine Flexions-/Extensionsbewegung bringt. So kann man genau die Sutur bestimmen, die sich in Restriktion befindet.

Behandlung

In der Regel führt die Befreiung der Suturen zur normalen Beweglichkeit. Dafür eignet sich die V-Spread-Technik oder eine direkte Dekompression an der betreffenden Sutur. Vorher sollten alle myofascialen Strukturen, die in diesem Bereich ansetzen, befreit werden.

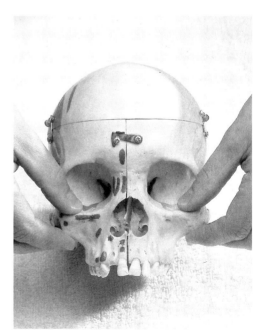

Griffanlage für Test Zygomaticum beidseits

2. AK und Zygomaticum

Walther beschreibt die Korrektur für die Zygomatic Suture Faults mit einer Separation bzw. Approximation der betreffenden Sutur in der Atemphase, die den positiven CH aufhebt. Die betreffende Sutur hat eine positive TL.

Challenge

Unserer Erfahrung nach hat sich folgender CH zur Übersichtsdiagnostik bewährt: Via Indikatormuskel wird mit dem Daumenballen eine sanfte Kompression im Bereich der lateralen Fläche in mediale/posteriore/craniale Richtung für einige Sekunden gehalten; die rechte Hand liegt auf dem rechten, die linke Hand auf dem linken Zygomaticum. Führt dies zur Schwächung, liegt eine Läsion eines oder beider Zygomatica vor. Bei einem positiven CH wird der Test anschließend einseitig durchgeführt, um so die Läsionsseite zu ermitteln.

Anmerkung: Führt man den CH in die drei oben angegebenen Richtungen aus, so übt man – genau wie von Magoun beschrieben – einen Stress auf alle Suturen des Zygomaticums aus. Liegt keine Läsion vor, so sollte das CSS diesem Stress standhalten und im AK-Test keinen positiven CH zeigen.

Es sollte den Leser nicht verwundern, dass dieser CH dem für den Internal Frontal Fault entspricht. Bei diesem Fehler sind mehrere Schädelknochen (incl. Zygomaticum) beteiligt und deswegen der CH am Zygomaticum hinweisend, aber nicht zwingend für einen Internal Frontal Fault.

Einfluss von Masseter und Temporalisfaszie

Bei einer CMD werden die pathologischen Spannungsverhältnisse dieser beiden Strukturen unweigerlich zur Läsion des Zygomaticums führen, uni- oder bilateral.

Ileocoecalklappe und Zygomaticum

Eine Läsion des Zygomaticums wird in der AK mit einer offenen Ileocoecalklappe (ICV) in Zusammenhang gebracht. Hebt eine DTL zur ICV die vorgehende positive TL zu einer Sutur am Zygomaticum auf, so muss die ICV mit untersucht und behandelt werden (s. Lehrbuch AK).

G. Lacrimale

1. Klassische Osteopathie

Das Lacrimale ist ein paariger Gesichtsschädelknochen, befindet sich posterior des Proc. frontalis der Maxilla und nimmt an der Bildung der medialen Orbitawand teil. Es ist ein dünner Knochen mit einer annähernd quadratischen Form.

Anatomie

▶ Laterale/orbitale Oberfläche, durch die Crista lacrimalis post. in zwei Teile geteilt.
▶ Der anteriore Teil ist von einer Rinne durchzogen, welche caudal an der Bildung des Canalis lacrimalis teilnimmt. Er bildet zusammen mit der medialen Seite des Proc. frontalis der Maxilla die Fossa lacrimalis (beinhaltet den Tränensack, Saccus lacrimalis)
▶ Sulcus lacrimalis, Beginn des Tränen-Nasen-Kanals
▶ Hamulus lacrimalis
▶ Ligamentum palpebrale mediale (O + I: innerer Winkel des Lacrimale, aufsteigender Ast der Maxilla)

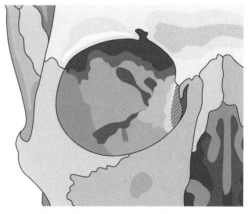

Die schraffierte Fläche zeigt die Lage des Lacrimale in der Orbita.

VIII. Der Gesichtsschädel (Viscerocranium)

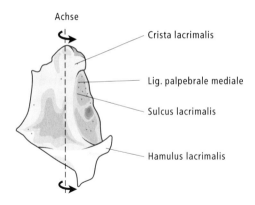

Lacrimale von dorsal; Bewegungsrichtung in Flexion

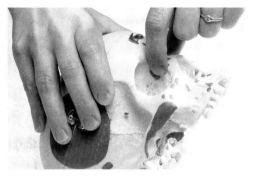

Differentialdiagnostische Palpation von Lacrimale und Nasale: palpiere zuerst die Bewegung des Nasale, dann weiter posterior die des Lacrimale.

Angrenzende Knochen
- Maxilla (vorne/unten), caudaler Rand des Lacrimale, orbitale Oberfläche der Maxilla
- Concha nasalis inf. medialer Rand des Lacrimale und lateraler Anteil der Concha
- Frontale (oben)
- Ethmoid (hinten)
- Die Sulcus lacrimalis von Maxilla und Lacrimale schließen nach oben den Canalis nasolacrimalis ab.

Bewegungsphysiologie
Während der AR, die synchron mit der Flexion der SBS verläuft, bewegt sich das Lacrimale mit Maxilla, Frontale und Ethmoid. Dadurch vollzieht es, besonders im hinteren Teil, eine Drehbewegung nach anterior (die Orbita vergrößert ihren Durchmesser während der Flexion). Dabei kommt es zur Öffnung des Canalis lacrimalis. Während der AR drehen sich die Parameter um und der Canalis lacrimalis schließt sich.

Läsionsmechanismen und Pathophysiologie
Es kommt fast ausschließlich zu sekundären Läsionen. Das Lig. palpebrale med. ist oft Ursache für ein tränendes Auge, da es bei Dysfunktion einen dauernden Druck auf den Tränensack auslöst. Ursächlich handelt es sich meist um Läsionen der Maxilla, an die das Lacrimale adaptiert.

Observation
Ist nicht ausschlaggebend für die Diagnose.

Palpation
Zeigefinger und Daumen werden posterior des aufsteigenden Astes der Maxilla vorsichtig auf beide Lacrimale gelegt. Zur Palpation von Lacrimale und Nasale siehe oben; untersuche nur in Bezug auf Dichte und Schmerz.

Behandlung
Um einen eingeklemmten Saccus lacrimalis befreien, behandelt man Maxilla und Frontale sowie mit Dekompression die Suturen zwischen Frontale/Lacrimale/Frontale/Maxilla.

2. AK und Lacrimale

Da fast ausschließlich sekundäre Läsionen vorkommen, sind TL/CH zum Lacrimale nicht notwendig; die Therapie erfolgt über die benachbarten Knochen.

H. Nasale

1. Klassische Osteopathie

Das Nasale ist ein paariger Knochen. Er bildet die Brücke zwischen den beiden Proc. frontalis der Maxillahälften. So klein er auch sein mag: **Die Mobilität des Nasale ist für den Gesichtsschädel von größter Wichtigkeit!**

VIII. Gesichtsschädel (Viscerocranium)

a. Anatomie
- Externe Oberfläche; vertikal konkav, an den lateralen Seiten konvex
- Interne Oberfläche, konkav, bedeckt die Nasenhöhle
- Sulcus ethmoidalis, Verlauf des Ramus nasalis externus des N. ethmoidalis ant.

Angrenzende Knochen und Suturen
- Frontale (oben) → S. frontonasalis
- Maxilla (außen) → S. nasomaxillaris
- Ethmoid (hinten) → S. ethmoidolacrimalis
- Nasale der gegenüberliegenden Seite → Crista nasalis interna

Bewegungsphysiologie
Während der cranialen Flexion bewegt sich das Nasale in die AR. Dabei passt es sich der Bewegung der Spina nasalis und den lateralen Seiten der Procc. frontale der Maxilla an. Die lateralen Ränder bewegen sich wie die Procc. frontales nach anterior; dadurch weicht die Crista nasalis interna zurück und bewegt sich, wie die Spina nasalis des Frontale, mehr horizontal. Während der cranialen Extension kehren sich die Bewegungsparameter um.

Läsionsmechanismen und Pathophysiologie
Primäre Läsionen: Werden durch direkte Traumen wie Schlag auf die Nase oder Tragen einer schlecht sitzenden Brille ausgelöst.

Sekundäre Läsionen: Diese sind wesentlich häufiger und entstehen aufgrund von Läsionen der Maxilla und des Frontale. Das Nasale führt im Läsionsfall - über die Crista galli - zum abnormen Spannungszustand der Falx cerebri. Dies führt zu Abflussstörungen des Sinus sagittalis superior.

Anamnese: Chronische Rhinitis

Observation: Asymmetrie beider Knochen?

Palpation
AGST: Therapeut steht hinter dem Patienten. Der Mittelfinger der cranialen Hand liegt auf der Glabella. Die caudale Hand umgreift das Nasale mit dem Daumen und dem Zeigefinger.
Folgende Bewegungen werden getestet:
- Kompression/Dekompression in Bezug auf das Frontale
- Kompression/Dekompression und laterale Verschiebung in Bezug auf die Maxilla

Behandlung
Die betroffenen Suturen werden mit V-Spread-Technik oder mit Separation behandelt. Die Behandlung muss mit äußerster Sorgfalt durchgeführt werden, um keine Läsionen am Ethmoid zu verursachen. Vorausgehend müssen Läsionen von Maxilla und Frontale behandelt werden.

2. AK und Nasale
Interessant ist hier sicherlich die Beziehung der Crista nasalis interna zum Lenkergefäß und damit das Thema Switching. Während eines AK-Seminars kam es bei einer Teilnehmerin immer wieder zum Switching, aber eben nur, wenn sie ihre Brille trug. Das Abnehmen der Brille hob das Switching auf. Die osteopathische Untersuchung ergab eine Läsion des Nasale bds.
Lösung: Die Auflageflächen der Brille auf den Nasalen müssen so geformt sein, dass sie keinen Stress auf den Knochen und somit das Lenkergefäß ausüben.

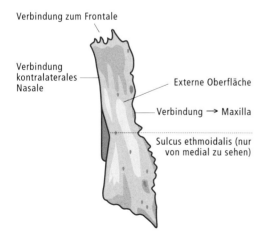

Laterale Fläche des linken Nasale von anterior

- Verbindung zum Frontale
- Verbindung kontralaterales Nasale
- Externe Oberfläche
- Verbindung → Maxilla
- Sulcus ethmoidalis (nur von medial zu sehen)

IX. Suturen

A. Vorbemerkungen

Der menschliche Schädel besteht aus 22 verschiedenen Knochen, die durch Suturen miteinander verbunden sind. Bis zum heutigen Zeitpunkt herrscht in der Anatomie die Meinung, dass die Nähte ausschließlich dem Wachstum des kindlichen Schädels dienen und danach eine Art Synarthrose, also eine Verbindung ohne jegliche Beweglichkeit, darstellen. In vielen Studien (Baker, 1971; Retzlaff, 1978) konnte mittlerweile bewiesen werden, dass die Beweglichkeit der Schädelnähte das ganze Leben hindurch besteht und nicht mit dem Ende des Schädelwachstums aufhört.

Sutherlands primäre Gedanken über die Mobilität wurden einerseits von den suturalen Verbindungen der kleinen Flügel des Sphenoids mit dem Frontale und der Verbindung der großen Flügel mit den Temporalia geprägt. Ebenso wusste er, dass es nach Anlegen eines nassen Lederbandes um den Kopf durch Schrumpfen desselben, bei Sonneneinstrahlung, zu Hirndruckzeichen, Schmerzen und sogar zum Tod kommen kann (indianische Foltermethode)!

Als er die Nähte zwischen Sphenoid und Frontale studierte, sah Sutherland die SBS noch nicht als gelenkige Verbindung, sondern als eine Art „intervertebrale Diskusverbindung" an, die nur bis zum 30. Lebensjahr existiert, und untersuchte daher alle anderen Möglichkeiten, die für eine Bewegung der Schädelkochen untereinander verantwortlich sein könnten.

Magoun gab an, dass die Bewegung in einer Naht unweigerlich auf alle anderen Nähte und Schädelknochen übertragen wird. Die Fluktuation des LCS und das Membranspannungssystem können als auslösende Faktoren für diese Bewegung angesehen werden.

Die Tatsache, dass durch die Suturen Teile der Gesichtsfaszien, des N. trigeminus und anderer Nervengeflechte, begleitet von Gefäßen, hindurchtreten, spricht ebenfalls für eine Beweglichkeit in diesem Bereich.

Die Entwicklung der Suturen, besonders der Sutura sagittalis, steht in Beziehung zu ihrer Bewegungsquantität und dem Bewegungscharakter. Dies zeigt sich an jeder gelenkigen Verbindung am Schädel.
W. G. Sutherland

Die Funktion eines Gelenkes oder einer Sutur ist Bewegung. Der Verlust an Bewegung bedeutet eine gestörte Funktion. Die Normalisierung der Dysfunktion führt wieder zur normalen Funktion.
A. Tayler

Die Behandlung einer oder mehrerer Suturen ist in der Regel nur nach Traumen notwendig. Die häufigste Ursache stellt sicherlich das Geburtstrauma dar. Weitere häufige Behandlungsindikationen sind Zahnextraktionen und Stürze auf den Kopf.

Bei sekundär entstandenen Restriktionen (z.B. Läsionen der SBS, CMD) sollte immer zuerst die primäre Läsion behandelt werden und danach die betroffene Naht nochmals untersucht und gegebenenfalls behandelt werden.

B. Morphologie

Die Morphologie der einzelnen Schädelknochen trägt ihrer Funktion und Mobilität Rechnung. Man kann folgende Einteilung der Suturen vornehmen:

1. **Sutura squamosa** oder geschuppte Schädelnaht: Abgeschrägte Knochenkanten, an denen die Knochenanteile schuppenartig übereinanderliegen (z.B. S. sphenosquamosa). Die Abschrägung zeigt die Richtung der Bewegung, die in dieser Naht möglich ist.
2. **Sutura serrata**: Gezackte Naht, geformt wie Zacken einer Säge (z.B. S. metopica)
3. **Sutura lumbosa**: Naht mit Verzahnung und zusätzlicher Abschrägung (z.B. S. coronalis)

4. **Sutura dentata**: Große, längliche Naht mit zahnähnlichen Zacken (z.B. S. sagittalis), je größer die Zacken, desto größer wird die Beweglichkeit sein! Die S. sagittalis hat in ihrem hinteren Bereich zwar weniger, aber dafür größere Zacken, so dass in diesem Bereich eine größere Beweglichkeit herrscht.

5. **Sutura plana** oder harmonische Schädelnaht: flache, einfache Überlappung von Knochenkanten (z.B. S. palatina mediana)

C. Bedeutung der Morphologie einzelner Suturen

Die Morphologie ist von entscheidender Bedeutung, wenn man mit direkten Techniken an den suturalen Verbindungen behandeln möchte. Wie bereits zu Beginn erwähnt, hat sich Sutherland sehr früh mit dem Studium der Überlappungen beschäftigt und wir wollen daraus die wichtigsten Konsequenzen für die Behandlung aufzeigen.

Ziel dieses Buches kann und soll es nicht sein, alle einzelnen Nahtverbindungen genau zu beschreiben. Hierzu sei auf entsprechende Literatur verwiesen (Pick, Liem). Wir möchten jedoch am Beispiel der S. lambdoidea die Wichtigkeit der Überlappung beschreiben: Jeder Schädelknochen hat an seiner Nahtstelle eine Kante, mit der er mit dem Nachbarknochen artikuliert. Hierbei unterscheidet man eine externe Kante, deren Oberfläche nach außen schaut (in Bezug auf den Schädel) und eine interne Kante, deren Oberfläche nach innen schaut, bzw. eine inferiore oder superiore Kante, also ein Fläche schaut noch oben, eine nach unten. Am Beispiel der S. lambdoidea sieht die Überlappung so aus: Ausgehend von der Protuberantia occipitalis externa hat das Occiput zuerst eine interne Kante und entsprechend dazu das Parietale ein externe Kante; das Occiput überlappt also das Parietale. Nach ca. zwei Drittel des Verlaufes der Sutur wechseln die Kanten, d.h. das Occiput hat jetzt eine externe Kante und das Parietale eine interne Kante; das Parietale überlappt das Occiput.

Versucht man eine komprimierte S. lambdoidea in ihrem ersten Drittel mit direkter Dekompression zu befreien und beachtet diese Überlappungen nicht, wird der Therapeut aus Unwissenheit, während er das Parietale vom Occiput befreien möchte, zuviel Druck auf das Occiput ausüben und so de facto die Kompression verstärken. Die Technik wird entweder zwecklos sein oder im schlimmsten Fall sogar neue Läsionen hervorrufen.

Aufgrund der therapeutischen Bedeutung werden die Areale des Kantenwechsels in der Osteopathie als „Pivot-Punkte" bezeichnet. Sutherland hat diesen Wechsel der Überlappungen zuerst an der S. sphenofrontalis beschrieben. Zum genaueren Studium sei auf Lehrbücher wie Pick und Magoun verwiesen!

Dieses Prinzip kann man auf alle anderen Schädelnähte übertragen, weshalb bei der Anwendung von direkten Techniken, unbedingt die einzelnen Überlappungen bekannt sein müssen.

D. Untersuchung

In der klassischen Osteopathie gibt es folgende Möglichkeiten zur Untersuchung einer Sutur:
- Observation auf Deformierung (z.B. starkes Hervorstehen der S. metopica)
- Palpation auf Deformierung (deutliches Hervortreten oder Einsinken einer Sutur)

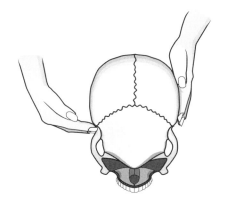

Palpation der rechten Sutura coronalis

- Palpation auf Dichte (besteht eine erhöhte Dichte im Bereich einer Naht?)
- Palpation auf Schmerz im Verlauf der Sutur (dies ist immer ein Zeichen einer Läsion!)
- V-Spread-Untersuchung: Die zum „V" gespreizten Finger werden so an die Naht angelegt, dass sich diese genau zwischen den Fingern befindet. Die Finger der anderen Hand liegen genau an der gegenüberliegenden Seite des Kopfes. Die Finger dieser Hand senden während der Flexionsphase die Flüssigkeiten zu den Fingern der anderen Hand, die an der Naht liegen. Ist die Sutur frei beweglich, so wird dieser Impuls unter den Fingern spürbar sein, andernfalls nicht.

Zum Auffinden der einzelnen Suturen gehören gute Anatomiekenntnisse und viel Übung. Die Untersuchung der Schädelnähte sollte Bestandteil jeder cranialen Untersuchung sein!

E. Behandlung

Für die spezifische Behandlung sind vor allem zwei Techniken von Bedeutung:
Die **Dekompressionstechnik** besteht im Wesentlichen im „Auseinanderziehen" der komprimierten Naht. Die Gewebsstrukturen zwischen den Nähten werden dabei gedehnt und entspannt. Beim Auseinanderziehen der Suturen können alle möglichen Begleitbewegungen von Rotation, Torsion, usw. entstehen; diese sollte der Therapeut während der Korrektur integrieren.

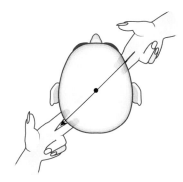

Griffanlage für die V-Spread-Technik: der Pfeil zeigt in Behandlungsrichtung.

V-Spread-Technik

Wie bei der Untersuchung senden die Finger, die auf der entgegengesetzten Schädelseite liegen, die Flüssigkeiten zu den zum „V" gespreizten Fingern an der blockierten Sutur. Man kann die Flüssigkeiten nur während der Flexionsphase senden oder auch über mehrere Zyklen hinweg die Technik aufrechterhalten. Die Technik ist beendet, wenn die Finger an der Sutur eine freie Beweglichkeit wahrnehmen.

F. AK und Suturen

Walther geht mit der Ansicht der klassischen Osteopathie konform, dass es sich bei Suturenfehlern häufig um Anpassungsfehler handelt und dass eine Behandlung der Suturen eigentlich erst nach der Korrektur der wichtigeren Schädelfehler erfolgen soll, wenn

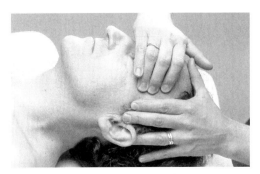

Griffanlage zur Dekompression der S. sphenosquamosa

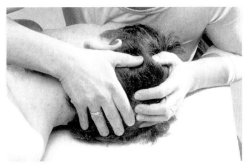

Griffanlage zur Dekompression der S. lambdoidea in RL

dann überhaupt noch Läsionen an einzelnen Suturen zu finden sind.

1. TL zur Sutur

Eine Sutur, die sich in Läsion befindet, wird durch TL zur Schwächung eines Indikatormuskels oder zur Stärkung eines assoziierten schwachen Muskels führen.
Beispiel: TL zur S. sagittalis führt zur Stärkung der vorher schwachen Bauchmuskeln.

Wichtig ist es, die Sutur im ganzen Verlauf zu testen, um so genau die Lokalisation der Läsion herauszufinden. Ist die TL an einer Stelle im Verlauf der Sutur negativ, so bedeutet dies nicht zwangsläufig, dass die gesamte Sutur frei ist – sondern nur, dass es genau an dieser Stelle keine Läsion gibt.

Sinnvoll ist es, zuerst palpatorisch den Schädel auf Suturenfehler zu untersuchen und danach die verdächtigen Nähte mit TL zu testen oder bei entsprechenden assoziierten Muskelschwächen zu testen, ob eine TL zur Sutur zur Stärkung führt.
Folgende Zusammenhänge zwischen Suturenläsionen und im AK-Test schwacher Muskeln sind bekannt:

S. palatina mediana	Coracobrachialis bds
S. lambdoidea	SCM bds
S. sagittalis	Rectus abdominis

2. Challenge

Die verschiedenen CH-Möglichkeiten an einer Sutur sind bereits in den Kapiteln der entsprechenden Schädelknochen beschrieben worden. Walther postuliert, dass es sich bei Suturenfehlern entweder um Blockierungsfehler im Sinne einer Kompression oder einer vermehrten Separation handelt. Im Falle einer Kompression wird ein dynamischer CH in Richtung Separation zur Schwächung eines starken Indikatormuskels führen. Im Falle einer bereits in Separation befindlichen Sutur, wird der gehaltene CH – in Richtung Kompression – an der Sutur zur Stärkung eines schwachen Muskels führen.
Unserer Erfahrung nach überwiegen Kompressionsläsionen an Suturen, die eine Separation benötigen. Walther gibt dies besonders für die S. sagittalis an.
Auch der CH sollte – wie die TL – im Verlauf der gesamten Sutur durchgeführt werden.

3. Korrektur

Die Korrektur erfolgt entsprechend dem vorangegangenen CH, in der Atemphase, die den positiven CH aufhob.
▶ Führt ein dynamischer CH in Richtung Separation zur Schwäche des Indikatormuskels, so wird die Sutur in der Atemphase, die den CH aufhebt, mit direkter Dekompressionstechnik behandelt.
▶ Stärkt die Kompression auf eine Sutur einen schwachen Muskel, so erfolgt die Korrektur mit gehaltener Kompression.

Jeder Suturenfehler kann selbstverständlich auch mit einer V-Spread-Technik behandelt werden und danach das Ergebnis mit AK überprüft werden. Bei der V-Spread-Technik kann, während der Flexionsphase, die tiefe Einatmung des Patienten unterstützend mit eingesetzt werden.

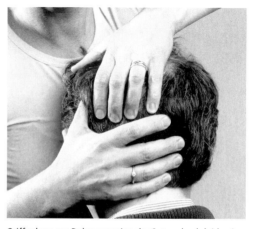

Griffanlage zur Dekompression der Sutura lambdoidea im Sitzen

X. Diaphragmen

A. Vorbemerkungen

In der klassischen Osteopathie bezeichnet man alle horizontal verlaufenden myofaszialen Verbindungen als Diaphragmen. Von cranial nach caudal sind dies:
1. Diaphragma sellae
2. Tentorium cerebelli
3. Craniocervicales Diaphragma oder C0/C1-Komplex
4. Cervicothoracales Diaphragma
5. Thoracolumbales Diaphragma oder Zwerchfell
6. Diaphragma pelvis/urogenitale oder Perineum.

Diese Diaphragmen sind alle über myofasciale, ligamentäre sowie nervale Strukturen miteinander verbunden und deshalb in ihrer Beweglichkeit voneinander abhängig. Die Bedeutung dieser fascialen Strukturen und die Interaktion mit dem Grundsystem wurde bereits im Kapitel III.D beschrieben.

Kommt es zur Läsion eines Diaphragmas, führt dies bei längerem Bestehen unweigerlich zur Läsion der anderen Diaphragmen. Da alle Diaphragmen an knöchernen Strukturen ansetzen, ist die einwandfreie Funktion dieser Knochen Vorraussetzung für die freie Beweglichkeit der Diaphragmen. Vor der Behandlung des myofaszialen Gewebes, müssen primäre Läsionen des parietalen Systems behandelt werden.

Während der cranialen Flexion kommt es zum Absinken aller Diaphragmen, sie bewegen sich nach caudal. Bei der Expiration kehrt sich die Bewegung um. Die Bewegung beginnt cranial und setzt sich dann in die unteren Diaphragmen fort.

Anatomie, Untersuchung und Behandlung von Diaphragma sellae und Tentorium cerebelli s. Kap. V.B.

B. C0/C1-Komplex

1. Klassische Osteopathie

Der C0/C1-Komplex stellt im osteopathischen Sinne ebenfalls ein Diaphragma dar. Die dort transversal verlaufenden muskulären und membranösen Strukturen trennen jedoch den craniocervicalen Übergang nicht vollständig, so wie dies beim Diaphragma sellae, beim Tentorium cerebelli, beim Zwerchfell und beim Beckenboden der Fall ist. Die Muskeln, Ligamente und Membranen, die am Atlas entspringen und am Schädel inserieren, haben einen sehr großen Einfluss auf die SBS und auf das gesamte craniosacrale System.

Anatomie

Die bikonvexen Occiputcondylen ruhen auf den bikonkaven superioren Gelenkflächen des Atlas.

Beschreibung des Atlas: Der Atlas hat mehr die Form eines Ringes als die eines Wirbelkörpers und besitzt anstelle des Dornfortsatzes nur ein kleines Tuberculum posterius. Die Querfortsätze stellen die Processi transversi mit jeweils einem Foramen intertransversarium dar, durch welches die A. vertebralis und

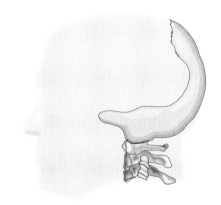

Verbindung C0/C1; Ansicht von lateral

der 1. Spinalnerv verlaufen. Am anterioren Teil des Ringes liegt die Fovea dentis, die mit der ventralen Gelenkfläche des Dens axis artikuliert. Der Dens axis ist wie ein Zapfen in den anterioren Bereich des ringförmigen Atlas gesteckt.

Dieses empfindliche Gebiet sollte mit größter Sorgfalt untersucht und behandelt werden.

Bewegungsachsen: Die beiden Achsen der Gelenkflächen haben einen schrägen Verlauf von dorsal/lateral nach ventral/medial. Durch diese Konvergenz im anterioren Bereich wird eine Translation des Atlas nach anterior verhindert.

Ansetzende Muskulatur
Muskeln für die Flexion C0/C1:
- M. rectus capitis anterior (O+I: Massa lateralis, Occiput/Pars basilaris)
- M. longus capitis (O+I: Proc. transversus HWK 3–6, Occiput/Pars basilaris)
- M. rectus capitis lateralis (O+I: Proc. transversus des Atlas/dorsale Fläche am For. jugulare)

Muskeln für die Extension C0/C 1:
- M. rectus capitis posterior minor (O+I: Tuberculum posterius des Atlas/Linea nuchae inferior)
- M. obliquus capitis superior (O+I: Proc. transversus/Occiput, lateral des Rectus capitis major), bei beidseitiger Innervation kommt es zur Extension.

Muskel für die Lateralflexion C0/C1:
- M. obliquus capitis superior, einseitige Innervation → Lateralflexion.

Ligamente
- Lig. transversum atlantis, verläuft horizontal zwischen beiden Massae laterales.
- Ligg. alaria, verlaufen horizontal von der Seitenfläche des Dens axis nach oben außen und inserieren am For. magnum.

Die beiden Bänder dienen dem Schutz des Rückenmarkes, da sie den Dens axis in einen osteoligamentären Ring einbetten und so ein „Vorkippen" des Dens ins Rückenmark verhindern.

Bewegungsphysiologie

Die Lage und Form der Facetten von C0/C1 bestimmen die Funktion dieses Bewegungskomplexes. Die größte Bewegungsamplitude besitzen die Flexion und Extension, gefolgt von der Lateralflexion.

Die Rotationsbewegung zwischen C0 und C1 ist sehr gering und stellt nur eine Art „Zwangsrotation" dar, die durch die Ligg. alaria ausgelöst wird.

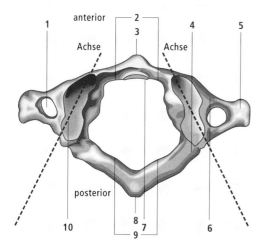

Atlas von cranial, mit den Achsen der Gelenkflächen zwischen C0 (Occiput) und C1 (Atlas)

1 Foramen transversarium
2 Arcus anterior
3 Tuberculum anterius
4 Sulcus arteriae vertebralis
5 Processus transversus
6 Massa lateralis
7 Fovea dentis
8 Tuberculum posterius
9 Arcus posterior
10 Fovea articularis superior

Wichtig, um jegliche Verwirrung zu verhindern:
Die nachfolgende Bewegungsbeschreibung bezieht sich auf die tatsächlichen Bewegungen zwischen C0 und C1, also die Flexion/Extension, Lateralflexion und Rotation und **nicht** auf die Bewegung des Occiputs im osteopathischen Sinn.

Flexion: Während der Flexion gleiten und rollen die bikonvexen Hinterhauptskondylen auf den bikonkaven Atlasgelenkflächen nach dorsal. Der Abstand zwischen dem Tuberculum posterius und dem Dornfortsatz von C2 wird größer, der Raum zwischen dem aufsteigenden Mandibulaast und der Massa lateralis wird kleiner. Diese Veränderung des Raumes kann gut palpiert werden (s. Untersuchung).
Amplitude der Flexion: ca. 20° bis 25°.

Extension: Während der Extension gleiten und rollen die bikonvexen Hinterhauptskondylen auf den bikonkaven Atlasgelenkflächen nach ventral. Der Abstand zwischen dem Tuberculum posterius des Atlas und dem Dornfortsatz von C2 wird kleiner, der Abstand zwischen dem aufsteigenden Mandibulaast und der Massa lateralis wird größer. Dies kann ebenfalls gut palpiert werden.
Amplitude der Extension: ca. 20° bis 30°.

Lateralflexion: Bei der Lateralflexion gleiten die Hinterhauptskondylen zu einer Seite, während der Atlas eine Art Gleitbewegung zur anderen Seite ausführt.
Beispiel: Bei einer Lateralflexion nach links gleiten die Occiputcondylen nach rechts, der Atlas nach links.
Amplitude der Lateralflexion: ca. 8° zu jeder Seite.

Rotation: Eine tatsächliche Rotationsbewegung kommt im C0/C1-Komplex nicht vor. Während der Lateralflexion kommt es durch die zwangsläufige Spannung eines Lig. alare zu einer so genannten **Zwangsrotation** zur Gegenseite. Da der Bewegungsausschlag von so geringer Amplitude ist, kann auf eine Untersuchung der Rotation in diesem Gebiet verzichtet werden. Die Rotation in der oberen Halswirbelsäule findet im Segment C1/C2 statt.

2. Pathophysiologie

► Beidseitige Verkürzung der Flexionsmuskulatur → Extensionsläsion des Occiputs und damit der SBS.
► Einseitige Verkürzung der Flexionsmuskulatur → Torsionsläsion der SBS.
► Einseitige Verkürzung des M. rectus capitis lateralis → Lateralflexion des Occiputs (eine

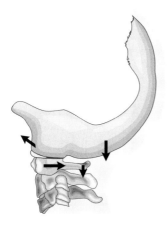

Die Bewegung von C0 auf C1 während der Extension der oberen HWS

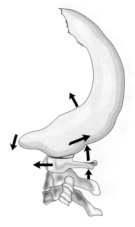

Die Bewegung von C0 auf C1 während der Flexion der oberen HWS

X. Diaphragmen

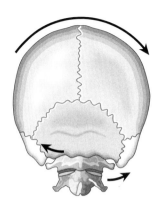

Die Bewegung von C0 auf C1 während der Lateralflexion der oberen HWS nach rechts.

Occiputhälfte steht tief) und somit Torsionsläsion der SBS. Aufgrund der Nähe zum For. jugulare kommt es auch zur Dysfunktionen der Hirnnerven IX., X. und XI. und zu Lymphabflussstörungen im Kopfbereich.
▶ Beidseitige Verkürzung des M. rectus capitis posterior minor und major und des M. obliquus capitis superior → Flexionsläsion des Occiputs und somit Flexionsläsion der SBS, einseitige Verkürzung → Torsionsläsion der SBS.

3. Untersuchung

Die Untersuchung kann in RL und im Sitzen erfolgen. In der RL kann man sich einen guten globalen Eindruck über dieses Gebiet verschaffen, im Sitzen sind die objektiven Bewegungstests leichter durchführbar.

Anamnese: Aufgrund der hohen Rezeptordichte kann eine Dysfunktion in diesem Gebiet Störungen im ganzen Körper auslösen. Die Aufzählung unten beinhaltet nur die häufigsten Symptome und erhebt keinen Anspruch auf Vollständigkeit.
▶ Bestehende oder rez. Occiputläsion
▶ Kopfschmerzen
▶ Bewegungseinschränkungen der HWS
▶ Übelkeit
▶ Spucken und Asymmetrien beim Säugling
▶ Skoliosen
▶ rezidivierende Läsionen SBS-Läsionen.

Dieses Gebiet ist sehr empfindlich und bei Dysfunktionen auch äußerst schmerzhaft. Palpation und Bewegungstests sollten mit äußerster Sorgfalt durchgeführt werden. Während der Untersuchung darf der Patient keine Schmerzen verspüren; da diese nur zu einem erhöhten Muskeltonus führen würden.

Test der aktiven Beweglichkeit: Der Patient wird im Sitzen aufgefordert, für die Flexion das Kinn Richtung Brustbein zu ziehen, für die Extension den Kopf in den Nacken zu legen und für die Lateralflexion den Kopf zur Seite zu neigen. Der Therapeut beurteilt die Amplitude der einzelnen Bewegungen und beobachtet, in welchem Abschnitt der Wirbelsäule die Bewegung stattfindet, ob die Bewegung rhythmisch und rund oder abgehakt ist oder ob es zu „Knicken" in den physiologischen Achsen kommt. Der Patient wird nach Schmerzen, Schwindel, Sehstörungen oder anderen Symptomen befragt, die während der aktiven Bewegung auftreten können.

Differentialdiagnose zum Kiefergelenk: Man fordert den Patienten auf, die gleichen aktiven Bewegungen mit leicht geöffnetem Mund zu wiederholen → Verbesserung der Testergebnisse spricht für eine Kiefergelenksdysfunktion.

Test der passiven Beweglichkeit
Flexion und Extension: AGST: Der Patient sitzt entspannt, der Therapeut steht hinter dem Patienten.
Griff und Durchführung: Der Therapeut legt einen Zeigefinger in den Raum zwischen aufsteigendem Mandibulaast und Proc. transversus von C1 auf der zu untersuchenden Seite. Der Druck des Zeigefingers darf nicht zu groß sein, da es sonst zu Schmerzen und zur Abwehrspannung kommen kann und außerdem die Palpationsfähigkeit stark eingeschränkt wird. Die andere Hand liegt auf dem Schädeldach und führt eine kleine Bewegung von Flexion und Extension aus. Die Bewe-

X. Diaphragmen

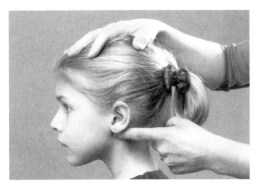

Palpation des Raumes zwischen Ramus mandibulae und Processus transversus C1 in Neutralposition

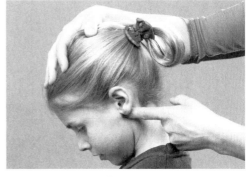

Griffanlage für Test der Flexion C0/C1

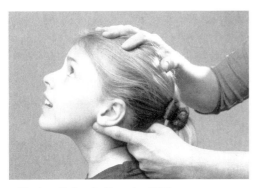

Griffanlage für Test der Extension C0/C1

gung soll nur von sehr geringer Amplitude sein, da sonst die untere Halswirbelsäule zu stark mit bewegt wird, was zur Verfälschung der Testergebnisse führt.

Während der Extensionsbewegung spürt man, dass der Abstand zwischen Mandibula und Processus transversus größer wird und der Finger tiefer in diesen Raum eintreten kann. Während der Flexion nimmt man das Schließen des Raumes wahr. Der Test wird erst auf der einen Seite und dann auf der anderen Seite durchgeführt und die Ergebnisse miteinander verglichen.

Auswertung: Es kann eine einseitige oder beidseitige Läsion existieren. Im Falle einer beidseitigen Dysfunktion spricht man von einer „totalen Läsion des Atlas". Diese Art der Läsion löst in der Regel eine wesentlich stärkere Symptomatik als die einseitige Dysfunktion aus. Bei Verdacht auf eine CMD kann der Test mit leicht geöffnetem Mund wiederholt werden → verbessertes Testergebnis weist auf eine TMJ-Problematik hin.

Lateralflexion: AGST: Der Patient sitzt auf die Behandlungsbank, die für den besseren Kontakt am Kopf des Patienten sehr tief eingestellt werden soll, der Therapeut steht hinter dem Patienten.

Griff und Durchführung: Beide Hände halten, von cranial kommend, den Kopf über den Temporalia (Fingerspitzen schauen nach caudal). Die Ringfinger palpieren dabei die Procc. transversi des Atlas, die übrigen Finger liegen seitlich am Kopf auf. Der Therapeut übt eine leichte Seitneigung des Kopfes zu einer Seite aus. Bei einer Seitneigung nach links wird er die seitliche Gleitbewegung des Atlas unter seinem linken Ringfinger spüren, da der Proc. transversus an seinen Zeigefinger „stößt". Im Falle einer Läsion macht der Atlas keine Seitbewegung nach links, sondern bleibt stehen. Handelt es sich um eine schwere Läsion, wird sogar das Anstoßen des Atlas unter dem rechten Ringfinger zu spüren sein.

Der Komplex C2/C3 wird hier nicht mehr beschrieben, da dies den Rahmen des Buches sprengen würde. Dies bedeutet nicht, dass Läsionen in diesem Gebiet nicht wichtig sind. Alleine die Tatsache, dass die Dura mater dort ihre Anheftung hat, lässt ahnen, welche Symptomatik – im Falle einer Dysfunktion – dort auftreten kann.

e. Behandlung

Da dieses Gelenk mehr Mobilität als Stabilität aufweist, erfolgt die Behandlung hauptsächlich mit myofascialen Techniken.

Occiput-Release: Diese Technik wurde bereits im Kapitel VI. B beschrieben. Sie eignet sich bei jeglicher Art von Dysfunktion im craniocervicalen Übergang. Da es hierbei zur Entspannung der kurzen Nackenmuskeln kommt, ist diese Technik auch besonders zur Vorbereitung auf die Manipulation oder die postisometrische Relaxation geeignet.

Unwinding-Technik: Griffanlage und Durchführung: Der Kopf des Patienten hat mit dem Bauch des Therapeuten Kontakt. Die caudale Hand umfasst im Zangengriff den Ring des Atlas, so dass der Daumen Kontakt mit einem Proc. transversus und der Mittelfinger Kontakt mit dem anderen hat. Die restlichen Finger liegen seitlich auf dem Occiput. Die andere Hand ruht unter dem Occiput, mit direktem Kontakt zur caudalen Hand. Die Unterarme des Therapeuten liegen auf der Bank und bilden ein Fulcrum. Man versucht die Spannungen, die Achsen, die Dichte und die Anziehung des Gewebes unter den Fingern wahrzunehmen. Es ist sehr hilfreich, sich ein dreidimensionales Bild dieser Region und der Stellung des Atlas im Raum vorzustellen. Hat man die Zone mit der größten Dichte gefunden, lässt man sich vom Gewebe bis zur Restriktion führen und hält dort solange, bis ein Releasegefühl unter den Fingern wahrnehmbar ist. Es ist hilfreich, eine kleine Komponente von Kompression oder Dekompression, von Lateralflexion oder eine anteriore/posteriore Gleitbewegung auf das Gebiet auszuüben. Diese Bewegungen werden nicht mit den Händen sondern mit dem Bauch ausgeführt, der mit dem Kopf des Patienten in Kontakt ist. Dies hat den Vorteil, dass die Hände keine Kraft ausüben und die Palpationsfähigkeit dadurch nicht eingeschränkt wird. Kommt es nach dem Release zu neuen Anziehungen, folgt man diesen wieder. Die Technik ist beendet, wenn es keine neuen Anziehungen mehr gibt, sich die Bewegungsamplitude deutlich verbessert und der Schmerz reduziert hat.

Postisometrische Relaxation: Da dieses Gebiet eine sehr hohe Rezeptorendichte besitzt, ist es nicht notwendig, eine Bewegung des Kopfes gegen Widerstand auszuführen. Um die betroffene Muskulatur in Spannung zu versetzen genügt es, den Patienten zur entsprechenden Augenbewegung aufzufordern. Bei jeder Augenbewegung wird über Körperstellreflexe die Spannung unbewusst auf die kurze Nackenmuskulatur übertragen.
Griffanlage und Durchführung:
Der Griff ist der Gleiche wie bei der vorhergehenden Technik. Handelt es sich z.B. um eine Flexionsläsion, sind es die Muskeln der Flexion, die diese Dysfunktion aufrechterhalten. Der Therapeut stellt mit seiner cranialen Hand die Extension ein, so weit es das Gewebe des Patienten zulässt. Die caudale Hand dient der Fixation. Dann fordert man den Patienten auf, Richtung Boden zu schauen, um die Spannung der ventralen kurzen Halsmuskeln zu verstärken. In der Relaxationsphase forciert man über die Hand am Occiput, immer unter Berücksichtigung des Gewebes des Patienten, die Extension von C0/C1.

4. AK und C0/C1-Komplex

Fixation C0/C1

Die Untersuchung und Behandlung ist bereits im Kap. VI.B beschrieben.

Therapielokalisation

Im Falle einer Subluxation wird die TL am Proc. transversus und/oder am Occiputrand zur Abschwächung des Indikatormuskels führen.

Challenge

Dieser erfolgt, aus praktischen Gründen, am besten über einen Indikatormuskel der oberen Extremität. Der CH wird auf der Seite der positiven TL durchgeführt. Kommt es zur

Schwächung des Indikatormuskels, kann man aufgrund des CH die Läsion des beteiligten Muskels und die Atlasposition bestimmen. Dies wiederum zeigt die Richtung der Mobilisation/Manipulation, bzw. die Einstellung und Spannungsrichtung für die postisometrische Relaxation.

HC-Reaktion

Im Kapitel IV.F haben wir bereits kurz auf eine mögliche HC-Reaktion am Schädel und der Wirbelsäule hingewiesen. Da es beim C0/C1-Komplex häufiger zu einer HC-Reaktion als in allen anderen Gebieten der Wirbelsäule kommt, sollte man dort, besonders vor einer Manipulation, auf einen möglichen HC untersuchen.

Kommt es durch TL oder CH zur HC-Reaktion, ist dies unserer Erfahrung nach eine relative Kontraindikation für die funktionelle Behandlung dieses Komplexes. Auf alle Fälle stellt der HC eine absolute Kontraindikation für die Manipulation dar. Es scheint so zu sein, als würde uns der Körper ein Warnsignal geben und zeigen, dass das primäre Problem außerhalb dieses Gebietes liegt und C0/C1 nur eine Anpassung ist an eine andere primäre Läsion. Nimmt man, z.B. durch eine Manipulation, dem Patienten diese Kompensation, kommt es zur deutlichen Verschlechterung der Symptomatik.

In der Regel handelt es sich bei diesen Patienten um starke Stoffwechseldysbalancen (Intoxikationen, Übersäuerung, Herde, usw.), schwere Kiefergelenksdysfunktionen, Winkelfehlsichtigkeit der Augen oder bestehende schwere Schädelfehler.

Fall 286:

M.K., w, 43 J; A: seit drei Jahren rez. stärkste Trigeminusneuralgien, starke Übelkeit, zahlreiche NMU und Sehstörungen. Die Patientin wurde mehrere Male von einem sehr guten Chiropraktiker an der oberen HWS manipuliert. Danach immer deutliche Verschlechterung der Symptomatik. Vor vier Jahren Extraktion von Zahn 25 mit anschließender Brückenversorgung.

U: Starke Gesichtsasymmetrie, Extensionsläsion C0/C1 li, SBS-Torsion li, Hypertonus und massiver Palpationsschmerz der suboccipitalen Muskeln, alle Kaumuskeln druckschmerzhaft, eingeschränkte Mundöffnung.
h: Rectus bds
w: Piriformis bds, SCM bds, Nackenflexoren als Gruppe und Mm. scaleni bds
n: PMS bds, Delta bds
SC: fester Biss, weite Mundöffnung und TMJ bds
HC für Deltoideus: dynamischer CH C1 li nach anterior
Anmerkung: Schon bei der blanken Inspektion der Mundhöhle fiel auf, dass die Brücke deutlich zu hoch war.
NC: Ausgleich der Höhendifferenz mit Papierstreifen (ca. 0,5 cm!!!) zwischen Prämolaren und Molaren rechts. Mit Papierstreifen im Mund → W: dynamischer CH des Proc. transversus li nach anterior.
Nach Anfertigung einer Schiene mit begleitender Physiotherapie/Osteopathie und anschließendem Einschleifen der Brücke (nach Aussage des Zahnarztes tatsächlich 0,5 cm zuviel Höhe!!!) sofortige Besserung aller Beschwerden, einschließlich der NMU.
Beobachtungszeitraum: 2 Jahre

C. Cervicothoracales Diaphragma

1. Klassische Osteopathie

In der klassischen Osteopathie wird auch der cervicothoracale Übergang (CTÜ) als Diaphragma bezeichnet, da auch hier transversal verlaufende knöcherne, ligamentäre und fasziale sowie muskuläre Strukturen verlaufen. Wie beim craniocervialen Übergang ist der Raum zwischen HWS und BWS nicht durchgängig getrennt, sondern bietet Platz für den Durchtritt von wichtigen nervalen, arteriellen, venösen und lymphatischen Strukturen. Der gesamte Plexus brachialis verlässt dort das Rückenmark und wird bei Dysfunktion der ossären, ligamentären, myofaszialen oder

muskulären Strukturen dieser Region entsprechende Symptomatik entwickeln.
Alle Weichteile in diesem Gebiet haben eine großen Einfluss auf das CSS, da sie zum einen am Schädel inserieren und zum anderen Verbindungen zu den longitudinalen Faszien besitzen.

Anatomie
Knochengerüst
- Claviculae
- Sternum
- Obere Rippen
- HWK 7
- BWK 1
- Scapulae

Gelenkverbindungen
- Art. sternocostalis der 1. und 2. Rippe
- Art. sternoclavicularis (SCG)
- Art. acromioclavicularis (ACG)
- Art. costovertebralis der 1. und 2. Rippe
- Gelenkverbindungen C7/Th1

Muskulatur
- SCM (s. Kap. VI.D)
- Trapezius, oberer Anteil (O+I: Dornfortsätze C7/Th1, Lig. nuchae, Prot. occipitalis/Spina scapulae, Acromion u. Clavicula)
- Scaleni (O+I: Proc. transversus der HWK/ 1. und 2. Rippe)
- Deltoideus (O+I: Spina scapulae, Acromion, Calvicula/Tub. deltoideus humeri)
- Splenius capitis (O+I: Dornfortsätze C4–Th3/äußere Hälfte der L. nuchae)
- Splenius cervicis (O+I: Dornfortsätze Th3–5/Tuberculum post. C1/2)
- Levator scapulae (O+I: Proc. transversi HWK I–IV/Ang. sup. scapulae)
- Subclavius (O+I: Unterfläche der Clavicula/laterale Fläche des Manubriums)
- Pectoralis major (O+I: Clavicula/Sternum, 4.–6.Rippe/Crista tuberculi maj. humeri)
- Pectoralis minor (O+I: 3.–5. Rippe/Proc. coracoideus)
- Autochthone Nackenmuskulatur (Mm. intertransversarii, Mm. interspinalis u. multifidus usw.)
- Oberflächliche Nackenmuskulatur
- Mm. rhomboidei minoris et majoris (O+I: C6–Th4/Margo medialis scapulae)
- Infra- und suprahyoidale Muskulatur (s. Kap. VII.B)

Ligamente
Das Lig. suspensorium pleurae dient als Sammelbezeichnung für folgende drei Strukturen:
- Lig. costopleurale, Verlauf zwischen HWS/ 1. Rippe zur Pleuraspitze
- Lig. pleurovertebrale, Verlauf zwischen C7/Th1 zur Pleuraspitze
- Lig. pleurotransverale ≙ M. scalenus minimus, Verlauf von C7 zur Pleurakuppel und 1. Rippe (nicht konstant vorhanden)

Funktion: Aufhängepunkte für die Pleurakuppel, die ihrerseits von der Fascia endothoracica bedeckt ist.
Pathophysiologie: Vermehrte Spannung des Lig. suspensorium führt zur Läsion des CTÜ.

Faszien (s. Kap. VII.C):
- Oberflächliche Halsfaszie,
- Mittlere Halsfaszie,
- Tiefe Halsfaszie.

Durchtretende Strukturen
- Plexus brachialis (hintere Scalenuslücke)
- A. subclavia (hintere Scalenuslücke)
- V. subclavia (vordere Scalenuslücke)
- A. carotis communis
- Truncus sympathicus (verläuft auf der Lamina praevertebralis)
- A. vertebralis (vordere Scalenuslücke, laterales Drittel)
- N. vagus (vordere Scalenuslücke, laterales Drittel)
- N. laryngeus recurrens (vordere Scalenuslücke, lateral, innerviert Kehlkopf)
- N. accessorius (zieht entlang dem Levator scapulae)
- N. dorsalis scapulae (aus dem Plexus brachialis entspringend, zwischen Levator scapulae und Scalenus medius, innerviert Mm. levator scapulae u. rhomboidei)

- ► N. suprascapularis (zwischen Levator scapulae und Scalenus medius, innerviert Mm. infra- und supraspinatus)
- ► N. thoracicus longus (zwischen Levator scapulae und Scalenus medius, innerviert Serratus anterior)
- ► N. phrenicus (verläuft auf dem Scalenus ant., innerviert das Zwerchfell)
- ► Ductus thoracicus (nur linksseitig, zwischen A. carotis communis u. A. subclavia)
- ► Zahlreiche Nervenäste zur Versorgung der Haut am Schultergürtel und Platysma.

Diese Aufzählung enthält nur die klinisch wichtigsten anatomischen Elemente und erhebt keinen Anspruch auf Vollständigkeit!

2. Pathopyhsiologie

Die oben beschriebene Anatomie zeigt die große klinische Bedeutung und mögliche Zusammenhänge mit Läsionen in diesem Bereich:

- ► HWS-Syndrom, Verspannung der HWS-Muskulatur
- ► Lymphatische Abflussstörungen
- ► Pulmonale Erkrankungen (bei Z.n. Pleuritis, Bronchitis, Pneumothorax)
- ► Vertigo, Nausea, Kopfschmerzen
- ► Durchblutungsstörungen im Kopfbereich
- ► Sympathikotone Störungen (Herzrhythmusstörungen, Tachycardien, Atem- u. Sehstörungen usw.)
- ► Vagotone Störungen (Schluckstörungen, alle Arten von viszeralen Beschwerden)
- ► Cervicobrachialgien
- ► Thoracic-Outlet-Syndrom
- ► Verklebungen/Verspannungen der Halsfaszien
- ► Rez. Blockierungen am CTÜ inkl. obere Rippengelenke (v.a. 1. Rippe)

3. Läsionsmechanismen

Umliegende knöcherne/ligamentäre Strukturen: Blockierung und ligamentäre Läsionen aller beteiligten gelenkigen Verbindungen des CTÜ führen zu Läsionen in diesem Bereich.

Läsion der umliegenden muskulären Strukturen

- ► Wichtigster Muskel: Scalenus ant.; durch seinen Ansatz an der 1. Rippe wird er diese nach cranial ziehen und so den Raum zwischen 1. Rippe und Clavicula schließen. Da der Plexus brachialis und die Gefäße sowie Lymphbahnen durch diesen Raum verlaufen, führt eine übermäßige Spannung des Scalenus ant. zu einer Art „Zangenfunktion" zwischen 1. Rippe und Clavicula.
- ► Der Subclavius wird bei vermehrter Spannung eine Art „Impingementfunktion" auf die dahinterliegenden Strukturen ausüben. Die Untersuchung und Behandlung dieses Muskels ist bei Problemen des CTÜ's absolut notwendig, wird aber leider häufig vergessen!
- ► Alle anderen Muskeln werden bei Dysfunktion zu Störungen des CTÜ führen.

Läsionen der umliegenden faszialen Strukturen: s. Kap. VII.C

4. Untersuchung

Observation

- ► Kopfhaltung (Symmetrie, anteriore Kopfhaltung)
- ► Spannungszustand der gesamten Halsmuskulatur (Symmetrie, Muskelrelief)
- ► Stellung der HWS (z.B. Steilstellung)
- ► Schultergürtel (z.B. Protraktion, Schiefstand der Schultern, asymmetrische oder pathologische Stellung der Scapulae)
- ► Stellung der Claviculae

Palpation und Dehnfähigkeit der Muskulatur

Die Muskeln, die in der Observation auffällig waren, müssen palpatorisch auf Schmerz, TP, Verquellung und Verkürzung untersucht und mit der Gegenseite verglichen werden.

Mobilität der umliegenden Gelenkverbindungen

Es müssen alle gelenkigen Verbindungen des CTÜ auf Beweglichkeit untersucht werden.

Dabei sei auf die entsprechenden manuellen, osteopathischen und AK-Kurse verwiesen.

5. Behandlung

Unspezifische globale Technik

AGST Therapeut: Sitzt seitlich des Patienten in Höhe des CTÜ.
Griffanlage und Durchführung: Eine Hand liegt quer unter den Wirbelkörpern des CTÜ, die andere Hand liegt auf dem oberen Thorax auf, so dass sie in Kontakt mit dem Sternum und den beiden SCG ist. Die oben liegende Hand übt einen leichten Druck nach posterior aus, während die untere Hand als Fixation dient. Der Druck der oberen Hand wird so lange durchgeführt, bis man die Restriktion an der unten liegenden Hand wahrnimmt. Bei der anschließenden Unwindingtechnik werden zusätzlich kleine Parameter von Rotation und Torsion von der oben liegenden Hand durchgeführt. Diese sind abhängig von den Anziehungen, die während der Behandlung entstehen. Die Technik ist beendet, wenn es keine Anziehungen mehr gibt und sich das Gewebe frei zwischen den Händen bewegt.

Spezifische Techniken
- Behandlung der Halsfaszien (s. Kap. VII.C)
- Behandlung aller beteiligten muskulären Strukturen (teilweise s. Kap. VII.C)
- Behandlung des Hyoids (s. Kap. VII.B)
- Lymphdrainage

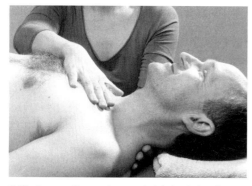

Griffanlage zur Untersuchung und globalen Behandlung des CTÜ

- Mobilisierung aller eingeschränkten gelenkigen Verbindungen, besonders der 1. Rippe. Hier sei auf die entsprechenden manuellen, osteopathischen und AK-Kurse verwiesen.

6. AK und CTÜ

Bei Verdacht auf Läsion des CTÜ oder entsprechender klinischer Symptomatik sollten primär alle assoziierten Muskeln mit AK getestet werden. Bei bilateraler Schwäche oder anderen signifikanten Befunden denke an:
- Deltoideus → Fixation CTÜ
- Scaleni → Läsion 1. Rippe/Thoracic-Outlet-Syndrom, Halsfaszien
- Nackenflexoren → Halsfaszien, Hartspann der Nackenextensoren
- SCM → Temporale, fasziale Umhüllung, Kopflymphe
- Nackenextensoren (als Gruppe, uni- und bilateral) → Fixation SIG/LWS/Sacrum
- Trapezius → Nierenfunktionsstörungen, insbes. Nierenptosis, Occiput
- Subclavius → SCG-/ACG-Blockierung
- Pectoralis minor → Lymphatische/vaskuläre Stauung, Verkürzung durch Fehlhaltung
- Pectoralis major sternalis = PMS → Toxizität, Allergie, Leber
- Pectoralis major clavicularis = PMC → bilaterale Schwäche: HCL-Mangel, Zink, Magen! Unilateral: Blockade der oberen Rippen, Schulter-Arm-Problematik.

CAVE: Es werden hier nur die wichtigsten, meist strukturellen Zusammenhänge beschrieben. Für die vollständige Beschreibung sei auf das „Lehrbuch AK" verwiesen.

TL und Challenge

Finden sich keine schwachen Muskeln im AK-Test, besteht aber trotzdem der dringende Verdacht auf eine Läsion in dieser Region, muss diese via TL und/oder CH untersucht werden:
Die TL kann zu den einzelnen Gelenken und Muskelarealen erfolgen, die bei der Observation auffällig waren. Genauer und aussage-

kräftiger jedoch ist der Challenge. Um einzelne betroffene Muskeln/Faszien ausfindig zu machen, hat sich in der Praxis der „Dehn-CH" bewährt:

Nach kurzer, vorsichtiger Dehnung wird der gedehnte Muskel nochmals getestet → Schwäche bedeutet myofasciale Restriktion. Kann eine Muskelgruppe nicht isoliert getestet werden, z.B. infra- und suprahyoidale Muskulatur, so wird über einen Indikatormuskel getestet.

Konsequenzen: Alle gefunden Läsionen sind manuell intensiv zu behandeln. Haben sich die Ausgangsbefunde nach drei bis vier Behandlungen stabil gebessert, hat man große „therapeutische Brocken" aus dem Weg geräumt.

Bei Therapieresistenz sollte man intensiv weitersuchen:
- Herde (v.a. Kopfbereich/Tonsillen)
- Schilddrüse und andere Störungen im Bereich des Oberen 3E
- Schwere Läsionen im Beckenbereich (Duraverbindung)

D. Zwerchfell

1. Klassische Osteopathie

Das Zwerchfell stellt mit seinen zwei kuppelförmigen Anteilen die muskuläre Trennwand zwischen der Brust- und Bauchhöhle dar. Es ist der wesentliche Muskel für die Atmung und wird motorisch vom N. phrenicus und sensibel aus den Segmenten TH6 bis TH12 versorgt. Die Lage des Zwerchfells ist abhängig von der Atmung und dem Volumen des Bauchraumes. Bei der Einatmung kommt es durch die Absenkung des Zwerchfells zur Erhöhung des intraabdominalen Druckes und zur Erhöhung des intrathorakalen Volumens. Die Anspannung führt zu einem Zug am Pericard, welcher über die faszialen Verbindungen bis zur Schädelbasis und bis zum Tentorium übertragen wird. Da das Diaphragma ca. 20.000 Bewegungen am Tag absolviert, hat jegliche Dysfunktion weitreichende Folgen für den Rest des Körpers.

Anatomie

- Centrum tendineum, kreuzende Muskelbündel, die in eine sehnige Zentralfläche des Zwerchfells münden; Durchtritt der V. cava inferior und dem N. phrenicus in Höhe von BWK9.
- Medialer Anteil, Pars lumbalis, entspringt von den unteren BWK und den oberen LWK, deren Bandscheiben und dem Lig. longitudinalis ant.
  - Rechter Schenkel der Pars lumbalis, Crus dextrum, entspringt von der rechten Psoas- und Quadratusarkade und reicht bis zu LWK3/4.
  - Linker Schenkel, Crus sinistrum, entspringt von der linken Psoas- und Quadratusarkade und reicht nur bis zu LWK2/3.
  - Die beiden Crus bilden in Höhe von BWK10 den Durchtritt für den Ösophagus und den Truncus vagalis anterior Die Fasern des rechten Schenkels legen sich um den Ösophagus und reichen bis zur linken Seite des Hiatus.
- Pars costalis, entspringt an der unteren Thoraxapertur, 7. bis 12. Rippe, die Zacken sind in Verbindung mit dem M. transversus abdominis.
- Pars sternalis, entspringt am Sternum, reicht bis zum anterioren Anteil des Centrum tendineum.
- Hiatus aorticus, wird mehr von den sehnigen Ausläufern des Zwerchfells gebildet, Durchtritt von Aorta und Ductus thoracicus.
- Außerdem ziehen die V. azygos, V. hemiazygos und die Nn. splanchnicus minor/major durch das Diaphragma.

Angrenzende Organe

Das Zwerchfell hat wichtige Verbindungen zu folgenden Nachbarorganen:
- Herzbeutel → Centrum tendineum
- Leber → Lig. falciforme und die Ligg. triangularia dextrum/sinistrum

X. Diaphragmen

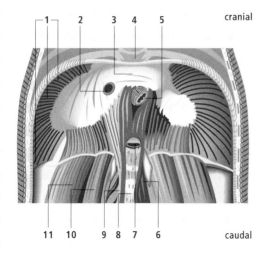

Das Zwerchfell mit seinen einzelnen Anteilen von caudal
1 Ansatz der Pars costalis
2 Foramen venae cavae
3 Centrum tendineum
4 Ansatz der Pars sternalis
5 Hiatus ösophagus
6 Crus sinistrum
7 Hiatus aorticus
8 Lendenwirbelsäule
9 Crus dextrum
10 M. psoas major
11 M. quadratus lumborum

- Magen → Lig. gastrophrenicum
- Milz → Lig. lienophrenicum
- linke Niere, indirekt → Lig. lienorenale
- Duodenum und Pankreaskopf → Lig. suspensorium (Lig. von Treiz)
- Dickdarm → Lig. phrenicocolicum
- Lunge → Pleura.

Aufgrund der zahlreichen Verbindungen zu Organen, Nerven, Gefäßen und zum muskulo-skelettalen System, ist eine freie Beweglichkeit des Diaphragmas für die Vitalität des Menschen von immenser Wichtigkeit. Das Zwerchfell ist das Diaphragma, welches am häufigsten bei Restriktionen des Fasziensystems involviert ist.

2. Läsionsmechanismen

Läsion der umliegenden knöchernen/ligamentären Strukturen: Die Mobilität aller Knochen, an denen das Zwerchfell ansetzt, ist für die freie Beweglichkeit des Zwerchfells absolute Voraussetzung! Eine Läsion der Rippen, der BWS oder LWS kann die Ursache für eine schlechte Zwerchfellfunktion sein. Ebenso muss die Mobilität aller Bänder, die mit dem Zwerchfell Kontakt haben, gewährleistet sein.

Läsion der umliegenden muskulären Strukturen: Als wichtigste Muskeln seien hier der Iliopsoas und Quadratus lumborum genannt. Der Iliopsoas hat über die Psoasarkade, der Quadratus über die Quadratusarkade eine direkte Verbindung zum Crus laterale des Zwerchfells. Der Psoas kann als Einatemhilfsmuskel gesehen werden, da er während der Inspiration das Zwerchfell nach unten zieht. Der Quadratus ist ein Ausatemhilfsmuskel, da er bei der Expiration die Rippen nach caudal zieht. Jegliche Läsion dieser beiden Muskeln wirkt sich auf die Funktion des Zwerchfells aus.

Läsionen im Zwerchfell selbst: Hierzu zählen Hernien oder Narben nach Hernien-OP's, falsche Atemtechnik, postinfektiöse Zustände.

Nervenläsionen
- N. phrenicus, bedingt durch eine HWS-Blockierung oder postinfektiös
- Nn. intercostalis, bedingt durch Rippenblockaden oder postinfektiös

Lymphatische Abflussstörungen: Der Ductus thoracicus zieht durch das Zwerchfell und kann bei lymphatischen Problemen (Intoxikationen, Z.n. Entzündungen der Bauchorgane) die Mobilität des Zwerchfells einschränken.

Anamnese
- Ständiges Gähnen
- Schmerzhafte, forcierte Inspiration
- Chron. Beschwerden am TLÜ

- Schmerzhaft verspannte Schultermuskeln
- Rez. Schädelfehler
- Posttraumatische und -infektiöse Zustände der Lunge und aller Bauchorgane

3. Untersuchung

Observation: Erfolgt im Stehen und im Liegen. Man sollte sich das breite „Band", das von der Wirbelsäule über die posterioren bis zu den anterioren Rippen und zum Sternum verläuft, vorstellen und versucht zu visualisieren, wie das Band aufgrund der Schwerkraftlinien gespannt ist und wo sich Spannungen befinden. Man beobachtet die Atemexkursionen, unter besonderer Berücksichtigung einer freien Bauchatmung und, ob es während der Ein- oder Ausatmung zu Einziehungen am Gewebe oder „Knicken" in den Schwerkraftlinien kommt.

Palpation: Die Zonen, die bei der Observation auffällig waren, werden mit der flachen Hand palpiert und dabei die Dynamik der Atembewegung, der PRM, das Volumen und die Dichte des Gewebes untersucht. Die rechte Seite wird mit der linken verglichen.

Mobilität der umliegenden knöchernen Strukturen: Mit den bekannten Tests aus der Manuellen Medizin und Osteopathie müssen die Rippen, die BWS und LWS auf Beweglichkeit hin untersucht werden. Diese Techniken werden hier nicht beschrieben; auf die entsprechenden Kurse sei verwiesen.

4. Behandlung

Unspezifische globale Technik: Eine Hand liegt am TLÜ, die andere Hand ruht auf dem Bauch und ist mit dem Rand der unteren Rippen und mit dem Processus xiphoideus in Kontakt. Die unten liegende Hand dient als Fixpunkt und hat eine statische Funktion. Mit der oben liegenden Hand wird nun ein langsamer und vorsichtiger Druck von ventral nach dorsal aufgebaut. Der Druck wird leicht erhöht, sobald man die Richtung spürt, in die das Gewebe zieht. Dieser Richtung folgt man solange, bis man eine Entspannung der Gewebe zwischen den Händen spürt. Dabei kann die Richtung der Anziehung nur nach dorsal sein oder, verbunden mit einer Rotation und Seitneigung, auch nach caudal oder cranial. Man folgt allen Gewebsanziehungen, bis sich das Zwerchfell zwischen den Händen frei bewegt.

Spezifische Techniken: Hierunter fallen alle manuellen Techniken, die zur Befreiung der Rippen, des Sternums, der unteren BWS und der oberen LWS führen sowie alle myofascialen Techniken für die Muskeln Iliopsoas und Quadratus lumborum, die Zwischenrippen-, Bauch- und Rückenmuskulatur. Da diese Strukturen alle mit dem Zwerchfell verbunden sind und der Brustkorb praktisch die knöcherne Umhüllung für das Diaphragma darstellt, ist für die freie Beweglichkeit des Zwerchfells die Mobilität dieser Strukturen unerlässlich. Ebenfalls müssen alle dem Zwerchfell benachbarten Organe frei beweglich sein.

Es sei auf manualtherapeutische/osteopathische AK-Kurse verwiesen.

5. AK und Zwerchfell

Auf die Notwendigkeit der Mobilität des Sternum/Zwerchfellkomplexes und die Verbindung zur Dura hat bereits Chris Smith mit dem „Total Compression Syndrome" hingewiesen. Jegliche Läsion dieser Strukturen

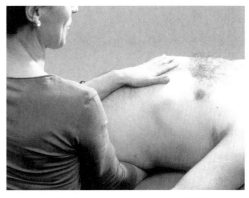

Griffanlage für die globale Untersuchung und Behandlung der Zwerchfellregion

X. Diaphragmen

führt zur Störungen des CSS. Mögen die Betrachtungsweisen der klassischen Osteopathie und AK hier übereinstimmen, in puncto Ätiologie unterscheiden sie sich wesentlich: Während die klassische Osteopathie alle Mobilitätsverluste behandelt, sucht die AK auf allen drei Seiten der Triad of Health nach den wirklichen Ursachen und behandelt entsprechend.

Ein bestehender GHT kann mit der manuellen Behandlung des Sternum/Zwerchfellkomplexes sowie aller anderen Diaphragmen oft behandelt und somit die Grundlage für eine sinnvolle AK-Testung geschaffen werden.

Für das Zwerchfell ist kein assoziierter Testmuskel bekannt. Indirekt eignen sich, aufgrund der Nachbarschaftsbeziehungen: Iliopsoas, Quadratus lumborum und evtl. die Bauchmuskulatur. Außerdem weisen bilaterale Schwächen von Subscapularis und Latissimus auf eine Zwerchfellläsion hin.

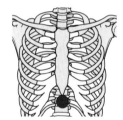

Testpunkt Zwerchfell = KG14

TL

Die Untersuchung erfolgt mit Indikatormuskel und TL direkt unter dem Xyphoid (KG14). Positive TL spricht für eine Läsion des Zwerchfells. Da KG14 auch der Alarmpunkt für den Herzmeridian ist, kann eine Differentialdiagnose über die Atmung erfolgen. Hebt die Ein- oder Ausatmung die TL auf, so handelt es sich um ein Problem am Diaphragma; wird die TL durch die Atmung nicht aufgehoben, so ist dies auf eine Störung des Herzmeridians hinweisend.

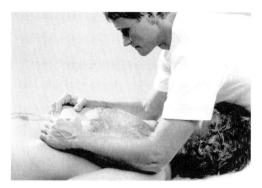

Challenge Diaphragma

Challenge an den Rippen

Der dynamische CH erfolgt, indem der Therapeut seine Fingerspitzen am inferioren Rand beider Rippenbögen einhängt und diese in cranio/laterale Richtung zieht. Führt dies zur Schwäche eines Indikatormuskels, kann der Test unilateral ausgeführt werden, um so die Seite zu bestimmen, die behandelt werden muss. Es können unilaterale und bilaterale Befunde vorkommen.

Neurolymphatischer Punkt

Aufgrund der Größe muss man hier eher von einer neurolymphatische Zone sprechen, die sich anterior über dem gesamten Sternum und posterior in Höhe von BWK10, zwei Querfinger paravertebral, befindet.

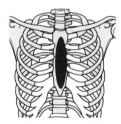

NL-Zone Zwerchfell

Zwerchfellläsion und Sternumfixation

Jede Sternumläsion kann zur Dysfunktion des Zwerchfells führen. Die AK bietet hier den genial einfachen Zugang über die bilaterale Schwäche des Subscapularis. Führt die TL zum Sternum zur Stärkung mindestens eines Subscapularis, so handelt es sich um eine Sternumfixation, die unbedingt vor allen andern Zwerchfelltechniken behandelt werden muss. Bei der TL ist es wichtig, diese nicht nur an einer einzigen Stelle durchzuführen, sondern alle Anteile am Sternum zu untersuchen (insbesondere manubrio-sternales und sterno-xyphoidales Gelenk).

Zwerchfellläsion, Fixation des TLÜ und Rolle des Iliopsoas

Da das Zwerchfell mit seinem Crus laterale genau an diesem Wirbelsäulenabschnitt ansetzt, darf die Untersuchung dieses Bereiches bei den Zwerchfellläsionen nicht vernachlässigt werden. Einen Zugang bietet die bilaterale Schwäche des Latissimus. Eine TL zum TLÜ führt, im Falle einer Fixation in diesem Bereich, zur Stärkung. Die Fixation in diesem Bereich wird häufig durch myofasziale Läsionen des Iliopsas aufrechterhalten.

Fall 287:

M.D., w, 72 J, A: seit drei Monaten Phrenicusparese li u. N. laryngeus recurrens-Parese re nach einer schweren Grippe. Seit dieser Zeit ist das Treppensteigen mit dem li Bein nur mit Festhalten am Handlauf möglich, „Einbeinhüpfen" links unmöglich. Zusätzlich besteht seit ca. einem Jahr extreme Müdigkeit.
U: Atembew. der Rippen und Zwerchfellaktiviät li stark eingeschränkt, Einsatz der Atemhilfsmuskulatur, Kurzatmigkeit.
n: Iliopsoas re
w: Iliopsoas li, Latissimus bds → pos TL: TLÜ (Fixation!)
h: Rectus bds, PMS bds
W: tiefe Inspiration, Rippen-CH nach lateral/cranial, TL Leber
Palpation: massive schmerzhafte Areale im Muskelbauch des Iliopsoas li.
Anmerkung: Da der Iliopsoas ja ein „Einatemhilfsmuskel" ist (zieht das Zwerchfell nach unten!), kommt es durch die vorliegende Phrenicusparese zur übermäßigen Kontraktion des Iliopsoas und damit zu der massiven Verspannung des Muskels!
Direkt nach der ersten Behandlung (myofasziale Arbeit am Iliopsoas li, Mobilisation der unteren linken BWS/Rippen-TLÜ-Region) ist das freie Treppensteigen wieder möglich! Nach drei weiteren Behandlungen, in denen zusätzlich Atemtherapie und Dehnübungen für den Iliopsoas vermittelt wurden, konnte die Patientin sogar wieder auf dem linken Bein hüpfen.
Verlauf: SC für den hypertonen Rectus/PMS war eine Luftprobe aus der Küche der Pat. → NC: AC Formula
In der TU München wurde eine Putzprobe der Küche untersucht und Aspergillus niger sowie Cladosporium herbarum nachgewiesen! Nach medikamentöser Pilzbehandlung, Pilzdiät und Entfernung des Putzes aus der Küche verschwand auch die extreme Müdigkeit.

Zwerchfellläsion und Bauchatmung

So einfach und logisch dieser Zusammenhang auch sein mag, genauso häufig wird die blanke Observation der Bauchatmung vergessen. Zeigt ein Patient eine eingeschränkte Bauchatmung, so aktiviert er nie das Zwerchfell in seinem vollen funktionellen Ausmaß. Oftmals reicht ein einfaches Üben dieser verlernten Funktion aus, um eine Zwerchfellläsion zu behandeln.

E. Diaphragma pelvis/Perineum

Die Weichteile des Beckenbodens schließen nach unten den Beckenausgang ab. Im Wesentlichen muss das Perineum zwei Funktionen ausführen: Es muss einen starken Boden für die Beckenorgane bilden, um die Ptosis dieser Organe zu vermeiden, aber auch elastisch sein, um sich öffnen zu können.

1. Klassische Osteopathie

Anatomie

Für den Tractus urogenitalis und das Rectum hat der Beckenboden der Frau drei Öffnungen, der des Mannes zwei. Der Beckenboden der Frau hat einen geringeren Widerstand und ist deshalb auch schwächer. Dies ist eine Voraussetzung, damit sich der Beckenboden beim Geburtsvorgang ausreichend dehnen

kann. Dysfunktionen finden sich deshalb bei Frauen wesentlich häufiger.
- Die lateralen Wände werden vom Obturatorius internus und Piriformis gebildet, der den Raum zwischen Incisura ischiadica major und Sacrum ausfüllt.
- Diaphragma pelvis, gebildet durch Levator ani, M. coccygeus, cranial von der Fascia diaphragmatis pelvis superior und caudal von der Fascia diaphragmatis inferior bedeckt.
- Diaphragma urogenitale, entspricht einer dreieckigen Muskelplatte, die zwischen den Ossa pubis ausgespannt ist, gebildet durch den M. transversus perineus profundus und dem Lig. transversum perinei, beidseits bedeckt durch die Fascia diaphragmatis urogenitalis inferior bzw. superior.
- Sphinkterenschicht, an der Oberfläche gelegen, dient zum Schutz des schwachen Centrum tendineum, welches sich am Levatorschlitz zwischen Diaphragma pelvis und urogenitale befindet.

Läsionsmechanismen

Narbengewebe: Narben, die meist nach Episiotomien entstehen, sind häufig Ursache für myofasziale Läsionen in diesem Bereich. Diese führen nicht nur zu Beckendysfunktionen, sondern auch über die myofaszialen Verbindungen der Diaphragmen untereinander zu entfernten Symptomen wie z.B. migräneartigen Kopfschmerzen. Bei Migränepatientinnen mit Dammschnitt sollte deshalb die Untersuchung des Beckenbodens immer mit eingeschlossen werden!

Organptosen: Diese entstehen häufig nach Geburten, aber auch bei Frauen mit starker Bindegewebsschwäche, die noch nicht geboren haben. Wesentlich seltener sind Organptosen bei Männern.

Fehlstellung der umliegenden knöchernen Strukturen: Hier seien besonders Symphyse, Coccygeum und Sacrum erwähnt. Da dort die Muskeln des Beckenbodens ansetzen, ist ihre Mobilität Vorraussetzung für einen intakten Beckenboden und vice versa.

2. Untersuchung
Anamnese
- Inkontinenz, besonders beim Niesen, Husten oder körperlichen Anstrengungen wie z.B. Hüpfen oder Laufen
- Häufige Harnfrequenz oder Schweregefühl im Unterbauch
- Schwangerschaften, Geburten, Episiotomienarben

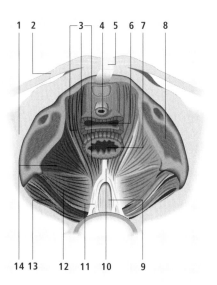

Beckenboden, von caudal
1 Ilium
2 Ligamentum inguinale
3 Mm. pubococcygeum und puborectalis
4 Urethra
5 Symphyse
6 Vagina
7 Rectum
8 Fasciae musculus obturatorius internus
9 Coccygeum
10 Ligamentum anococcygeum
11 Ligamentum sacrococcygeum anterius
12 M. coccygeum
13 M. piriformis
14 M. iliococcygeum

Palpation
Erfolgt in RL mit angestellten Beinen oder einer Rolle unter den Knien. Aufgrund der Empfindlichkeit in diesem Gebiet muss bei der Untersuchung äußerst vorsichtig vorgegangen werden. Da es sich außerdem um den intimsten Bereich des Menschen handelt, sollten man dem Patienten vorher die Vorgehensweise der Untersuchung genau erläutern. Der Therapeut steht seitlich zum Patienten und palpiert vorsichtig mit den Fingern II bis V von posterior nach anterior die entsprechende Seite des Beckenbodens; dabei wird Schmerz und Dichte des Gewebes registriert. Danach fordert man den Patienten zum Husten auf und achtet während der Palpation, wie die Hustenbewegung auf das zu untersuchende Gewebe übertragen wird. Bei einem sehr verspannten und oft auch schmerzhaften Beckenboden findet keine Bewegungsübertragung statt. Danach erfolgt die Untersuchung auf der anderen Seite, der Therapeut wechselt dabei ebenfalls die Seite. Die Befunde beider Seiten werden miteinander verglichen.

3. Behandlung
Unspezifische globale Technik
AGST: wie bei der Untersuchung. Eine Hand liegt unter dem Sacrum, die andere Hand ruht auf dem Unterbauch, so dass der Hypothenar Kontakt mit dem Oberrand der Symphyse hat. Mit der oberen Hand übt man einen leichten Druck nach dorsal aus. Die untenliegende Hand spürt den Widerstand des Gewebes. Dann erhöht man langsam den Druck und folgt den Anziehungen des Gewebes.
Normal wird man ein symmetrisches Auseinanderweichen des Gewebes unter den Fingern spüren.
Im Falle einer Restriktion spürt man eine Art Torsion oder ein asymmetrisches Auseinanderweichen des Gewebes. Die Hände folgen der Gewebseinschränkung, bis der Therapeut die Entspannung unter seinen Händen wahrnimmt.

Nach einem Stillpoint kann es zu neuen Anziehungen des Gewebes kommen, denen man wiederum bis zum Release folgt. Dabei wird die obere Hand immer tiefer in das Gewebe einsinken können. Diese Vorgehensweise bleibt so lange aufrechterhalten, bis keine Restriktionen mehr vorhanden sind. Wichtig bei der Technik ist, dass man den Händen nicht erlauben darf, in die ursprüngliche Ausgangsposition zurückzukehren, sondern dass man von einer Anziehung zur nächsten Anziehung arbeitet, bis keine Restriktionen mehr vorhanden sind.

Spezifische Technik
AGST: wie bei der Untersuchung. Der Therapeut steht auf der Läsionsseite; die eine Hand sucht mit den Fingerspitzen die Gewebszone der Restriktion oder des Schmerzes auf, während die andere Hand das Bein des Patienten umfasst und in die Flexion bewegt. Die Hand am Beckenboden dringt mit leichtem Druck in das Gewebe ein und folgt den Anziehungen des Gewebes. Die Hand am Bein stellt in der Hüfte alle Parameter ein (Flexion, Rotation, Abduktion, Adduktion), die zu einer spürbaren Entspannung des Perineums führen. Der Griff am Beckenboden

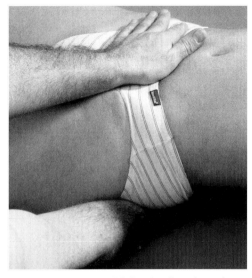

Griffanlage für Test und globale Behandlung des Beckenbodens kann mit einem Finger oder mit bis zu vier Fingern ausgeführt werden. Dies ist abhängig von der Größe der Restriktionszone. Den Anziehungen wird solange gefolgt, bis ein deutliches Releasegefühl unter den Fingern spürbar ist oder es zum Stillpoint kommt. Die Technik ist beendet, wenn es keine Anziehungen mehr gibt, der Schmerz verschwunden oder deutlich reduziert ist.

4. AK und Beckenboden

In der AK-Literatur hat bereits W. Gerz in seinem Lehrbuch die „EpiTambé-Technik" nach dem italienischen Kollegen Ignazio També beschrieben. Dieser Ausdruck steht für eine eindrucksvolle, einfache und effektive diagnostische und therapeutische Vorgehensweise bei Narbenstörfeldern nach Episiotomie (Dammschnitt).

També fand heraus, dass bei einer Störung durch Narben in diesem Bereich die Abduktion in der Hüfte zur Schwächung des Indikatormuskels führt.

Der Test wird in RL durchgeführt; zuerst wird das eine Bein in Abduktion gebracht, dann das andere. In der Regel testet nur eine Seite.

Statt der unangenehmen NT in diesem Gebiet wird mit einer Narbensalbe, die den positiven CH aufhebt, eine Massage im Narbengebiet durch die Patientin selbst durchgeführt.

In der Regel ist nach dieser Therapie kein positiver CH mehr vorhanden und auch andere körperliche Symptome und Störfaktoren sind behoben (Switching, Einschränkung der Abduktion im Hüftgelenk, Cat. I/II usw.).

Die Therapie sollte von der Patientin zu Hause weitergeführt werden, bis sie völlig beschwerdefrei ist, bzw. kein positiver CH mehr vorhanden ist.

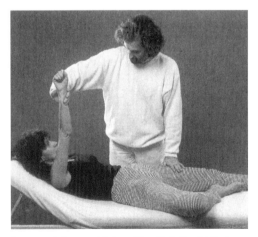

Ausgangsstellung und Beinposition für EpiTambé-Test

XI. Becken

Läsionen von Occiput, oberer HWS, Sacrum oder Coccygeum können Symptome an beiden Enden der spinalen Dura hervorrufen.
Die häufigsten Ursachen im Beckenbereich, die zu duraler Spannung führen, sind Dysfunktionen des Sacrums, insbesondere durch lumbosacrale oder sacroiliacale Kompression, Rotation des Iliums oder Torsion/Sidebending des Sacrums entlang seiner longitudinalen Achse. Dies hat sekundäre Auswirkungen auf Position und Mobilität des Coccygeums. Im Becken begegnen sich die auf- und absteigenden Kräfte. Das Basislot des Körpers befindet sich in Höhe LWK 3. Die absteigenden Kräfte erreichen LWK 5 und divergieren an dieser Stelle in die beiden SIG und über die Darmbeinschaufeln letztlich in beide Hüftgelenke. Die aufsteigenden Kräfte von den Beinen werden auf die Hüftgelenke und dann auf die SIG übertragen. Für die auf den Beckenring einwirkenden Kräfte hat die Symphyse die Funktion eines Stoßdämpfers.
Es soll nicht Ziel dieses Buches sein, die gesamte Biomechanik des Beckens zu erläutern. Wer sein Wissen auf diesem Gebiet vertiefen möchte, sei u.a. auf die „Funktionelle Anatomie der Gelenke" von Kapandji verwiesen.
Wir haben uns entschlossen, an den SIG die Grenze zu den Strukturen „außerhalb" des craniosacralen Systems zu ziehen. Diese Grenze ist rein willkürlich aus didaktischen Gründen gewählt und wir bitten den Leser, die weiteren Zusammenhänge an entsprechender anderer Stelle vertiefend zu studieren.

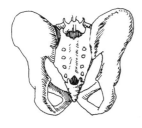

Becken mit Sacrum, von dorsal

A. Sacrum

1. Klassische Osteopathie

Das Sacrum mit seinem distalen Ansatz der Dura mater spinalis stellt anatomisch das caudale Ende des craniosacralen Systems dar. Jede Bewegung, die im Cranium stattfindet, wird unweigerlich auf das Sacrum und damit auf das Becken übertragen.
Die Dura mater spinalis stellt – aus craniosacraler Sicht – das wichtigste Verbindungselement dar. Darüber hinaus sollte man die zahlreichen muskulären, visceralen und fasialen Verbindungen nicht vergessen.

a. Anatomie

Das Sacrum ist ein unpaarer Beckenknochen. Seine Dorsalfläche ist konvex, die Ventralfläche konkav geformt. Es bildet die Basis des unteren Endes der Wirbelsäule und ist zwischen LWK5 und den beiden Ilia mit festen ligamentären Verbindungen eingekeilt.
Die Verknöcherung tritt – interessanterweise genauso wie die der SBS – erst um das 20. bis 25. Lebensjahr ein. Schwere, unbehandelte Traumen vor dieser Zeit führen zu intraossären Läsionen des Sacrums.
Die zwei Seiten des Sacrums bilden in Höhe von S2 bis S3 die Gelenkflächen zum jeweiligen Ilium. Sie haben die Form eines „Croissants" mit einem so genannten oberen langen und einem unteren kurzen Arm. Der Schnittpunkt der beiden „Croissants" befindet sich in Höhe von S2. Dort verläuft die transversale Achse für die Flexions- und Extensionsbewegung.
Die Verbindung zwischen Sacrumbasis und LWK5 stellt biomechanisch eine Besonderheit dar: die letzte Bandscheibe L5 ist maximal gewichtsbelastet, der Winkel zwischen L5 und Sacrum ist besonders stark ausgeprägt und die knöcherne Führung weniger stabil als in der übrigen LWS. Deshalb kommt gerade in diesem Bereich der Muskulatur und den ligamen-

tären Strukturen besondere Bedeutung zu. Etwa 5–10% der Patienten haben knöcherne Übergangsstörungen (Lumbalisation, Sacralisation).

Der subdurale Raum endet ungefähr auf der Höhe des zweiten sacralen Segmentes.
An diesem Punkt bildet die spinale Dura mater das Filum terminale, verlässt den Canalis sacralis durch den Hiatus sacralis und vereinigt sich mit dem Periost des Coccygeums. Durch die Foramina sacralia anteriores und posteriores verlassen die Spinalnerven I bis IV das Sacrum. An der Außenfläche befindet sich, genau in der Mitte, die Crista sacralis mediana, an der das Ende der Fascia thoracolumbalis anheftet.
Caudal an das Sacrum schließt sich das Coccygeum an.

Ligamente

Die sacroiliacalen Bänder sind von sehr straffer Natur, bedecken den dorsalen Bereich des Sacrums und inserieren an den Ilia. Sie dienen hauptsächlich der Stabilisierung, die an dieser Stelle durch die Muskulatur nur gering ist.

▶ Das Lig. sacrotuberale, ein sehr kräftiges und dickes Band, verläuft vom lateralen Sacrum- und Coccygeumrand schräg nach lateral/caudal und inseriert am Tuber ischiadicum. Funktionell kann es als Verlängerung der Hamstrings gesehen werden (gleicher Ansatzpunkt!).
▶ Das Lig. sacrospinale ist dünner und zarter als das Lig. sacrotuberale und verläuft vom lateralen Sacrum- und Coccygeumrand fast horizontal bis zur Spina ischiadica. Es trennt das Foramen ischiadicum majus vom Foramen ischiadicum minus.
▶ Die Ligg. sacrococcygea verlaufen dorsal, ventral und lateral zwischen dem Kreuzbein und dem Steißbein.
▶ Das Lig. sacrouterinum verbindet Sacrum und Uterus.

Muskeln

Das Sacrum bietet vier Muskeln eine Ursprungsfläche:
▶ M. piriformis (O + I: Seitenfläche Os sacrum/Fossa trochanterica)
▶ M. coccygeus (O + I: Seitenfläche Os sacrum und Os coccygis /Spina ischiadica)
▶ M. glutaeus maximus (O + I: Außenfläche Os sacrum/strahlt in den Tractus iliotibialis ein)
▶ M. iliacus (O + I: Innenseite der Darmbeinschaufel und der Sacrumbasis/gemeinsam mit dem M. psoas am Trochanter minus).

Außerdem setzt am Sacrum/Coccygeum die Beckenbodenmuskulatur an (s. Kap. X).

Bewegungsphysiologie

Während der cranialen Flexion und Extension bewegen sich Sacrum und Occiput synchron:

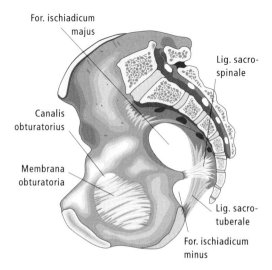

Becken von lateral mit Ligg. sacrotuberale und sacrospinale

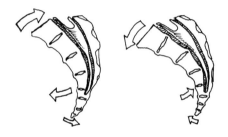

Bewegung von Sacrum und Coccygeum bei Inspiration (links) und Expiration (rechts). Beachte die Gegenläufigkeit.

Während der cranialen Flexion richtet sich das Sacrum auf, dabei bewegt sich die Basis des Sacrums nach dorsal, die Spitze des Sacrums nach ventral. Während der cranialen Extension dreht sich die Richtung um.

Die beiden Ilia bewegen sich während der cranialen Flexion und Extension entgegengesetzt zum Sacrum. Bei der Flexion bewegt sich das Ilium nach anterior und die SIAS bewegt sich nach caudal/lateral (= Outflare-Bewegung). Bei der Extension drehen sich die Parameter um (= Inflare-Bewegung).

b. Läsionsmechanismen

Sacrumläsionen treten aufgrund von Anpassungen an Läsionen der SBS, Dysfunktionen faszialer, visceraler oder muskulärer Strukturen, die am Sacrum ihren Ursprung bzw. Ansatz haben oder nach Trauma auf. Des Weiteren ist die optimale Mobilität des gesamten Beckenkomplexes, insbesondere der Ilia, der SIG sowie der Symphyse, von der Spannung des Beckenbodens abhängig. Jede Art von Läsionsmuster (Flexion, Extension, Torsion, Rotation, SBR, Fixation) ist möglich.

Traumatisch
Eine Kompression des Sacrums zwischen die Ilia entsteht meist als Folge eines direkten Traumas, bei der die Tuberositas ischii auf eine harte Oberfläche aufschlägt (z.B. bei einem Fall die Treppe hinunter). Hierbei wird die Abwärtsbewegung des Ischiums plötzlich durch den harten Aufschlag gestoppt, während das Sacrum durch seine Trägheit caudal zwischen die Ilia hineingetrieben wird. Dies geschieht selten mit symmetrischer Kraftverteilung, so dass meist eine zusätzliche Rotationskomponente besteht. Diese Läsion kann gut durch eine lumbosacrale oder sacroiliacale Dekompressions-Technik behandelt werden.
Ein weiterer wichtiger causaler Faktor ist die Geburt (mütterliches Becken).

Muskulär
Die aus pathologischer Muskelspannung resultierenden Läsionsmuster sind unten dargestellt.

Muskelbefunde und Läsionen von Sacrum/Coccygeum	
Verkürzung des Piriformis	Sidebendingläsion Sacrum
Verkürzung des Coccygeus	Flexionsläsion Coccygeum
Verkürzung des Iliacus bds	Extensionsläsion Sacrum
Einseitige Verkürzung des Iliacus	Rotation von Sacrum zur gleichen Seite
Einseitige Verkürzung des Glutaeus maximus	Rotation von Sacrum/Coccygeum zur Gegenseite
Hypertonus des Glutaeus maximus bds	Fixation von Sacrum und Coccygeum

Ligamentäre Befunde und Sacrumläsionen	
Beidseitiger Hypertonus der Ligg. sacrotuberale und/oder sacrospinale	Flexionsläsion Sacrum
Einseitiger Hypertonus der Ligg. sacrotuberale und/oder sacrospinale	Torsions- und Sidebendingläsion
Hypertonus der ventralen sacroiliacalen Bänder	Flexionsläsion
Hypertonus der dorsalen sacroiliacalen Bänder	Extensionsläsion
Dysfunktion des Ligamentum sacrouterinum	Extensionsläsion

Faszial/Ligamentär

Kompensatorisch passt sich das Sacrum an alle aufsteigenden Läsionen an.

Ursächliche Läsionen im Fußwurzelbereich findet man häufig bei Läufern, deren Schuhe unpassend sind oder nicht regelmäßig ausgetauscht werden. Bei Sportlern mit rezidivierenden Sacrumläsionen sollte man diese Zusammenhänge berücksichtigen und die Laufschuhe mit AK testen.

Visceral

Extensionsläsionen des Sacrums kommen besonders bei Uterus-, Beckenboden-, Nieren- und Magenptosen vor.

c. Untersuchung

Zur Untersuchung des Beckens dienen die bekannten Tests wie Vorlaufphänomen, Spine-Test, Patrick-Kubis-Test, Überprüfung der Beinlänge und der aktiven wie passiven LWS-Beweglichkeit.*

Nach dieser eher grob-strukturellen Untersuchung wird das Sacrum mit dem in Kap. III.H beschriebenen Griff palpiert und seine Stellung sowie seine Mobilität beurteilt.

d. Behandlung

Die Behandlung eines Sacrumfehlers sollte möglichst in der gleichen Sitzung wie die entsprechende Korrektur am Schädel erfolgen. Ansonsten kann es durch die weiter bestehende pathologische Duraspannung zum Rezidiv kommen.

Globale/Indirekte Technik

Grundsätzlich kann das Sacrum durch eine indirekte Technik behandelt werden – man folgt dem Sacrum in Richtung Läsion solange, bis ein Stillpoint auftritt und evaluiert danach das neue Bewegungsausmaß.

Besteht die Läsion schon länger, hat sich das umgebende Bindegewebe der Läsion angepasst bzw. bringt die globale Technik nicht den gewünschen Erfolg, sollte für einen rascheren Behandlungsverlauf spezifisch korrigiert werden; dasselbe gilt für traumatische Läsionen.

Spezifische Technik für die Ligamenta iliolumbale und sacroiliaca dorsalia

AGST: Der Therapeut steht auf der Seite der Läsion in Höhe des Oberschenkels des Patienten. Das Knie des Patienten ruht auf dem Oberschenkel des Therapeuten.

Griffanlage und Durchführung: Die craniale Hand liegt unter dem Gesäß der Läsionsseite, die Finger sind leicht gespreizt, so dass sie den gesamten Bereich der beiden Bänder palpieren können (also bis zu den QF L4/5). Der Handballen zeigt Richtung Tuber ischiadicum. Diese Hand dient als Drehpunkt. Die caudale Hand umfasst die mediale Oberschenkelseite, der Unterarm liegt auf den Adduktoren. Während des Tests lässt der Therapeut sein Gewicht nach hinten sinken, um so einen Zug auf die Bänder auszuführen. Über die Spannung, die so an seiner cranialen Hand ankommt, kann er die Faserrichtung der Restriktion bestimmen.

Für die Behandlung wird die craniale Hand auf die Region der Restriktion gelegt. Dabei sollte man die genaue Verlaufsrichtung der Bänder beachten. Für die iliolumbalen Bänder ist diese mehr schräg und für die sacro-

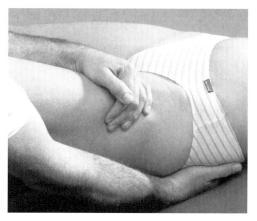

Griffanlage zur Behandlung der Ligamenta iliolumbale und sacroiliacalia

---

* Mindestanforderungen für diese Tests in der AK sind in dem Sonderdruck „Manueller Untersuchungskurs" zusammengefasst und können bei IMAK, ICAK-D oder ICAK-A angefordert werden.

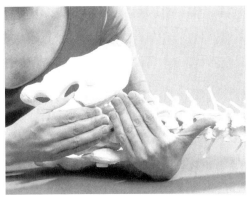

Griffanlage für die lumbosacrale Dekompression (zur besseren Darstellung ist das Becken auf die Seite gedreht).

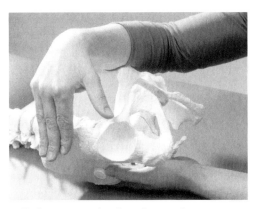

Griffanlage zur sacroiliacalen Dekompression

iliacalen Bänder mehr horizontal. Nun führt der Therapeut wieder einen nach distal gerichteten Zug aus, indem er sein Körpergewicht nach caudal verlagert. Diese Bewegung wird mehrere Male wiederholt, so dass es zu einer Art „Pumpbewegung" kommt. Die craniale Hand dient dabei als Drehpunkt, um die Fasern der Bänder auszugleichen. Die Hände üben keine Kraft aus, dies geschieht nur über das Zurückverlagern des Körpergewichts. Die Behandlung ist beendet, wenn es keine Restriktionen der Bänder mehr gibt und das SIG frei beweglich ist.

Untersuchung und Dekompression des lumbosacralen Übergangs

AGST: Der Therapeut sitzt oder steht seitlich vom Patienten in Höhe seiner Oberschenkel. Griffanlage und Durchführung: Die caudale Hand liegt unter dem Sacrum, die Fingerspitzen zeigen nach cranial und berühren L4/5. Der Unterarm ruht auf der Bank, der Ellbogen dient als Fulcrum. Man formt die Hand gut an die Konvexität des Sacrums an.
Die craniale Hand liegt quer unter der LWS, so dass die ulnare Handkante Kontakt mit LWK5 hat.
Die Hand an der LWS dient als Fixationspunkt, während die am Sacrum einen sanften, nach caudal gerichteten Zug ausführt. Dabei lässt sich genau die Faserrichtung der angespannten Gewebe spüren. Während der Korrektur erlaubt man dem Sacrum alle Bewegungen wie Sidebending, Torsion und Rotation, die während der Korrektur entstehen. Nach jedem Release sucht man, ob noch Restriktionen vorhanden sind und setzt die Technik so lange fort, bis keine Spannung mehr zu spüren ist. Damit erreicht man eine verbesserte Beweglichkeit des Sacrums und einen positiven Einfluss auf den PRM.
Alternativ kann bei Schmerzen in RL (z.B. akuter Bandscheibenvorfall) die Technik auch in SL durchgeführt werden.

Dekompression der sacroiliacalen Gelenke

AGST für Patient und Therapeut wie zuvor. Griffanlage und Durchführung: eine Hand liegt unter dem Sacrum, der andere Arm von ventral auf dem Becken, so dass der Ellbogen auf der einen SIAS und die Finger II bis V auf der anderen SIAS positioniert sind. Die Hand am Sacrum begleitet die Flexions- und Extensionsbewegung, während der oben liegende Arm mit Ellbogen und Hand eine leichte mediale Kompression auf beide SIAS ausführt, bis es zur Dekompression der SIG und zur deutlichen Verbesserung der Sacrumbeweglichkeit sowie des PRM kommt.

2. AK und Sacrum

In der AK sind folgende Läsionen des Sacrums beschrieben: Sacrum Inspiration und Expiration Assist (s. Kap. II.F), Sacral Wobble und Sacrum Fixation (s. Lehrbuch AK).

Neben den klassischen Funktionstests der Manuellen Therapie und der Palpation im osteopathischen Sinne sollte v.a. bei einer Schwäche der Hamstrings und/oder der Nackenextensoren weiter auf eine Läsion des Sacrums untersucht werden.

Häufig findet sich ein schwacher Piriformis auf der einen und ein hypertoner Piriformis auf der anderen Seite. Behandelt man den hypertonen und meist schmerzhaften Piriformis, hat dies oft einen beidseits normotonen Piriformis und ein frei bewegliches Sacrum zur Folge. Auch alle anderen an Sacrum und Becken ansetzenden Muskeln sind in Untersuchung und Behandlung mit einzubeziehen.

B. Coccygeum

1. Klassische Osteopathie

Der sacrococcygeale Komplex stellt die Verbindung zwischen dem Ende des Sacrums und dem Coccygeum dar. Es ist kein echtes Gelenk, vielmehr besteht es aus einer ligamentären Verbindung, dem Lig. sacrococcygeum articulare. Das Coccygeum hat eine Verbindung zur Dura mater spinalis und zum gesamten craniosacralen System, weshalb es eine große Rolle im Falle einer Dysfunktion spielt.

a. Anatomie

Die knöcherne Verbindung wird durch die beiden Cornu coccygea, zwei nach cranial gerichtete Gelenkfortsätze und der Apex ossis sacri gebildet.

Das Coccygeum besteht aus etwa vier rudimentären Wirbeln.

Bänder
- Lig. sacrococcygeum dorsale superior
- Lig. sacrococcygeum dorsale profundum
- Lig. sacrococcygeum ventrale
- Lig. sacrococcygeum laterale
- Lig. anococcygeum
- Lig. sacrotuberale

Verbindung zur Dura mater spinalis
Das Lig. durococcygis bildet den coccygealen Ansatz des Filum terminale und verbindet das Coccygeum mit dem Durasystem.

Muskeln
An Sacrum und Coccygeum setzt die Muskulatur des Beckenbodens an:
- M. coccygeus (O + I: Os coccygis, Os sacrum/Spina ischiadica)
- M. levator ani (M. pubococcygeus, M. iliococcygeus, M. puborectalis, M. levator prostatae (O + I: Arcus tendineus/M. sphincter ani ext., Os coccygis, Os sacrum)

Bewegungsphysiologie
Während der cranialen Flexion verhält sich die Bewegung des Steißbeins umgekehrt zur Bewegung des Kreuzbeins. Die Spitze des Coccygeums bewegt sich nach dorsal. Während der cranialen Extension dreht sich die Bewegung um und die Steißbeinspitze bewegt sich nach ventral.

b. Läsionsmechanismus

Ähnlich wie am Sacrum findet man am Coccygeum sowohl Anpassungen an Läsionen der SBS, als auch Folgen von Traumen und Auswirkungen von faszialen, duralen und muskulären Dysfunktionen.

Die traumatische Läsion mit einer Flexion des Coccygeums ist eine häufige akute Verletzung. Sie tritt auf nach Stürzen (Ski-Unfällen, v.a. Snowboard) und durch den Geburtsvorgang. Die Flexion verursacht eine Zunahme der Spannung über den hinteren Teil der Dura mater spinalis bis zum Foramen magnum. Die durale Spannung wird über die Falx cerebelli und den Sinus rectus bis zur Falx cerebri übertragen. Dies führt zu meist occipitalen oder auch frontalen Kopfschmerzen als Folge der erhöhten Spannung am Sinus confluens.

Bei muskulärer Genese sind alle Muskeln, die von Sacrum und Coccygeum entspringen, v.a. der Coccygeus und die Beckenbodenmuskulatur von Bedeutung.

c. Untersuchung

Palpation

AGST: Der Therapeut palpiert die Spitze des Coccygeums und die angrenzenden Weichteile auf Druckschmerzhaftigkeit. Jede Art von Druckschmerz ist als Dysfunktion zu werten.

Test der Beweglichkeit

Der Patient sitzt in leichter Flexionshaltung der Wirbelsäule, die Arme werden vor dem Brustkorb überkreuzt. Der Therapeut steht seitlich vom Patienten.

Griffanlage und Durchführung: Der Therapeut palpiert mit dem Zeigefinger die Steißbeinspitze, die andere Hand liegt von dorsal auf dem Schultergürtel. Mit der cranialen Hand übt der Therapeut eine leichte Lateralflexion der Wirbelsäule zur einen und dann zur anderen Seite durch. Bei einer Lateralflexion nach rechts (Oberkörper wird zur rechten Seite geneigt) weicht das Coccygeum nach links und bei einer Lateralflexion nach links entsprechend nach rechts aus. Die Hand am Coccygeum nimmt die Bewegung war. Im Fall einer Läsion bewegt sich das Coccygeum beim Test nicht zur Gegenseite.

d. Behandlung

Ein wirklich guter Zugang zum Coccygeum ist aufgrund seiner anatomischen Lage nur rektal möglich. Da die wenigsten manuellen Ausbildungen diese Art der Behandlung wirklich lehren, wird das Coccygeum zu wenig effektiv behandelt, obwohl es häufig Läsionen zeigt.

Zuerst erfolgt die Behandlung aller angrenzenden Muskeln und Bänder, die von außen erreicht werden können. Man sollte vorher dem Patienten die Vorgehensweise genau erläutern, da es sich um ein sehr intimes Gebiet handelt. Bei der ersten Behandlung wird der Patienten aufgeklärt, dass die Behandlung eventuell auch rektal erfolgen muss. Die Erfahrung hat gezeigt, dass es sehr sinnvoll ist, die rektale Behandlung nicht beim ersten Kontakt durchzuführen. So hat der Patient Zeit, sich auf die Therapie einzustellen oder diese auch abzulehnen. Unproblematischer, wenn auch nicht so spezifisch, ist die Behandlung des Coccygeums von außen.

Eine Extensionsläsion kann so mit einer indirekten, eine Flexionsläsion mit einer direkten Technik behandelt werden. Während der Behandlung kann es zur Verstärkung der Kopfsymptomatik kommen (Dura!).

Die genaue Vorgehensweise wird hier nicht näher beschrieben, da es unerlässlich ist, diese Techniken praktisch in den entsprechenden osteopathischen bzw. manualmedizinischen Kursen zu erlernen.

2. AK und Coccygeum

In der AK kennen wir den Zusammenhang zwischen Coccygeum und SBS.

Bei Läsionen des Coccygeums ist eine TL zum sacrococcygealen Gelenk positiv. Eine spezifisch assoziierte Muskelschwäche ist nicht bekannt. Walther empfiehlt die Korrektur in Richtung des positiven dynamischen CH in der Atemphase durchzuführen, die den CH aufhebt.

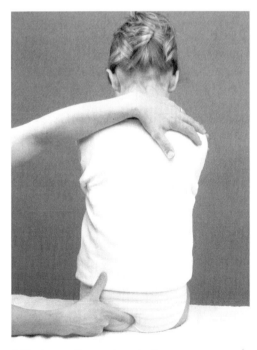

Griffanlage zur Untersuchung des Coccygeums

Literaturverzeichnis

Barral, J.-P.; Mathieu, J.-P.; Mercier, P.: Handbuch für die Osteopathie – Die Untersuchung der Wirbelsäule, Osteo 2000, Gent 1993

Barral, J.-P.; Mercier, P.: Handbuch für die Osteopathie – Viszerale Manipulationen I, Osteo 2000, Gent 1994

Burtscher, E.; Eppler-Tschiedel, M.; Gerz, W.; Suntinger, A.: AK-Meridiantherapie (AKMT), AKSE Verlag, Wörthsee 2001

De Coster, M.; Pollaris, A.: Viszerale Osteopathie, Hippokrates, Stuttgart 2001, 3. Auflage

Ferner, H.; Staubesand, J.: Sobotta Atlas der Anatomie des Menschen Bd.1 + 2, Urban & Schwarzenberg, München 1982

Gelb, H.: Killing Pain without Prescription, Barnes & Noble Books, New York 1982

Gelb, H.: Head, Neck and TMJ Pain and Dysfunction, Ishiyaku Euro America, Inc., St. Louis/Tokyo 1991

Gelb, H.: New Concepts in Craniomandibular and Chronic Pain Management, Mosby-Wolfe, Espaxs, S.A. Publicaciones Médicas, Barcelona 1994

Gerz, W.: Lehrbuch der Applied Kinesiology (AK) in der naturheilkundlichen Praxis, 2. Auflage, AKSE Verlag, Wörthsee 2001

Gerz, W.: Bio-logische Präparate für Diagnose und Therapie in der AK-Praxis, 3. Auflage, AKSE Verlag, Wörthsee 2002

Goodheart, G.J.: You'll be better – The Story of Applied Kinesiology. AK Printing, Geneva, Ohio 44041

Heine, H.: Lehrbuch der biologischen Medizin, Hippokrates Verlag, Stuttgart 1997

Howat, J.: Chiropractic. Anatomy and Physiology of Sacro Occipital Technique, Oxford/UK 1999

Kapandji, I.A.: Funktionelle Anatomie der Gelenke Bd. 1–3, Enke Verlag, Stuttgart 1985

Kendall, F.P.; Kendall McCreary, E.: Muskeln – Funktionen und Test, 2. Auflage, Gustav Fischer Verlag, Stuttgart 1988

Leaf, D.W.: Applied Kinesiology Flowchart Manual, Privately published, Plymouth, Massachusetts 1995

Liem, T.: Kraniosakrale Osteopathie, Hippokrates Verlag, Stuttgart 1998

Magendie: The Cerebrospinal Fluid, Merritt and Fremont-Smith, WB. Saunders Company, 1937

Magoun H.I.: Osteopathy in the Cranial Field, Sutherland Cranial Teaching Foundation, Sutherland Cranial Teaching Foundation, 4116 Hartwood Drive, Fort Worth, Texas 76109, 1976

Netter F.H.: Atlas der Anatomie des Menschen, Novartis, 1999

Paoletti, S.: Faszien, Urban & Fischer, München 1998

Peeters, L.; Lason G.: Handbuch für die Osteopathie – Das Becken, Osteo 2000, Gent 1993

Pick, M.: Cranial Sutures, Eastland Press, Seattle 1999

Pischinger, A.: Das System der Grundregulation, Haug Verlag, Heidelberg 1988, 6. Auflage

Ramšak, I.; Gerz, W.: AK-Muskeltests auf einen Blick, AKSE-Verlag, Wörthsee 2001

Rohen, J.W.: Anatomie des Menschen, Schattauer Verlag, Stuttgart/New York 1998

Schupp, W.: Funktionslehre in der Kieferorthopädie, FDK GmbH & Co, Bergisch-Gladbach 1993

Selye, H.: The Stress of Life, McGraw-Hill, 1956

Sergueef, N.: Die Kraniosakrale Osteopathie bei Kindern, Verlag für Osteopathie Dr. Erich Wühr, Kötzting 1995

Sutherland, W. G.: The Cranial Bowl, Free Press Company, First Edition/USA, reprinted 1986

Sutherland, W.G.: Teachings in the Science of Osteopathy, Sutherland Cranial Teaching Foundation, Texas/USA 1990

Sutherland, W.G.: With thinking fingers, Journal Printing Company, Kirksville, Missouri 1962

Travell, J.G.: Handbuch der Muskel-Triggerpunkte (Band I und II), Gustav Fischer Verlag, Stuttgart 1998

Travell, J.G.; Simons, D.G.: Myofascial Pain and Dysfunction Vol. 1 + 2, Williams & Wilkins, 1983

Upledger J.E.: SomatoEmotionale Praxis der Cranio-Sacralen Therapie, Haug Verlag, Heidelberg 2000

Upledger J.E.: Craniosacral Therapy II, Eastland Press, Seattle 1999

Upledger J.E.; Vredevoogd, J.D.: Lehrbuch der Kraniosakral-Therapie, Haug Verlag, Heidelberg 1994

Vojta, V.: Die zerebralen Bewegungsstörungen im Säuglingsalter, Enke Verlag, Stuttgart 1988

Walther, D.S.: Applied Kinesiology – Synopsis, Systems DC Pueblo, Colorado 1988

Walther, D.S.: Applied Kinesiology, Volume II, Systems DC, Pueblo, Colorado 1983

Artikel

Gates, T.S.: AK and Cranial Motion, privately published, 2001, Bezug über AKSE

Garten, H.: Cranial Faults revisited – Topics for discussion, ICAK-E, Collected Papers, 1992

Garten, H.: Dura-Spannung: Das Grundkonzept, das die meisten AK-Techniken zusammenfasst: Kritik am offiziellen alten ICAK-Konzept und der Versuch einer neuen Systematisierung, VKM, München

Gerz, W.: Zum „Rebound-Challenge", MJAK 5, X/1998

Goodheart, G.J.: Craniosacrale Osteopathie: Zur Klärung einiger grundlegender Prinzipien, MJAK 11, XI/2000

Leaf, D.W.: A muscular inbalance approach to cranial faults, Proceedings ICAK-USA, San Diego, 1997

Oleski, S.L. et al.: Radiographic Evidence of Cranial Bone Mobility, Cranio: The Journal of Craniomandibular Practice; January 2002, V20N1

Rütz, M.; Röh, N.: Entspannung der intrakranialen Membranen bei Kindern mit Hyperkinetischem Verhaltenssyndrom, Osteopathische Medizin, 3. Jg. 4/2002

Smith, Ch.: The role of Osteopathy in Applied Kinesiology, ICAK-E Collected Papers, Spring 1988

Smith, Ch.: Cranial Dynamics, ICAK-E, Collected Papers, March 1990, Bezug in Deutsch über ICAK-D

Smith, Ch.R.: Some osteopathic cranial faults and their integration into Applied Kinesiology, Proceedings ICAK-USA, Washington, 1998

Adressenverzeichnis

Deutsche Akademie für Entwicklungs-rehabilitation e.V.
Heiglhofstr. 63
81377 München
Tel.: 089–72 49 68–0
Fax: 089–72 49 68–20

Akademie für Osteopathie e.V. (AFO)
Römerschanzweg 5
82131 Gauting
Tel.: 089–89 34 00 68
Fax: 089–89 34 00 16
email: bs.schwerla@osteopathie-akademie.de

AKSE
Lanzenhaarer Str. 2
82041 Oberhaching
Fax: 089–6 25 22 91
email: akse@akse.de
www.akse.de

DGMM Geschäftsstelle
Ärztehaus Mitte
Westbahnhofstr. 2
07745 Jena
Tel. + Fax: 03641–62 21 78

Dentrade International
Peter Bausch
Monheimer Str. 13
50737 Köln
Tel.: 0221–9 74 28 34
Fax: 0221–9 74 28 36
email: gelax@dentrade.com
www.dentrade.com

ICAK-A
International College of
Applied Kinesiology – Austria/Österreich
Fürstenhofstr. 8
A-9360 Friesach
Tel.: 0043–04268–2 24 26
Fax: 0043–04268–2 24 27
email: office@ICAK-A.at
www.ICAK-A.at

ICAK-D
International College of
Applied Kinesiology – Deutschland e.V.
Mietenkamerstr.186
D-83224 Grassau
Tel.: 0700–42 25 13 33
Fax: 0721–1 51 36 01 89
email: AK@ICAK-D.de
www.ICAK-D.de

IMAK
International Medical Association
for Applied Kinesiology
Fürstenhofgasse 8
A-9360 Friesach
Tel.: 0043–04268–2 24 26
Fax: 0043–04268–2 24 27
email: office@imak.co.at
www.IMAK.co.at

Deutsche Gesellschaft
für Manuelle Medizin e.V.
Ärzteseminar Hamm-Boppard (FAC) e.V.
Obere Rheingasse 3
D-56154 Boppard
Tel.: 06742–8001–0
Fax: 06742–8001–27
email: dgmm-fac@aerzteseminar.de
www.dgmm-fac.de

Register

Seitenangaben in *Kursivdruck* verweisen auf Abbildungen sowie grafische Darstellungen.

A

Abflussstörungen, lymphatische	220
Allergien	113, 119
Aqualizer	*165*
Arachnoidea	78
Asthma bronchiale	110
Atemmodalitäten	63
Atemphase	107
Atemscreening	143
Atlas	209f.
Auge	31, 60, 123
Augenmuskelstörungen	105, 113
Augenschmerzen	119
Autoregulation/-korrektur	42f.

B

Becken	27, 37, 227–233
Beckenboden	108, *224f.*, 226
Behandlungsdauer/-häufigkeit	73
Bissanomalien	105
Blase	37
Bluthochdruck	105
Buccinator	*158*

C

C0/C1	119, 209–214, *213*
Centrum tendineum	219
Challenge (CH)	20ff., 64f.
Chorda tympani	86
CMD	105, 123, 162
Coccygeum	27, 107, 110f., *229*, 232f., *233*
Compression	38, 125f., *125*
COPA	182ff.
Coracobrachialis	11
Craniosacrale Osteopathie (CSO)	41, 60, 65f.
Craniosacraler Rhythmus	53, 107
Craniosacrales System	27, *27*, 46
CV-4-Technik	59, *59*

D

Dekompressionstechnik	207
Diaphragma pelvis	222–226
Diaphragma sellae	80
Diaphragma, cervicothoracales	215–219
Diaphragmen	69f., 209–226
Digastricus	*129*
Discus articularis	156f.
Dura mater	78f.
Dyskalkulie	105
Dysorganisation, neurologische	105f., 143ff.

E

Ear-Pull-Technik	133
Emotionale Ursachen	164
Endokrine Störungen	105, 108, 119, 111f., 113, 123
ENV	*152*
Ethmoid	194–197
Expiration Assist	24ff.
Extensionsläsion der SBS	110ff.
External Frontal	32f., *33*, 152f.

F

Facialisparese	105
Falx cerebelli	79
Falx cerebri	79
Fasziensystem	43f.
Fissura orbitalis superior	93
Fixation	214
Flexionsläsion der SBS	*108*, 108ff., 118
Flüssigkeitstechnik *siehe* V-Spread-Technik	
Fontanellen	139
Foramen jugulare	132f.
Foramina	*91*
Frontal Lift	150
Frontale	38, 146–154, *146*, *148*
Fulcrum	50, *50*

G

Ganglion Gasseri	129
Ganglion (Vagus)	88
Ganglion (Glossopharyngeus)	87
Ganglion oticum	85
Ganglion submandibulare	86
Geburtstraumen	73f.
Gesichtsasymmetrie	105, 113
Gesichtsschädel	185–204
GHT	101
Glabella	*29*, 153f.
Gleichgewichtsstörungen	123
Griffanlagen, grundlegende	54, *54*

H

Halswirbelsäule (HWS)	34, *168*, 169, *169*
Hamstrings	12
HC-Reaktion	215
Hiatus aorticus	219
Hirnhäute	78–82
Hirnnerven	82–91
Hormonelle Störung(en)	105, 108, 111f., 113, 119, 123
Hörstörungen	123
Hyoid	171ff., *171f.*
Hyperlordose	34
Hypertonus	10
Hypophyse	*26*

I

Ileocoecalklappe (ICV)	34f., 202
Iliopsoas	13
Indikationen der CSO	60
Inspiration Assist	23ff., *25*
Internal Frontal	31f., *31f.*, *152f.*

K

Kaumuskulatur	131, 134, 158ff., 162f., 167, *167*
Kiefergelenk	34, 117, 155–170, 170, 212
Kieferorthopädie	60
Kontraindikationen	61
Konzentrationsstörungen	162
Kopfschmerzen	31, 105, 110, 113, 119, 123, 162

L

Labyrinthi ethmoidales	196
Lacrimale	202f., *202f.*
Lamina praetrachealis fasciae cervicalis	173ff.
Lamina superficialis fasciae cervicalis	173f.
Lateral Strain	118–121, *119f.*
Legasthenie	105, 113
Lernstörungen	119, 123, 162, 106
Leseschwäche	119
Levator scapulae	176
Ligamentum iliolumbale	230f.
Ligamentum sacroiliace dorsale	230f.
Ligamentum sacrospinale	*228*
Ligamentum sacrotuberale	*228*
Ligamentum stylomandibulare	*158*
Liquorfluss	45

M

Magen-Darm-Störungen	119
Mandibula	*157*, 161
Masseter	34f., 158, *159*, 163, 170, *170*, 177f., 185, 202
Maxilla	185–192
Migräne	105, 110, 113
Mobilität	46
Mundboden	172

N

Nackenextensoren	14
Nackenflexoren	15, 31, 154, 168, *168*
Nackenmuskulatur	34
Nasale	203f., 204
N. abducens (VI)	86
N. accessorius (XI)	89
N. alveolaris inferior	85
N. auriculotemporalis	85
N. facialis (VII)	86f.
N. frontalis	84
N. glossopharyngeus (IX)	87f.
N. hypoglossus (XII)	89
N. infraorbitalis	85
N. lacrimalis	84
N. laryngeus recurrens	88
N. laryngeus superior	88
N. lingualis	85
N. mandibularis	85f.
N. maxillaris	85
N. nasociliaris	84
N. oculomotorius (III)	83f.
N. olfactorius (I)	83
N. ophthalmicus	84f.
N. opticus (II)	83
N. petrosus major	86
N. pterygopalatini	85
N. stapedius	86
N. trigeminus (V)	84ff.
N. trochlearis (IV)	84
N. tympanicus	88
N. vagus (X)	88f.
N. vestibulocochlearis (VIII)	87
N. zygomaticus	85
Neuraltherapie	181

O

Occiput (-Release)	*31*, 94–102, *102f.*, *108*, 214
Okklusion	117, 155, 163
Orale Technik	172f.
Orbita	31

P

Palatinum	191ff.
Parafunktionen	162
Paresen, spastische	119
Parietal Descent	30, 35
Parietal Lift	142
Parietale	*30*, 138–143, *138f.*
Pia mater	78
Piriformis	19
Pituitary Drive Technik	26
Primärer Respiratorischer Mechanismus (PRM)	44–48, 69
Proc. mastoideus	133f.
Procc. pterygoidei	94
Proc. zygomaticus	133
Protuberantia occipitalis	*29*
Pterygoidei	178f.
Pterygoideus lateralis	*158*, 159f., 163
Pterygoideus medialis	*158*, 158f., 163
Puls, therapeutischer	49

R

Raumwahrnehmung	123
Rectus abdominis	34
Reflexzonen	6
Relaxation, postisometrische	214

Releasetechnik, myofasziale	180
Respiratorischer Challenge	21f.
Respiratorischer Rhythmus	52
Rhinitis	105, 108, 123
Rocabado, Übungen nach	166
Rotation SBS	116, *116*

S

Sacro-Occipitale Technik (SOT)	21
Sacrum	27, *27*, 47, 54f., *55*, 68f., 107, 110f., 119, 125, 227–232
SBS *siehe* Sphenobasiläre Synchondrose	
Scaleni	18
Schädelbasis	92–154
Schädeldach	92–154
Schädelfehler (Cranial Faults), klassische	21–38
Schädelfehler, rezidivierende	162
Schleudertrauma	34, 131
Sehstörungen	119, 123, 162
Self-correcting Mechanism	49
Sidebendig-Rotation-Läsion	116ff., *116f.*
SIG	37, 162
Sinus cavernosus	81f., *82*, 94
Sinus confluens	80, *82*
Sinus craniale	78–82
Sinus durae matris	80–82
Sinus frontalis	*147*
Sinus occipitalis	81
Sinus petrosus inferior	82
Sinus petrosus superior	82, *82*
Sinus rectus	80, *82*
Sinus sagittalis inferior	80, *81*
Sinus sagittalis superior	80, *81*
Sinus sigmoideus	81, *81f.*
Sinus transversus	80f., *81f.*
Sinusitis	105, 108, 123
Skoliose	105, 113
SOM	132f.
SOT *siehe* Sacro-Occipitale-Technik	
Spannungstest	173f., 180
Sphenobasilar Compression	35–38, *36f.*
Sphenobasilar Inspiration	27f.
Sphenobasiläre Synchondrose (SBS)	102–126, *103*, *105*
Sphenobasilärer Lateral Strain	38
Sphenobasilärer Vertical Strain	38
Sphenoid	28, 92ff., *102f.*, 108
Sphenomaxilläre Kompression	189f.
Spindelzelltechnik	172
Sternocleidomastoideus (SCM)	16f., 31, 34, 179–182
Sternum	37
Sternumfixation	222f.
Stillpoint	24, 49, 55f., *56*
Stomatognathes System	155–184
Strabismus convergens	119

Stylohyoideus	*129*
Subscapularis-Schwäche	37
Sut. basioccipitalis	99, *99*
Sut. coronalis	142, *206*
Sut. lambdoidalis	33f., *33*
Sut. palatina mediana	34, *34*, *187*
Sut. sagittalis	34, *34*, 145
Sut. squamosa	34f., *34*, 205
Sut. von Budin	99, *99*
Sut. zygomaticae	35, *35*
Sutur/Suturen	33, 205–208
Switching	101f., 134f.
Symphyse	37f.

T

Teilleistungsstörungen	105, 113
Temporal Bulge	29f., 35, 135f.
Temporale	126–136, *132*
Temporalis	35, 143, 158, 163, 176f.
Temporalisfaszie	202
Tentorium cerebelli	79, 82
Testmuskeln	11–19
Therapielokalisation (TL)	20, 64
Thymus-TL	37
Torsionsläsion der SBS	112–116
Total Compression Syndrome	35–38
Triad of Health	9
Trigeminusneuralgie	119, 162
Triggerpunkte	172, 181
Truncus vagalis anterior, posterior	89

U

Universal Fault	30f.
Unterkiefer	162
Unwinding-Technik	57f., 214
Ursprung-/Ansatz-Technik	180f.

V

Verdauungsprobleme	105, 113
Verhaltensstörungen	106, 119
Vertical Strain	121–125, *123f.*
Viscerocranium *siehe* Gesichtsschädel	
Vitalkapazität	37
Vomer	197 ff., *198*
V-Spread-Technik	57, *57*, 142, 151, *151*

W

Wirbelsäulenasymmetrie	105, 113

Z

Zähne	162, *183*
Zunge	167, *167*
Zungenbein *siehe* Hyoid	
Zwerchfell	219–223
Zygomaticum	199–202